HOLISTIC INTEGRATIVE MEDICINE
THEORY & PRACTICE

整合医学
——理论与实践⑪

主　编　樊代明

副主编　刘　浩　史　妮

编　者（按姓氏笔画排序）

冯维博　刘芬玲　张楠楠　陈　捷

周宇光　郑　颖　孟令男　费　雯

董丹红　鲁阿信

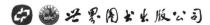世界图书出版公司

西安北京上海广州

图书在版编目（CIP）数据

整合医学:理论与实践⑪/樊代明主编. —— 西安:世界
图书出版西安有限公司, 2022.6
ISBN 978 - 7 - 5192 - 9556 - 1

Ⅰ.①整… Ⅱ.①樊… Ⅲ.①医学—研究 Ⅳ.①R

中国版本图书馆 CIP 数据核字(2022)第 078519 号

书　　名	整合医学——理论与实践⑪
	ZHENGHE YIXUE　LILUN YU SHIJIAN
主　　编	樊代明
责任编辑	岳姝婷
装帧设计	新纪元文化传播
出版发行	世界图书出版西安有限公司
地　　址	西安市锦业路 1 号都市之门 C 座
邮　　编	710065
电　　话	029 - 87214941　029 - 87233647(市场营销部)
	029 - 87234767(总编室)
网　　址	http://www.wpcxa.com
邮　　箱	xast@ wpcxa.com
经　　销	新华书店
印　　刷	西安雁展印务有限公司
开　　本	787mm × 1092mm　　1/16
印　　张	14.25
字　　数	290 千字
版次印次	2022 年 6 月第 1 版　　2022 年 6 月第 1 次印刷
国际书号	ISBN 978 - 7 - 5192 - 9556 - 1
定　　价	98.00 元

医学投稿　xastyx@163.com ‖ 029 - 87279745　029 - 87279675

生物分子的翻译后修饰（post transcription modification，PTM）是生物体维持正常生命活动时在细胞内发生的重要生化过程。它不仅是将生物体装扮得千姿百态的"活园丁"，也是呵护千变万化的生命过程的"保护伞"，更是抵御各种千奇百怪的内生或外侵因素的"御林军"。目前已经发现的生物体内的PTM至少有数十种，其中最常见、最重要的有甲基化、乙酰化、泛素化、糖基化及磷酸化等。这些PTM可以表现在DNA和RNA水平上，更多的是发生在蛋白质，特别是组蛋白的某些氨基酸的残基上。每一种修饰又因其修饰酶及去修饰酶的种类和功能不同而分为编码器（Writer）、解码器（Eraser）和读码器（Reader），这三者的种类又分别有几种至几百种不等。正因如此，才造就了生物体的多姿多彩，铸成了保护生命的铜墙铁壁。可以这么说，生物体从单细胞生物一直进化到人类，用了数十亿年，其中除了基因的进化外，更多的是翻译后修饰的作用。生物体进化越到高级阶段，越是这样，越至近期，越是这样。我们深信，一切生物体，包括人类将来的继续进化，可能更多会表现为PTM导致的进化。因此，对PTM的探索和研究正在成为，也必将成为人类阐明疾病的发生发展机制、寻找疾病的诊断治疗靶标、研发疾病的诊疗技术方法，以及从根本上呵护人体健康最重要的领域。

整体整合医学（Holistic Integrative Medicine，HIM）简称整合医学，是从人的整体出发，将医学相关领域最先进的理论知识与临床各专科最有效的实践经验分别加以有机整合，并根据社会、环境、心理等实际情况进行修正、调整，使之形成更加符合和适合人体健康保障及疾病预防与诊疗的新的医学知识体系。本册正是从生物细胞甲基化修饰为切入点，整合叙述了甲基化发现历史，甲基化的研究方法、研究内容和研究成果；其与其他PTM，即乙酰化、泛素化、糖基化和磷酸化之间的关系；特别是其与细胞生物学行为，如增殖、分化、凋亡、转移、耐药、血管生成、上皮—间质转化（EMT）及间质—上皮转化（MET）的联系；最重要的是，对其与人体生理功能及疾病发生发展关系的整体联系进行了整合分析和详细阐述。我们试将这些医学相关领域甲基化最先进的理论知识与临床最有效的实践经验相整合，从而为形成更加符合和适合健康保障和疾病诊治的新医学体系奠定理论基础。

最近，我写的一篇3万字的文章《整合医学——从医学知识到医学知识论》，指明整合医学其实是医学知识论，它不是一个医学专业，也不是一个医学学科，但它适于所有医学专业和学科。医学知识论有3个功能：①它是研究医学知识的本质特征、形成方法和价值取向的认识论及方法学；②它是指导医生合理应用医学知识和正确诊治疾病的认识论及方法学；③它是利用现有普通知识凝聚创造更高层次医学知识的认识论和方法学。因此，《整合医学——理论与实践》聚焦人体重要生化过程中的甲基化、乙酰化、泛素化、糖基化和磷酸化，分5册进行详细分述，与读者从医学知识论高度探讨"五化"与人体功能、人体疾病及人体健康间的关系，从而为丰富、加深及拓宽对整合医学的理解和实践提供参考。

人体的重要生化过程十分重要，但也十分复杂，与生命过程的"大大小小"和"时时刻刻"相关，所以观察、研究及分析，特别是整合十分困难。本书只是一个开始，书中内容定有很多不足、不全，甚至不对之处，祈望读者谅解并指正，让我们共同携手，努力为其完善贡献力量。

樊代明

2022年2月10日

目录

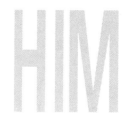

第一章 概 述

◎ 刘 浩

中国的社会经济正在迅猛发展，迅速而无序的城市化、不健康生活方式的普遍化及人口老龄化等因素不仅改变了民众的日常生活，也使疾病谱发生了巨大的变化。疾病给人体带来的改变是多方面的，涉及不同的生理病理过程，其中重要的就有表观遗传学的改变。表观遗传学已成为近年医学研究的热点，为多种疾病的发病机制及诊断、治疗、预防提供了新的研究方向和突破口。表观遗传学是指 DNA 在序列不改变的前提下，基因表达和功能发生可逆性改变，并产生相应的可遗传表型。在生命过程中，膳食习惯、环境或致病等因素都可改变正常的表观遗传机制，其多数通过甲基化实现。甲基化是烷基化反应的重要类型，是指在底物上增加甲基或利用甲基取代一个氢原子或基团的过程。生物系统中的甲基化是经酶催化的一种反应，参与基因表达调控、蛋白质功能调节、RNA 加工过程和重金属修饰等重要环节。生物体内的甲基化主要有 3 种类型，即 DNA 甲基化、RNA 甲基化和蛋白质甲基化。

一、DNA 甲基化

常指 DNA 序列上特定碱基在 DNA 甲基化酶（DNA methyltransferase，DNMT）的作用下，通过共价键结合方式，获得一个甲基基团的化学修饰过程。最常见的是把 S - 腺苷甲硫氨酸（SAM）上一个甲基（ - CH3）基团转移到胞嘧啶的第 5 个碳原子上，形成 5 - 甲基胞嘧啶（5mC），这是在不改变基因序列的前提下调控组织特异性表达的可逆过程，由此保护 DNA 位点不被特定限制酶降解。此外，DNA 甲基化修饰还可发生在腺嘌呤的 N - 6 位及鸟嘌呤的 N - 7 位等碱基位点上。

DNA 甲基化主要见于基因启动子区和第一外显子区富含 "GC" 的 DNA 序列，即 CpG 岛中。在全基因组范围内的 CG 位点都是甲基化程度高，且最早发现、最常见的表观遗传修饰方式。DNA 甲基化能够在不改变 DNA 序列的前提下调节基因的表达和沉默，是一种重要的非永久性且相对长期可遗传的基因修饰，进而改变遗传表型。DNA 甲基化能引起染色质结构、DNA 构象、DNA 稳定性及 DNA 与蛋白质交互作用方式的改变，从而控制基因表达，其在维持细胞正常的转录活性、DNA 损伤修复能力，以及在遗传印记、胚胎发育和肿瘤的发生发展中都有不可替代的作用。

DNA 甲基化还是一种与早期生活逆境相关的表观遗传学机制，如主动吸烟与甲基化水平降低有关，这种甲基化是可逆的，可能需要长达 20 年才会实现全面的"甲基化恢复"。长期暴露于污染的空气中时，特异性 DNA 甲基化位点也会发生改变。如今，肥胖人群不断增多，Wahl 等的大样本研究发现，较高的体重指数（BMI）会导致人基因组中将近 200 个位点发生表观遗传变化，从而影响基因表达。除此之外，营养摄入对 DNA 甲基化有决定作用，包括甲基代谢中的必需营养素（甲硫氨酸、胆碱、叶酸和维生素 B_{12} 等）是延缓 DNA 甲基化模式进行性恶化的关键因素。已证实姜黄素和大豆异黄酮可以竞争抑制 DNMT 活性，从而影响胞嘧啶进入活性位点，重新激活 *P*16 或 *MGMT* 等抑癌基因。

二、RNA 甲基化

与 DNA 甲基化相似，RNA 甲基化受甲基化酶和去甲基化酶的调控，也在不改变碱基序列的情况下调控基因的转录后表达水平，但其调控机制远比 DNA 甲基化复杂。RNA 通常只有 4 种碱基（A、U、G、C），为实现结构和功能的多样性，RNA 甲基化修饰作为转录后水平的主要调控方式，在许多生物学过程中必不可少。研究表明，信使 RNA（mRNA）、转运 RNA（tRNA）、核糖体 RNA（rRNA）、长链非编码 RNA（lncRNA）和非编码小 RNA［包括微 RNA（miRNA）、干扰小 RNA（siRNA）、Piwi 相互作用 RNA（piRNA）］等各类 RNA 上均存在不同的化学修饰，分别由甲基化酶（Writers）和去甲基化酶（Erasers）在特定位点上通过酶促反应来增置或移除，甲基化结合蛋白（Readers）可以读取修饰信息并可成为下游功能的执行传递信号。不同的化学修饰通过对应的酶催化形成，这些酶具有脱氨基、甲基化、糖基化、硫醇化、转糖基化和异构化等多种功能。化学修饰的多样性，以及在不同位点上的修饰可影响 RNA 可变剪接、运输、折叠、稳定性等不同层面的功能。RNA 修饰可直接影响 RNA 的化学性质，包括所带电荷、碱基配对、二级结构和蛋白质 - RNA 相互作用等。这些变化又通过控制 RNA 加工、定位、翻译和最终的衰变来调控基因表达。目前，在 RNA 中已发现了 170 多种修饰，主要有 6 - 甲基腺嘌呤（m6A）、5 - 甲基胞嘧啶（m5C）和 1 - 甲基腺嘌呤（m1A）等，其中 m6A 是真核生物 RNA 中最丰富的表观转录组学修饰，约占 RNA 腺苷总和的 0.1% ~ 0.4%。

m6A 甲基化修饰主要由相关的催化酶催化形成，METTL3 和 METTL14 结合形成的异二聚体 METTL3/METTL14 是典型的 m6A 甲基化酶复合物，负责大部分哺乳动物细胞内 mRNA 的 m6A 甲基化修饰。该复合物能与 WTAP 相互作用，在甲基供体 S－腺苷甲硫氨酸（SAM）或者 S－腺苷高半胱氨酸的存在下，使腺嘌呤第 6 位 N 原子上的氢发生甲基化。METTL3 和 METTL14 两者具有协同作用，其中 METTL14 通过变构和识别 RNA 底物激活 METTL3，从而大大提高 METTL3 的催化活性。此外，WTAP 本身没有甲基化酶活性，但其可作为一个亚基与 METTL3－METTL14 复合物结合并相互作用，从而将甲基化酶复合物定位于核小点处。除上述成员外，还有 VIRMA、RBM15、ZC3H13 以及 METTL3 的同源物 METTL16 等甲基化酶复合物亚基，它们通过选择性识别甲基化位点来实现精确的转录后调控。不同种类的 RNA m6A 甲基化修饰由不同的催化酶催化形成，不同物种之间同类 RNA m6A甲基化酶在序列上存在较高的保守性。

作为表观遗传学的一个重要组成部分，RNA 甲基化与机体多种生理病理过程相关。目前大多数研究集中在 RNA 发生甲基化后对生理病理调控机制的正向通路，但也有研究发现，当机体发生特定的生理病理情况后，机体会发生相应的 RNA 甲基化的改变。由于 RNA 甲基化在体内是以动态可逆的形式存在，所以机体在发生特定生理病理情况时会反向影响 RNA 甲基化的改变，这主要通过改变 RNA 甲基化酶、去甲基化酶及结合蛋白的表达水平或拮抗 RNA 甲基化相关修饰酶的作用来实现，但目前对其具体分子机制研究很少。人 RNA 螺旋酶 DDX3 在多种肿瘤细胞的增殖、侵袭、转移和耐药中发挥重要作用，其中一个重要作用就是增加 m6A 去甲基化酶的表达，从而使癌细胞 FOXM1 中 m6A 修饰水平升高，进而促进癌细胞耐药。目前研究集中在 RNA 甲基化修饰酶对其下游通路的影响从而影响生理病理功能，但对生理病理作用反馈调节甲基化修饰酶的上游通路研究极少，所以甲基化修饰的上游调控的分子机制尚不明确。

三、蛋白质甲基化

蛋白质甲基化是指将甲基转移到蛋白质的某个残基上，通常是赖氨酸或精氨酸，也包括组氨酸、半胱氨酸和天冬酰胺等。蛋白质甲基化是一种普遍修饰，是常见的表观遗传修饰，多发生在组蛋白上。蛋白质的甲基化供体是 SAM，受体通常是赖氨酸的 ε－氨基和精氨酸的胍基。另外，在组氨酸的咪唑基、谷氨酰胺和天冬酰胺的酰胺基、半胱氨酸的巯基、半胱氨酸的羧基、谷氨酸和天冬氨酸的侧链羧基也可发生甲基化反应。

在真核生物体内，染色体主要由 DNA 和蛋白质构成，蛋白质包括组蛋白和非组蛋白。染色体的基本单位是核小体，其中包含一个组蛋白八聚体，由两组 H3－H4 和 H2A-H2B 二聚体组成，该八聚体是与 DNA 结合的部分。最初组蛋白的功能被视为 DNA 包装的静态支架，但最近研究发现组蛋白是一种动态蛋白，参与多种类型的翻译后修饰并影响众多胞核功能。赖氨酸甲基化是其中一种修饰，并且是基因组结构和基因组活化及沉默区域形成的主要决定因素。赖氨酸有 3 种不同的甲基化状态（单甲基化、二甲基化和三甲基化），与不同的核特征及转录状态有关。为形成上述甲基化状态，细胞利用相应的酶在组蛋白的特定赖氨酸中添加［赖氨酸甲基化酶（KMT）］和去除［赖氨酸去甲基化酶（KDM）］不同程度的甲基化。到目前为止，所有组蛋白赖氨酸甲基化酶中除 DOT1L/KMT4 外都有一个保守的 SET 催化结构域，这一催化结构域最早是在果蝇 Su［var］3－9、zeste 增强子和 Trithorax 蛋白中发现的。而组蛋白赖氨酸去甲基酶则有两种不同的类型：黄素腺嘌呤二核苷酸（FAD）依赖型单胺氧化酶和含 JmjC 酶。KMT 和 KDM 各自对特定的赖氨酸残基及赖氨酸尾部的甲基化程度都有特异性。因此，所有 KMT 和 KDM 在转录效应方面的生物学功能或作用都不尽相同。

在转录激活（H3K4、K36、K79）和沉默（H3K9、K27、H4K20）中都涉及赖氨酸甲基化。甲基化程度与不同的转录效应相关。例如，在激活基因的主体上能观察到 H4K20 单甲基化（H4K20me1），而 H4K20 三甲基化（H4K20me3）则属于基因抑制和压缩的基因组区域。就 DNA 序列而言，基因调控也受到甲基化赖氨酸残基位置的影响。例如，位于启动子的 H3K9me3 与基因抑制相关，而某些诱导基因在基因主体含有 H3K9me3。因为这一修饰是不带电荷且具有化学惰性的，所以这些修饰是通过其他带有结合基序的蛋白识别产生的影响。赖氨酸甲基化协调了染色质修饰酶的聚集。染色质域（如在 HP1、PRC1 中找到）、PHD 指状结构域（如在 BPTF、ING2、SMCX/KDM5C 中找到）、Tudor 域（如在 53BP1 和 JMJD2A/KDM4A 中找到）、PWWP 域（如在 ZMYND11 中找到）和 WD－40 域（如在 WDR5 中找到）都属于不断增多的甲基赖氨酸结合模块，这些模块主要是在组蛋白甲基化酶、去乙酰酶、甲基化酶、去甲基化酶及 ATP 依赖型染色质重塑酶中发现的。赖氨酸甲基化为这些酶提供了结合表位，因而可调控染色质凝聚、核小体迁移、转录激活和抑制及 DNA 修复和复制。此外，对于可与未甲基化组蛋白发生相互作用的蛋白质，赖氨酸甲基化可阻止与此类蛋白质的结合，甲基化也可直接抑制对邻近残基其他调控修饰的催化作用。

近年来越来越多的研究发现，这些酶的作用底物不仅仅局限于组蛋白，还有一些非组蛋白，如核转录因子－κB（NF-κB）、p53、成视网膜细胞瘤蛋白（retinoblastoma protein，Rb）等重要的癌基因与抑癌基因也可被这些酶修饰，且功能会受到相应的调节。非组蛋白的甲基化还在诸多信号通路转导过程中起重要调控作用，例如 MAPK、WNT、BMP、Hippo 和 JAK-STAT 等，甲基化修饰与其他翻译后修饰之间，以及组蛋白与非组蛋白之间的通路对话，影响并调控大部分细胞功能，如染色体重组装、基因转录翻译、蛋白质合成、信号转导以及 DNA 损伤修复等。

甲基化修饰除了通过结合或招募不同的蛋白质来发挥功能外，还可通过"接收或发送"信号给其他修饰位点来协同调控生物功能。这种不同修饰之间的相互调控称为交互作用。与磷酸化、乙酰化等修饰方式不同，甲基化修饰不改变蛋白质的电荷性质，往往是作为一个标记，通过招募不同的蛋白质识别该位点，达到产生不同生物学效应的目的。甲基化修饰的交互作用主要发生在相同位点的不同修饰形式之间，或者相互邻近的位点之间。以 p53 蛋白为例，其上的 370、372、373、382 位点均可发生一甲基或二甲基修饰。SMYD2 催化的 K370me1 抑制靶基因的转录，但 K370me2 则可招募 53BP1 蛋白促进 p53 靶基因转录，并且这两种修饰都可被邻近的 K372me2 所抑制。在非组蛋白交互作用中，报道最多的一种通讯方式是甲基化与磷酸化修饰之间的交互。这两种修饰的联系多发生于相近的丝氨酸/苏氨酸与赖氨酸/精氨酸之间，且磷酸化与甲基化功能相互排斥。例如，转录因子 FOXO1 可被激酶 AKT 在 S253 位磷酸化，促进其由细胞核向细胞质转移，进而泛素化后被蛋白酶体降解。在氧压力作用下，PRMT1 可以甲基化修饰 FOXO1 的 R248/R250 位点，抑制 S253 的磷酸化发生，从而增强 FOXO1 的蛋白质稳定性和转录活性，导致细胞凋亡。而 SETD7 可以催化 JAK 信号通路因子 STAT3 的 K140me2，影响 Y705 的磷酸化，负调控 STAT3 的活性。

在蛋白质甲基化发育过程中对基因组进行适当编程很重要，而甲基化机制的异常调节可导致癌症等疾病发生。事实上，恶性肿瘤基因组分析揭示了在 H3K27 和 H3K36 中的赖氨酸突变。这些位点富含于恶性肿瘤的子集中。因此，随着我们对这些酶、修饰对基因组的影响以及与疾病相关突变的了解，一个崭新的治疗和生物标记物发展空间开始浮现。目前已有研究发现，生物系统中的甲基化水平和许多重大疾病（如肿瘤、心脑血管疾病、糖尿病等）的发生发展存在密切联系。基于此，诸多学者将甲基化过程的认识和研究，广泛应用于生命医学和疾病研究的领域，包括癌症、产前诊断、感染性疾病及临床免疫、先天性疾病及获得性疾病等的发生发展。但目前，我们对这些疾病形成过程中的甲基化等表观遗传现象的认识不足，是导致在预防、诊断和治疗等方面还存在许多疑点和难点的原因之一。因此，对于甲基化的进一步研究很可能推动许多重大疾病的预防、诊断和治疗。

拓展阅读

[1] Stirzaker C, Zotenko E, Clark SJ. Genome-wide DNA methylation profiling intriple-negativebreast cancer reveals epigenetic signatures with important clinical value. Mol Cell Oncol, 2016, 3 (1)：e1038424.

[2] Robertson KD. DNA methylation and human disease. Nat Rev Genet, 2005, 6 (8)：597 –610.

[3] 刘展，周志远，彭谨，等. DNA 甲基化、代谢调控与肿瘤及慢性疾病. 实用医院临床杂志，2017, 14 (5)：253 –255.

[4] Wagner JR, Busche S, Ge B, et al. The relationship between DNA methylation, genetic and expression inter-individual variation in untransformed human fibroblasts. Genome Biol, 2014, 15 (2)：R37.

[5] Saleem M, Abbas K, Manan M, et al. Review-Epigenetic therapy for cancer. Pak J Pharm Sci,

2015, 28 (3): 1023 – 1032.

[6] Zhao X, Ueba T, Christie BR, et al. Mice lacking methyl-CpG binding protein 1 havedeficits in adult neurogenesis and hippocampal function. Proc Natl Acad Sci USA, 2003, 100 (11): 6777 – 6782.

[7] Kishi N, Macklis JD. MeCP2 functions largely cell-autonomously, but alsonon-cell-autonomously, in neuronal maturation and dendritic arborization of cortical pyramidal neurons. Exp Neurol, 2010, 222 (1): 51 – 58.

[8] Vertino PM, Sekowski JA, Coll JM, et al. DNMT1 is a component of a multiprotein DNA replication complex. Cell Cycle, 2002, 1 (6): 416 – 423.

[9] Kato Y, Kaneda M, Hata K, et al. Role of the Dnmt3 family in de novo methylation of imprinted and repetitive sequences during male germ cell development in the mouse. Hum Mol Genet, 2007, 16 (19): 2272 – 2780.

[10] Gao X, Jia M, Zhang Y, et al. DNA methylation changes of whole blood cells in response to active smoking exposure in adults: a systematic review of DNA methylation studies. Clin Epigenetics, 2015, 7: 113.

[11] Wahl S, Drong A, Lehne B, et al. Epigenome-wide association study of body mass index, and the adverse outcomes of adiposity. Nature, 2017, 541 (7635): 81 – 86.

[12] 沈赟, 钟远, 苗雅. DNA 甲基化与衰老的研究进展. 老年医学与保健, 2018 (4): 473 – 475.

[13] Lewis CJ, Pan T, Kalsotra A. RNA modifications and structures cooperate to guide RNA-protein interactions. Nat Rev Mol Cell Biol, 2017, 18 (3): 202 – 210.

[14] Roundtree IA, Evans ME, Pan T, et al. Dynamic RNA modifications in gene expression regulation. Cell, 2017, 169 (7): 1187 – 1200.

[15] Ontiveros RJ, Stoute J, Liu KF. The chemical diversity of RNA modifications. Biochem J, 2019, 476 (8): 1227 – 1245.

[16] Jackman JE, Alfonzo JD. Transfer RNA modifications: nature's combinatorial chemistry playground. Wiley Interdiscip Rev RNA, 2013, 4 (1): 35 – 48.

[17] Frye M, Harada BT, Behm M, et al. RNA modifications modulate gene expression during development. Science, 2018, 361 (6409): 1346 – 1349.

[18] Fu Y, Dominissini D, Rechavi G, et al. Gene expression regulation mediated through reversible m6A RNA methylation. Nat Rev Genet, 2014, 15 (5): 293 – 306.

[19] Wang X, Feng J, Xue Y, et al. Structural basis of N (6) -adenosine methylation by the METTL3 – METTL14 complex. Nature, 2016, 534 (7608): 575 – 578.

[20] Wang P, Doxtader KA, Nam Y. Structural Basis for Cooperative Function of Mettl3 and Mettl14 Methyltransferases. Mol Cell, 2016, 63 (2): 306 – 317.

[21] Ping XL, Sun BF, Wang L, et al. Mammalian WTAP is a regulatory subunit of the RNA N6-methyladenosine methyltransferase. Cell Res, 2014, 24 (2): 177 – 189.

[22] Schwartz S, Mumbach MR, Jovanovic M, et al. Perturbation of m6A writers reveals two distinct classes of mRNA methylation at internal and 5' sites. Cell Rep, 2014, 8 (1): 284 – 296.

[23] Patil DP, Chen CK, Pickering BF, et al. m (6) A RNA methylation promotes XIST-mediated transcriptional repression. Nature, 2016, 537 (7620): 369 – 373.

［24］Knuckles P, Lence T, Haussmann IU, et al. Zc3h13/Flacc is required for adenosine methylation by bridging the mRNA-binding factor Rbm15/Spenito to the m（6）A machinery component Wtap/Fl（2）d. Genes Dev, 2018, 32（5/6）：415－429.

［25］Pendleton KE, Chen B, Liu K, et al. The U6 snRNA m（6）A Methyltransferase METTL16 Regulates SAM Synthetase Intron Retention. Cell, 2017, 169（5）：824－835. e14.

［26］Shriwas O, Priyadarshini M, Samal SK, et al. DDX3 modulates cisplatin resistance in OSCC through ALKBH5－mediated m（6）A-demethylation of FOXM1 and NANOG. Apoptosis, 2020, 25（3/4）：233－246.

［27］Cai X, Wang X, Cao C, et al. HBXIP-elevated methyltransferase METTL3 promotes the progression of breast cancer via inhibiting tumor suppressor let－7g. Cancer Lett, 2018, 415：11－19.

［28］Luo M. Chemical and Biochemical Perspectives of Protein Lysine Methylation. Chem Rev, 2018, 118（14）：6656－6705.

［29］Black JC, Van Rechem C, Whetstine JR. Histone lysine methylation dynamics：establishment, regulation, and biological impact. Mol Cell, 2012, 48（4）：491－507.

［30］Greer EL, Shi Y. Histone methylation：a dynamic mark in health, disease and inheritance. Nat Rev Genet, 2012, 13（5）：343－357.

［31］Herz HM, Garruss A, Shilatifard A. SET for life：biochemical activities and biological functions of SET domain-containing proteins. Trends Biochem Sci, 2013, 38（12）：621－639.

［32］Kooistra SM, Helin K. Molecular mechanisms and potential functions of histone demethylases. Nat Rev Mol Cell Biol, 2012, 13（5）：297－311.

［33］Tee WW, Reinberg D. Chromatin features and the epigenetic regulation of pluripotency states in ESCs. Development, 2014, 141（12）：2376－2390.

［34］Van Rechem C, Whetstine JR. Examining the impact of gene variants on histone lysine methylation. Biochim Biophys Acta, 2014, 1839（12）：1463－1476.

［35］Hamamoto R, Saloura V, Nakamura Y. Critical roles of non-histone protein lysine methylation in human tumorigenesis. Nat Rev Cancer, 2015, 15（2）：110－124.

［36］李伟哲, 王洪岩, 杜海宁. 非组蛋白甲基化修饰的研究进展. 生物化学与生物物理进展, 2015, 42（11）：1015－1025.

［37］Huang J, Perez-Burgos L, Placek BJ, et al. Repression of p53 activity by Smyd2－mediated methylation. Nature, 2006, 444（7119）：629－632.

［38］Shi X, Kachirskaia I, Yamaguchi H, et al. Modulation of p53 function by SET8－mediated methylation at lysine 382. Mol Cell, 2007, 27（4）：636－646.

［39］Kachirskaia I, Shi X, Yamaguchi H, et al. Role for 53BP1 Tudor domain recognition of p53 dimethylated at lysine 382 in DNA damage signaling. J Biol Chem, 2008, 283（50）：34660－34666.

［40］Huang J, Dorsey J, Chuikov S, et al. G9a and Glp methylate lysine 373 in the tumor suppressor p53. J Biol Chem, 2010, 285（13）：9636－9641.

［41］West LE, Roy S, Lachmi-Weiner K, et al. The MBT repeats of L3MBTL1 link SET8－mediated p53 methylation at lysine 382 to target gene repression. J Biol Chem, 2010, 285（48）：37725－37732.

［42］Cui G, Park S, Badeaux AI, et al. PHF20 is an effector protein of p53 double lysine methylation that stabilizes and activates p53. Nat Struct Mol Biol, 2012, 19（9）：916 – 924.

［43］Yamagata K, Daitoku H, Takahashi Y, et al. Arginine methylation of FOXO transcription factors inhibits their phosphorylation by Akt. Mol Cell, 2008, 32（2）：221 – 231.

［44］Yang J, Huang J, Dasgupta M, et al. Reversible methylation of promoter-bound STAT3 by histone-modifying enzymes. Proc Natl Acad Sci USA, 2010, 107（50）：21499 – 21504.

［45］陈伶莉, 胡雪峰. 组蛋白修饰与癌症之间关系的研究综述. 生物学教学, 2019, 44（4）：59 – 62.

［46］Simon JA, Kingston RE. Mechanisms of polycomb gene silencing：knowns and unknowns. Nat Rev Mol Cell Biol, 2009, 10（10）：697 – 708.

［47］宋博研, 朱卫国. 组蛋白甲基化修饰效应分子的研究进展. 遗传, 2011, 4：5 – 12.

［48］赵智婕. DNA 甲基化与疾病的研究进展. 世界最新医学信息文摘, 2018, 18（76）：101 – 102.

［49］Raposo AE, Piller SC. Protein arginine methylation：an emerging regulator of the cell cycle. Cell Div, 2018, 13：3.

［50］Wei H, Mundade R, Lange KC, et al. Protein arginine methylation of non-histone proteins and its role in diseases. Cell Cycle, 2014, 13（1）：32 – 41.

［51］樊代明. 整合肿瘤学·基础卷. 西安：世界图书出版西安有限公司, 2021.

［52］樊代明. 整合肿瘤学·临床卷. 北京：科学出版社, 2021.

第二章　DNA 甲基化

◎刘芬玲　张楠楠　陈　捷　史　妮

一、DNA 甲基化的简介

（一）DNA 甲基化的定义

DNA 甲基化常指 DNA 序列上的特定碱基在 DNA 甲基化酶（DNA methyltransferase，DNMT）的作用下，通过共价键结合的方式，获得一个甲基基团的化学修饰过程。其中最常见的是把 S－腺苷甲硫氨酸（SAM）上的一个甲基（－CH3）基团转移到胞嘧啶的第 5 个碳原子上，形成 5－甲基胞嘧啶（5mC）的过程，是在不改变基因序列前提下调控组织特异性表达的可逆过程，可以保护 DNA 位点不被特定限制酶降解。DNA 甲基化修饰还可发生在腺嘌呤的 N－6 位及鸟嘌呤的 N－7 位等碱基位点上。

DNA 甲基化主要存在于基因启动子区和第一位外显子区富含"GC"的 DNA 序列，即 CpG 岛中。在整个基因组范围内的 CG 位点都呈高甲基化，是最早被发现、最为常见的一种表观遗传修饰方式。作为一种重要的非永久性但相对长期可遗传的基因修饰，DNA 甲基化能在不改变 DNA 序列的前提下调节基因的表达和沉默，进而改变遗传表型。大量研究表明，DNA 甲基化能引起染色质结构、DNA 构象、DNA 稳定性及 DNA 与蛋白质相互作用方式的改变，从而控制基因表达，其在维持细胞正常转录活性、DNA 损伤修复能力，以及在遗传印记、胚胎发育和肿瘤发生发展中都有不可替代的作用，是分子生物学及医学领域的研究热点。

（二）DNA 甲基化的发现及研究历程

表观遗传学是一个快速发展的遗传研究领域，指 DNA 序列保持不变，通过 DNA 碱基甲基化、组蛋白修饰等影响基因的转录，不仅使基因功能产生变化，而且这种变化还具遗传性，几乎适用于基因组相关研究的所有方面。DNA 甲基化是最早被发现，也是研究最深入的表观遗传调控机制之一。有报道称，1948 年美国洛克菲勒医学研究院 Rollin Hotchkiss 在研究小牛胸腺 DNA 酸水解产物的过程中，在色谱图中反复观察到一种当时被命名为"外胞嘧啶"的碱基的存在，由于其分离方法类似于从尿嘧啶中分离胸腺嘧啶的方法，推测其为 5 - 甲基胞嘧啶（5mC）。1950 年英国剑桥大学 Wyatt GR 在研究中发现动物和高等植物的脱氧核糖核酸中也可能有 5mC 存在。1968 年，Vanyushin B. F 等发现，在细菌 DNA 中除了 5mC 修饰，还有 N6 - 甲基腺嘌呤（6mA）修饰存在。1974 年，Arber 研究发现，DNA 甲基化与由甲基化酶（MTases）和同源限制酶（REase）组成的限制性修饰（RM）系统有关。RM 系统是一种防御机制，用于保护宿主基因组免受转座子和病毒 DNA 的入侵，该系统通过碱基修饰区分外来 DNA，并保护自身 DNA 免受限制酶的侵害。

1975 年，Riggs 和 Holliday 等发现，在脊椎动物中，DNA 甲基化通过体细胞的分裂进行遗传，认为 DNA 甲基化在基因转录调控、细胞分化以及许多疾病中都有极其重要的作用。1980 年，Kuo 等首次报道称，将 DNA 样品先经盐酸或氢氟酸水解成碱基，水解产物通过色谱柱，结果与标准品比较，用紫外光测定吸收峰值及其量，计算 $5mC/（5mC + 5C）$ 的积分面积就可得到基因组整体的甲基化水平，即高效液相色谱技术（HPLC）是一种检测 DNA 甲基化水平的标准方法。1983 年，Janulaitis 等发现在侧孢短芽孢杆菌菌株 RFL1 的 DNA 上有一段特异性识别碱基序列 5' CC (C/G) GG，是限制性内切酶 BcnI 的识别位点，但在甲基化酶作用下能将甲基基团转移到该段胞嘧啶的第 4 个碳原子上，形成4 - 甲基胞嘧啶（4mC），使该序列不被限制性内切酶切割。1988 年，Bestor 等在小鼠基因组研究中发现了编码 DNA 甲基化的基因和甲基化酶的存在，自此学界开始认识到 DNA 甲基化修饰可能对基因表达调控产生影响。

2003 年，Uhlmann 等根据重亚硫酸盐使 DNA 中未发生甲基化的胞嘧啶（C）脱氨基转变成尿嘧啶（U），而甲基化的胞嘧啶保持不变这个原理，提出了研究 DNA 甲基化的新方法，即亚硫酸氢盐测序法（BSP），通过设计 BSP 引物进行 PCR，在扩增过程中尿嘧啶全部转化为胸腺嘧啶，最后对 PCR 产物进行测序就可判断 CpG 位点是否发生甲基化。2006 年，Han 等建立了标记改良的亚硫酸盐基因组测序法，该法采用 tag - 修饰的引物通过两轮 PCR 反应，增加了 PCR 产物中 GC 的含量，从而可以直接使用正循环测序法来测定甲基化状态。2008 年，Meissner 等为降低全基因组 DNA 甲基化检测的成本提出了简化代表性亚硫酸氢盐测序法（RRBS），采用 Msp1 限制性内切酶消化、重亚硫酸盐转化进行文库制备，结合二代测序技术进行检测。

2008 年，Cokus 等发现，植物中除了 CG 甲基化外，还有 CHG 和 CHH 的甲基化。2012 年，Yin 等发现，DNA 甲基化可能与胚胎生殖细胞发育相关，当下调人类胚胎绒毛组织中 DNMT1 和 DNMT3A 的表达时，会造成 DNA 维持甲基化不足，导致胚胎着床率降低。2015 年，Fu 等发现在衣藻基因组 DNA 中有 6mA 修饰，该修饰主要呈周期性富集在转录起始位点（TSS），与活跃表达的基因相关，他们推测其有促进基因表达的功能。同时，Greer 等在秀丽隐杆线虫基因组中检测到了 6mA 修饰，并发现其和组蛋白甲基化有可能协同作用传递遗传信息。Zhang 等在果蝇的胚胎干细胞中检测到 6mA 修饰的存在，主要分布在转座子区，受内源去甲基化酶的调控，有抑制转座子表达的功能，随胚胎发育呈动态变化。Xiao 等发现，6mA 广泛分布在整个人类基因组中，高度富集在外显子区域，与基因转录激活相关。N6AMT1 和 ALKBH1 分别为人类 6mA 修饰的甲基化酶和去甲基化酶。Yang 等发现 GATA－1 可以识别 CGATA 序列，并在其 CpG 位点的 DNA 甲基化会阻断 GATA－1 对该序列的识别，说明 GATA－1 是对 DNA 甲基化敏感的转录因子，单个 CpG 位点的甲基化能够影响转录因子 GATA－1 在造血干细胞分化过程中的靶位点识别和调控，CGATA 位点的单个 CpG 可以在造血干细胞分化过程中逐渐去甲基化，并且参与调控 *c-Kit* 基因的表达。该过程对正常的造血干细胞分化十分重要，也是首次在体内证明了单个位点甲基化能够影响基因调控。

（三）DNA 甲基化的种类及分布

DNA 甲基化在产生有助于转录调控和抑制重复元件的表观遗传特征方面发挥重要作用。根据 DNA 甲基化修饰发生时甲基基团结合碱基位点的不同，DNA 甲基化分为 5－甲基胞嘧啶（5mC）、N6－甲基腺嘌呤（6mA）、N4－甲基胞嘧啶（4mC）和 7－甲基鸟嘌呤（7mG）等类型；在植物、真菌和动物界的许多物种中都发现了胞嘧啶甲基化，但随生物进化出现明显差异。例如，在真菌，胞嘧啶甲基化不存在于酿酒酵母中，但存在于粗糙脉孢菌等其他物种中；在昆虫，胞嘧啶甲基化不存在于黑腹果蝇中，但存在于蜜蜂中。此外，基因组内胞嘧啶甲基化的分布也因生物而异。来自许多生物体的数据表明，在脊椎动物出现时，基因组甲基化会逐渐从部分甲基化转变为全基因组甲基化。在无脊椎动物、真菌和植物中，最常见的模式是未甲基化的结构域穿插着相应的重复移动元件和基因体的高甲基化序列，而在所有脊椎动物中，除 CpG 岛外的所有基因组中都存在全基因组 CpG 超甲基化。研究还发现，在细菌基因组中，DNA 甲基化主要包括 3 种类型：N6－腺嘌呤甲基化（6mA）、C5－胞嘧啶甲基化（5mC）和 N4－胞嘧啶甲基化（4mC）；其中腺嘌呤（6mA）和胞嘧啶（5mC 和 4mC）甲基化导致甲基基团结合到 DNA 双螺旋结构的大沟中，可能会导致 DNA 结合蛋白与其识别位点之间的相互作用发生改变。

启动子和增强子上甲基化胞嘧啶的增多，是转录过程中基因受抑的标志；而腺嘌呤则围绕转录起始位点富集，对转录起激活作用，是转录活性高的基因标记；表观遗传基因调控在哺乳动物和植物中很常见，其中 5mC 是主要的表观遗传信号，主要发生在 CpG 序列、CpXpG、CCAH'GG 和 GATC 等位点。与真核生物不同，原核生物尤其是细菌中较为常见的甲基化表观遗传调控主要发生在腺嘌呤碱基的

N6 位上，即 6mA。目前，脱氧核糖核酸碱基胞嘧啶第 4 位甲基化修饰（4mC）仅在细菌基因组中有报道，而在其他原核生物及真核生物中尚未发现。

DNA 甲基化在动物和植物体内的发生位点和发生部位均有所不同。在动物基因组中，DNA 甲基化主要发生在基因启动子区 CG 位点，并且在整个基因组范围内的 CG 位点都呈高甲基化，主要抑制下游基因的表达；而植物基因组中的 DNA 甲基化则主要发生在转座子和其他重复的 DNA 序列，根据甲基结合位点和结合方式的不同，包括对称的 CG、CHG 和非对称的 CHH（H 代表碱基 A、T 或 C）位点的 3 种不同类型甲基化。一般而言，CG 甲基化主要富集在 CG 岛区域，主要由 DNA 甲基化酶 MET1 来维持；CHG 甲基化主要由 DNA 甲基化酶 CET3 来维持；而 CHH 甲基化不能被维持，只能在新的细胞周期中从头建立，其通过 DNA 甲基化酶 DRM2 或 CMT2 参与的 RNA 介导的 DNA 甲基化（RdDM）途径建立。

在生物系统内，甲基化是经酶催化的，根据反应类型的不同，DNA 甲基化分为从头甲基化和维持甲基化两种类型。其中，从头甲基化是指不依赖已有的甲基化 DNA 链，而在一个新位点将 DNA 双核苷酸链中的特定碱基进行甲基化修饰的过程。该过程是程序性的，由甲基化酶 DNMT3a 和 DNMT3b 催化进行，在胚胎干细胞发育中起重要的作用。而维持甲基化是指在 DNA 复制完成后的双链 DNA 中的一条链已经存在甲基化，而另一条未甲基化的链在 DNMT1 的催化下，将甲基基团转移至新合成的 DNA 链上使其甲基化的过程，在 X 染色体的失活等过程中发挥重要作用。

DNA 异常甲基化包括 DNA 高甲基化和 DNA 低甲基化，DNA 高甲基化指 DNA 不应该甲基化的位点被甲基化，而低甲基化是指 DNA 发生甲基化的位点未被甲基化。通常异常甲基化在无限增殖和细胞转化中发生相对频繁，启动子区域的高甲基化可以替代编码区域的突变，并与转录相关的肿瘤抑制基因失活有关，以此抑制肿瘤基因的功能。DNA 甲基化能关闭某些基因的活性，去甲基化则诱导了基因重新活化和表达。研究表明，正常发育非常依赖于基因组 DNA 的适当甲基化，而当甲基化达到一定程度时会发生区域 DNA 结构收缩，螺旋加深，使许多蛋白质因子赖以结合的原件缩入大沟而不利于转录的起始，进而导致转录基因沉默或者 DNA 修复基因和肿瘤抑制基因失活，进而导致肿瘤的发生。

（四）DNA 甲基化的特点和作用

DNA 甲基化具有多态性标记、组织特异性和亲缘特异性等特点，能够作为体外诊断广泛应用的生物标志物。主要有以下 5 个优点：①DNA 甲基化的细胞类型的特异性和稳定性，弥补了基于静态 DNA 序列的生物标志物和基于挥发性 RNA 表达的生物标志物。②DNA 甲基化是一个二元化的表观遗传标志物（即对于单个细胞和等位基因，每个 CpG 要么是甲基化的，要么是未甲基化的），这有助于对异质和降解样品进行可靠的测量。③由于 DNA 甲基化类似于基于 DNA 序列的生物标志物的检测，检测技术相对成熟，常用的试剂耗材和基础仪器设备已被广泛用于许多临床诊断实验室中。④由于 DNA 比 RNA 更加稳定，不需要任何特殊处理，因此 DNA 甲基化生物标志物可以直接整合应用到常规临床工作流程中。⑤DNA 甲基化修饰后的模式样本在新鲜冷冻或福尔马林固定、石蜡包埋（FFPE）后可以长期储存保留。

要了解 DNA 甲基化的作用，首先要确定甲基化在基因组中的分布，随着利用微阵列或高通量测序对 5mC 进行全基因组映射的研究方法的发展，使其具有可行的。研究表明，5mC 存在于所有哺乳动物基因组中（包括基因间区、编码区、可移动元件和某些启动子等），5mC 与 CpG 密度之间存在负相关性，即 CpG 较少的 DNA 序列，大部分基因组显示高水平的胞嘧啶甲基化，而 CpG 岛则大部分保持未甲基化状态。然而，在体细胞中，极少存在甲基化的 CpG 岛，亲本基因组印记或女性 X 染色体的非活性拷贝都与等位基因特异性基因沉默有关。一些研究发现，一些发育基因（如种系基因、多能性基因和 Hox 基因）的启动子中甲基化的 CpG 岛极少，仅占启动子区 CpG 岛总数的 3% 左右，表明启动子 DNA 甲基化限制了细胞分化的多能性。还有研究发现，体细胞去分化为全能细胞需要全能基因的去甲基化，并且可以通过干扰 DNA 甲基化来改善。

在人类基因组中，大约 70% 的 CpG 二核苷酸被甲基化。由于 CG 抑制，CpG 二核苷酸在大多数人类基因组中出现的频率相对较低。然而，基因组测序显示 CpG 位点在哺乳动物基因组中分布并不均匀，其中大约 60% 的基因 5'端启动子区域都有一段富含 CpG 的 DNA 序列，称为 CpG 岛；CpG 岛通常是未甲基化的，以免发生可以导致基因表达不可逆的 DNA 超甲基化，而基因启动子中 CpG 岛的甲基化可以导致转录抑制，位于卫星序列或着丝粒周围区域的重复元件中 DNA 低甲基化导致基因组不稳定，CpG 岛中的高甲基化存在于多种类型的癌症中，并被认为是肿瘤抑制基因沉默的一种机制。研究发现，DNA 甲基化可以导致肿瘤的发生，例如，通过甲基化使细胞周期蛋白依赖性激酶抑制剂 P16/CDKN2A 失活，导致细胞周期调控中断，进而为受影响的细胞提供潜在的生长优势。肿瘤抑制基因 P14/ARF 也是 DNA 甲基化失活的靶点，P14/ARF 可以通过与 MDM2 的相互作用激活 P53，而 P14/ARF 的缺失会对 P53 的功能产生负调控。DNA 甲基化导致的抑癌基因沉默可以促进细胞增殖，可能是 DNA 甲基化抑制了某些肿瘤抑制基因的活性从而导致了癌症的发生。异常 DNA 甲基化经常在各种疾病中被观察到，例如传染病、代谢紊乱、神经系统疾病、免疫系统疾病、癌前病变和癌症中。DNA 甲基化被认为是检测癌症发生的重要标志之一，启动子的高甲基化和抑癌基因的 CpG 岛与转录抑制有关，重复的低甲基化序列与基因组不稳定性有关。

有研究发现，与常规基因甲基化相比，细胞类型特异性基因甲基化在基因序列间变化差异更大，这些差异甲基化位点可能调节远距离增强子的活性或非编码 RNA 的转录。另外，基因内 DNA 甲基化水平也与基因表达有关，可以选择性调节转录起始位点或基因剪接。在哺乳动物基因组中，外显子处的 DNA 甲基化较内含子处更多，学者推测 DNA 甲基化可能参与了外显子定义过程；DNA 甲基化还可以调节 DNA 结合因子如 CTCF 的结合，诱导 RNA 聚合酶的局部暂停，有利于剪接体在剪接位点的共转录组装。

在原核生物中，DNA 甲基化对于转录、复制后错配修复的方向、DNA 复制的调节、细胞周期控制、细菌毒力，以及区分自身和非自身 DNA 至关重要。在哺乳动物中，DNA 甲基化相对稳定地存在于 DNA 复制期间，调节基因的表达和沉默，调控很多关键的生物学过程，在许多关键生理过程中至关重要，在基因表达调控及染色体的构建中起重要作用，包括组织特异性基因表达、X 染色体的失活、基因组印记、生长遗传、机体免疫调节以及种系特异性基因和重复元件的沉默。此外，已发现 DNA 甲基化存在于转录活跃的基因体中，它可能在抑制基因内部的隐秘转录起始中发挥作用。DNA 甲基化酶（DNMT）是正常发育的关键，可以催化甲基转移到 DNA 特定位点上，更为重要的是，DNMT 与其他成分和修饰的相互作用为维持 DNA 甲基化所必需。

异常的 DNA 甲基化能够通过引起 DNA 构象、DNA 稳定性及 DNA 与蛋白质相互作用方式的改变，进而调控基因的表达水平，此与很多疾病的发生发展密切相关，包括自身免疫性疾病、肿瘤、心血管系统疾病、糖尿病和老年痴呆等。胞嘧啶甲基化通常被视为抑制转录起始的抑制标记，通过阻止某些转录因子的结合，或通过募集甲基结合蛋白（MBP）并产生受抑制的染色质环境。这些 DNA 甲基化模式可在细胞分裂过程中稳定遗传，即使初始触发信号已经消失，也可介导基因表达的长期持续变化。此外，DNA 甲基化状态在许多疾病中都会出现变化，特别是在癌症中，一般表现为全基因组低甲基化和肿瘤抑制基因或非编码 RNA 的异常高甲基化。

二、DNA 甲基化的调控机制

遗传学研究在确定疾病表型方面很重要，特别是在 2003 年人类基因组计划完成后被寄予更大希望。然而研究发现，在临床环境中，具有相同类型癌症、分期和遗传变异的病人却遵循着不同的化疗耐药机制和预后。因此，不能完全通过单一遗传变异来解释疾病的表型。肿瘤不仅被认为是一种遗传疾病，还被认为是一种表观遗传疾病。肿瘤相关基因分子生物学研究表明，遗传不稳定性和基因突变是常见的主要影响因素；作为表观遗传学研究的重要组成部分，DNA 甲基化修饰在基因表达过程中起重要的表达调控作用，与细胞分化、胚胎发育和免疫调节等多种生物学过程密切相关，许多研究人员试图将表观遗传学作为转向研究并开辟癌症发生和发展机制的新方向。

（一）DNA 甲基化和去甲基化酶

1. DNA 甲基化酶

在生物体内，DNA 甲基化和去甲基化的动态平衡调控着基因表达的强度，

DNA 甲基化在 DNA 甲基化酶的调控下进行，DNMT 是催化 DNA 甲基化形成的酶，是保守的催化序列，在转录沉默、转录激活和转录后基因调控中起关键作用。最近研究表明，DNMT 是诊断和治疗多种类型癌症的潜在预测生物标志物和治疗靶点。在哺乳动物中 DNMT 分 3 类，即 DNMT1、DNMT2、DNMT3，而 DNMT3 又分为 DNMT3A、DNMT3B 和 DNMT3L，其中 DNMT1、DNMT3A 和 DNMT3B 是维持 DNA 甲基化的 3 种主要活性酶。

DNMT1 由一个 C 端甲基化酶域和一个 N 端调节域组成，介导与蛋白质、底物、DNA 等的相互作用，是哺乳动物中含量最高的 DNMT，主要负责复制预先存在的甲基化模式，从半甲基化的 CpG 位点到新链的合成，对半甲基化 DNA 的催化效率比未甲基化的 DNA 高，是极其重要的维持性甲基化酶，可以使 DNA 分子中未甲基化的那一条子链甲基化，从而保持子链与亲链有完全相同的甲基化形式。DNMT1 包含介导分子相互作用的功能子域，包括由 DNMT1 相关蛋白 1（DMAP1）结合域、复制灶靶向序列（RFTS）域、CXXC 域、溴 - 相邻同源（BAH）催化域，其中 DMAP1 结合域是一种将 DNMT1 与组蛋白乙酰化联系起来的蛋白质，RFTS 域将 DNMT1 靶向复制焦点，从而促进复制后维持甲基化，CXXC 结构域是一个锌指结构域，它介导与未甲基化的 CpG 二核苷酸的结合，而 BAH 域的功能仍然未知。DNMT1 活性可以通过其他分子相互作用进行调控，如 E3 泛素蛋白连接酶（UHRF1）是甲基化所必需，UHRF1 的耗竭和过表达都会引起 DNMT1 的表达降低，从而导致全基因组 DNA 甲基化水平显著降低，基因组不稳定性显著增加，原癌基因被激活，这揭示了 DNMT1 与 DNA 甲基化途径中的蛋白质相互作用的重要性。

DNMT3A 和 DNMT3B 高度同源，但具有不同的靶标特异性和表达模式，主要负责未修饰 DNA 的甲基化和 DNA 甲基化模式的建立，为 DNA 从头甲基化修饰所必需。同时，在细胞分化过程中对维持遗传稳定和活性重塑也至关重要。在结构上，这两种酶都有一个类似于 DNMT1 的 C 端催化结构域，以及一个位于 N 端的可变区，有对染色质相互作用很重要的两个结构域，即 Pro-Trp-Trp-Pro（PWWP）和 ATRX-DNMT3 - DNMT3L（ADD）域。哺乳动物胚胎干细胞中 DNMT3A 和 DNMT3B 的靶向损伤或失活会阻止从头甲基化并导致 DNA 甲基化的逐渐丧失。已有研究表明，DNMT3A 的活性受损是导致特定类型癌症整体低甲基化的肿瘤发生的原因，DNMT3B 的缺失和过表达可以抑制和刺激特定类型癌症的发生。小鼠基因敲除研究发现，DNMT3A 缺陷小鼠在出生后数周死亡，而 DNMT3B 缺陷小鼠在子宫内就已经死亡，表明从头 DNA 甲基化对发育至关重要，DNMT3B 的甲基化催化作用主要发生在早期胚胎发育阶段，而 DNMT3A 对胚胎发育后期和细胞分化过程中的甲基化起主要作用；另外，还有研究发现 DNMT3A 和 DNMT3B 还参与由 DNMT1 遗漏的甲基化位点的维持，对去甲基化的 DNA 链进行甲基化，可以与异染色质蛋白和甲基 CpG 结合蛋白共定位，参与 DNA 甲基化的从头合成。

DNMT3L 是一种定位于细胞核的结构组成蛋白，在胚胎早期和生殖细胞中含量丰富，其氨基酸序列与 DNMT3A 和 DNMT3B 极其相似，但在 C 端区域缺少 DNMT 活性所必需的功能结构域，在 DNA 甲基化中起关键作用但本身不具有生物学活性，没有催化活性和功能，导致无法在大多数基因组靶标的雄性和雌性生殖系中建立 DNA 甲基化，包括印记控制区（ICR）和几个重复元件。生化和结构研究发现，DNMT3L 实际上是与 DNMT3A 和 DNMT3B 在结构上相互作用的辅助因子，刺激它们从头甲基化的活性，促使它们向染色质聚集。综上所述，DNMT3 酶活的调控可能会影响 DNA 甲基化活性，从而导致多种疾病的发生，但具体调控机制尚不清楚。

DNMT2 序列与原核生物和真核生物的 5 - 甲基胞嘧啶甲基化酶具有极强的相似性，但并不对 DNA 进行甲基化，而是对转运天冬氨酸的 tRNA 反密码子环的胞嘧啶进行甲基化，为了更好地反映此酶的功能，已将其更名为 TRDMT1。DNMT1 和 DNMT3 酶具有不同且非重复性的功能，但它们在某些方面协同作用，例如这两种酶都是维持小鼠胚胎干细胞整体低甲基化模式所必需，然而，这两种酶的共同作用以及维持甲基化模式的机制仍然存在争议。

甲基化酶根据功能分为 DNA 从头合成甲基化酶和维持性甲基化酶，共同保证在生命过程中基因表达的相对稳定并适时地调节。在哺乳动物中，从头合成甲基化酶主要是 DNMT3A 和 DNMT3B，能识别 DNA 上非甲基化的胞嘧啶，建立新的甲基化模式，在胚胎干细胞发育中起重要作用；而维持甲基化酶主要是 DNMT1，作为 DNA 复制复合物中的重要组分，在有丝分裂期间，DNA 复制会减弱 DNA 甲基化并产生具有半甲基化 DNA 的子细胞，DNMT1 利用 DNA 的甲基化链作为模板使处于半甲基化的 DNA 双链分子上与甲基胞嘧啶相对应的胞嘧啶甲基化，在 X 染色体的失活等过程中发挥重要作用。若缺乏 DNMT，复制机制本身会产生未甲基化的子链，随时间推移将导致基因被动去甲基化，故 DNMT 是影响 DNA 甲基化水平的一个极为重要的因素。

2. DNA 去甲基化酶

DNA 去甲基化是去除甲基的过程，有多种不同的途径参与并发挥作用，但 DNA 去甲基化的作用机制和其与哺乳动物中可修饰因子的相互作用仍不清楚。DNA 去甲基化包括主动去甲基化和被动去甲基化两种途径。被动去甲基化一般发生在细胞分裂间期 DNA 复制时，由于 DNMT 表达受到抑制，不能正常行使 DNA 维持性甲基化的功能，导致新合成的 DNA 链未被甲基化，并随着细胞增殖所伴随的 DNA 再次复制，其原有的 DNA 甲基化修饰就会丢失，从而导致被动去甲基化的发生。主动去甲基化则是在一个或者多个酶的作用下发生的一系列化学反应，通过脱氨和（或）氧化作用将 5mC 进一步转化为 5 - 羟甲基胞嘧啶（5hmC）、5 - 羟甲基尿嘧啶（5hmU）、5 - 甲酰胞嘧啶（5fC）、5 - 羧基胞嘧啶（5caC）和苏氨酸（Thy）；其中 5hmC 是哺乳动物 DNA 的重要表观遗传标记，可作为胞嘧啶去甲基化反应的中间体，在各种哺乳动物的 DNA 中均能被检测到，在早期胚胎和神经系统的细胞中尤为丰富。将 5mC 氧化为 5hmC 主要是在 TET 蛋白和胞苷脱氨酶（AID）催化下进行的，该过程主要通过碱基切除修复（BER）途径进行，可以直接去除甲基或者用胞嘧啶替换被甲基化修饰的胞嘧啶碱基。

TET 蛋白家族序列保守，在脊柱动物中存在 3 种 TET 蛋白，即 TET1、TET2 和 TET3，这 3 种蛋白在所有组织中都广泛表达，但 TET1 在 ES 细胞中较为丰富，TET2 在造血细胞中相对较多，TET3 在卵母细胞和受精卵中表达较多；TET 蛋白存在于多种生物过程中，如早期胚胎细胞的产生、干细胞分化和造血等，在多种细胞的基因组 DNA 中发现 TET 还可以进一步将 5mC 氧化为 5hmC、5fC 和 5caC 等，可能是 DNA 去甲基化的中间体，再通过胸腺嘧啶 DNA 糖基化酶（TDG）触发 BER 过程，将 5hmC、5fC 和 5caC 修复为未甲基化胞嘧啶，从而降低 DNA 甲基化，而 TET 缺失可能导致基因组超甲基化。TET 蛋白和其他去甲基化酶之间的相互平衡至关重要。有研究表明，通过胞苷脱氨酶/载脂蛋白 B 编辑复合物（AID/APOBEC）酶的脱氨过程，TET1 可将 5mC 和 5hmC 脱氨基形成胸腺嘧啶和 5hmU，然后通过 BER/TDG 活性实现胞嘧啶的去甲基化，由于依赖脱氧核糖和 5mC 之间的糖苷键的断裂，通过核酸内切酶和 DNA 聚合酶或在蛋白辅助因子的作用下由氢原子直接取代甲基基团，也可实现 DNA 去甲基化。

Popp 等发现 AID 的缺失可以上调 DNA 甲基化水平，这一过程主要是在内含子和重复元件以及外显子中发生，而不在启动子区域。然而，Nabel 等发现不管是体内还是体外，AID 在 5mC 和 5hmC 直接去甲基化中的作用可能是有限的。有证据发现，5mC 氧化的部分产物基本上可以恢复为胞嘧啶，如硫醇试剂和 DNMT3A/DNMT3B 可以在不存在 SAM 的情况下将 5hmC（失去 HCHO）和 5caC（失去 CO_2）转化为胞嘧啶。此外，由胞嘧啶产生的尿嘧啶可以被胸腺嘧啶 DNA 糖基化酶（TDG）和单链选择性单功能尿嘧啶 DNA 糖基化酶（SMUG1）切除，其中 TDG 酶是参与碱基切除步骤的主要 BER 糖基化酶之一，能够将 5caC、5fC 和 Thy 恢复为胞嘧啶，还在防御由细胞自身诱导的 5mC 和胞嘧啶脱氨基引起的基因突变中发挥关键作用。除了 BER，核苷酸切除修复（NER）、生长阻滞和 DNA 损伤蛋白 Gadd45a 及非规范错配修复（ncMMR）系统在 DNA 主动去甲基化的过程中发挥作用，但其具体调控途径和作用机制尚不明确。

DNA 去甲基化一般发生在受精卵和原始生殖细胞中，但有研究发现，DNA 去甲基化也会响应其他细胞环境中的各种刺激，例如，体细胞在重编程过程中具有使内源性多能性基因去甲基化的能力；当激素刺激转录后基因的启动子或增强子和绝缘子等远端调节区域时，都会加速局部基因快速去甲基化。在体细胞的组织特异性分化过程中也有去甲基化过程，如在人或小鼠造血系统中，当造血干细胞分化为终末造血细胞时，相应基因启动子区有 DNA 去甲基化发生；在有丝分裂造血细胞如人的单核细胞分化为树突状细胞时，也观察到主动去甲基化，表明去甲基化不止在 DNA 复制时发生；此外，在肝脏和神经元肌肉分化过程中的肌源性基因特定位点也有快速 DNA 去甲基化，如有丝分裂后神经元中 *Bdnf* 和 *Fgf*1 基因启动子的突触活动依赖性去甲基化。以上 DNA 去甲基化都主要发生在 CpG 中丰度区域，说明体细胞中只有低 CpG 区域的甲基化容易被快速"擦除"，而受精卵和原始生殖细胞中的 CpG 岛甲基化是可逆的。

（二）影响 DNA 甲基化的其他因素

表观遗传学是对基因功能的可遗传变化的研究，不涉及 DNA 序列的改变。通常，表观遗传调控涉及 DNA 甲基化、组蛋白修饰和非编码 RNA 在调控基因表达中的作用。

1. 组蛋白修饰与 DNA 甲基化

组蛋白是真核生物体细胞染色质中的一类小分子碱性蛋白质，是染色体基本结构蛋白，因富含碱性氨基酸精氨酸（Arg）和赖氨酸（lys）而呈碱性，可与酸性 DNA 紧密结合，富含带正电荷的碱性氨基酸与带负电荷的双螺旋 DNA 结合成 DNA - 组蛋白复合物。组蛋白包含 5 个组分，按照分子量由大到小分别称为 H1、H3、H2A、H2B 和 H4，是目前已知蛋白中最保守的。在亲缘关系较远的种属中，4 种组蛋白（H2A、H2B、H3、H4）的氨基酸序列都非常相似，例如，人类和豌豆的 H4 氨基酸序列只有 2 个不同，人类和酵母的 H4 氨基酸序列也只有 8 个不同，海胆组织 H3 的氨基酸序列与来自小牛胸腺 H3 的氨基酸序列间只有 1 个氨基酸的差异，小牛胸腺 H3 的氨基酸序列与豌豆 H3 也只有 4 个氨基酸不同，但已知真菌和原生动物组蛋白的部分一级结构与动、植物组蛋白间的差异较大。

组蛋白修饰是转录调控的一种重要机制，在很多生物中都比较保守，所有核心组蛋白的化学修饰都可发生在组蛋白尾部的赖氨酸和精氨酸残基处，是转录后修饰（PTM）。这些修饰主要包括乙酰化、甲基化、磷酸化、泛素化和 ADP - 核糖基化等，组蛋白修饰的功能相对比较复杂，可以激活转录也可以抑制转录，具体取决于化学修饰的类型及其在组蛋白中的位置。组蛋白的修饰模式与肿瘤发生与发展过程中的染色质结构和基因功能有关，这些不同的组蛋白尾部修饰通过影响染色质结构来影响转录，核心组蛋白侧面的修饰也会影响组蛋白—DNA 相互作用以及 N 端结构域。在哺乳动物基因组中，一个核小体由 2 个 H2A、2 个 H2B、2 个 H3、2 个 H4 组成的八聚体和缠绕在外面的一段 147 bp 的 DNA 组成，组成核小体的组蛋白的核心部分状态大致均一，游离在外的 N 端则可以受到各种各样的修饰，组蛋白的化学修饰模式与生物功能相关，充当"组蛋白密码"，通过简单的破译该密码可以预测转录水平。启动子和增强子处的组蛋白修饰对于调节基因表达很重要，可以通过添加或移除化学基团以修饰组蛋白并改变染色质结构，产生异染色质或常染色质。异常组蛋白修饰被认为与肿瘤发生有关，并且发生在癌症的早期阶段。DNA 甲基化对基因表达的影响主要发生在 DNA 序列与转录因子的结合过程，在组蛋白修饰酶的作用下甲基化 CpG 位点结合到 CpG 甲基结合蛋白上，或者组蛋白修饰酶与 DNA 甲基化酶相互作用产生异染色质结构。DNA 甲基化和组蛋白修饰是真核细胞基因组中两种高度保守的表观遗传学机理。作为异染色质的重要指标，DNA 甲基化和抑制性组蛋白修饰（如 H3K9me3 和 H4K20me3）之间相互作用，从而达到对基因表达以及异染色质的形成和稳定多层次的调控。研究表明，DNA 甲基化修饰或抑制性组蛋白修饰的失调会导致神经性及发育型疾病，如脆性 X 染色体综合征及早老症。

　　组蛋白甲基化是指经组蛋白甲基化酶催化，将 S－腺苷甲硫氨酸上的甲基基团转移到组蛋白的精氨酸或赖氨酸残基上的过程，在组蛋白甲基化酶和去甲基化酶的调控作用下进行。赖氨酸甲基化的动态改变有助于各种细胞分裂过程中基因表达的可逆和可塑性调节，这与 DNA 甲基化导致的稳定基因失活形成对比，根据甲基基团数目和结合位点的不同，赖氨酸残基甲基化可以是单、二或三甲基化（分别称为 Kme1、Kme2 和 Kme3），在组蛋白 H3 上，共有 5 个赖氨酸位点可以被甲基化修饰；而精氨酸残基可以是单和对称或不对称二甲基化（分别称为 Rme1、Rme2s 和 Rme2a）。组蛋白甲基化调控的基因转录活性取决于组蛋白甲基化的状态。例如，H3K4、H3K36 和 H3K79 的赖氨酸甲基化与活跃的基因转录相关，而其他赖氨酸甲基化，如 H3K9 和 H3K27 中的赖氨酸甲基化与沉默基因转录相关。组蛋白甲基化在 DNA 甲基化的建立和维护中发挥重要作用，尤其是组蛋白 H3 氨基尾端上的 K4 和 K9 两个甲基化常发位点，其中 H3K4 甲基化主要聚集在活跃转录的启动子区域，组蛋白 H3K4 的二甲基化或三甲基化（H3K4me2/me3）定位于活性转录位点，这种修饰可能会刺激转录，与 DNA 甲基化产生拮抗作用。当 H3K4 未发生甲基化时，会被作为探针的 DNMT3L 检测到并招募 DNMT3a 至核小体诱导 DNA 甲基化的从头合成，而 H3K4 特异性的组蛋白赖氨酸甲基化酶可以与非甲基化 CpG 及 DNMT1 相结合，直接或间接阻止 DNA 甲基化。组蛋白 H3K9 的甲基化同基因的转录抑制及异染色质有关，H3K9 甲基化与 DNA 甲基化在基因的沉默机制中具有协同作用，H3K9 的甲基化由 SET 结构域蛋白介导，可参与基因印记、反转录转座子和卫星重复序列在内的多种基因的 DNA 甲基化。除此之外，组蛋白修饰与 DNA 甲基化可能会相互作用并引起基因沉默，如组蛋白三甲基化 H3K27me3 一种独特的组蛋白修饰，可与 DNMT3a 和 DNMT3b 结合，与 DNA 超甲基化有关，参与调节同源（Hox）基因表达沉默和女性 X 染色体失活的早期阶段，在基因沉默和发育调控中起至关重要的作用，而这一过程的作用机制与多梳组（PcG）蛋白相关。PcG 蛋白是 zeste 2（EZH2）的增强子，是多梳抑制复合物（PRC2）的成员，具有组蛋白甲基化酶活性，对 H3K27 具有底物特异性；H3K27me3 是另一种多梳抑制复合物（PRC1）的染色质域特异性结合信号，PRC1 的结合阻止了转录激活因子（如 SWI/SNF）的募集，阻止了 RNA 聚合酶Ⅱ的转录起始。赖氨酸甲基化的动态改变有助于各种细胞分裂过程中基因表达的可逆和可塑性调节，这与 DNA 甲基化导致的稳定基因失活形成对比。其他的组蛋白修饰也会影响 DNA 甲基化，如组蛋白 H2B 的泛素化会降低 H3K9 的二甲基化，进而抑制 DNA 甲基化，H3K36 的甲基化同基因转录激活相关。H3K9me3 或 H4K20me3 三甲基化可形成从酵母到人类的异染色质，H3K9me2 二甲基化与常染色质区域基因表达的失活有关。

在真菌和植物中发现，某些维持性甲基化酶含有识别抑制性组蛋白修饰（如 H3K9me3/H3K9me2）的"reader"结构域，使这些酶在甲基化过程中可以受到抑制性组蛋白修饰的信号调控，以便对异染色质区域中 DNA 甲基化进行特异性维护。与此对应，哺乳动物细胞中 DNA 甲基化主要由甲基化维持酶 DNMT1 在细胞分裂过程中来维持。目前学界普遍认为，DNMT1 与抑制性组蛋白修饰的链接主要由调控蛋白 UHRF1 的功能来实现；后者通过对抑制性组蛋白修饰 H3K9me3 和半甲基化 DNA 底物双重性的识别，以及对组蛋白 H3 的泛素化，使 DNMT1 在细胞分裂过程中的 S 期被异染色质中泛素化的 H3 组蛋白所招募，从而达到异染色质中 DNA 甲基化的维持。DNMT1 中的 RFTS 结构域可以特异性地识别 H3K9me3，以支持 DNMT1 对异染色质区域中甲基化的维护。近期还有研究发现，DNMT1 蛋白的 BAH1 结构域可以直接与 K20me3 修饰后的 H4 组蛋白进行结合，并进一步激活 DNMT1 的甲基化酶活性，从而影响 DNMT1 的体内定位、异染色质中重复序列 LINE – 1 区域的甲基化水平，以及基因组的稳定性。该研究首次建立了体内 DNA 甲基化及组蛋白 H4K20me3 修饰之间的直接联系，解释了 LINE – 1 区域 DNA 甲基化修饰的分子机制，丰富了人们对体内异染色质形成的认识，完善了我们对 DNMT1 甲基化酶的了解。组蛋白 H3 和 H4 上赖氨酸残基的乙酰化可以导致开放性染色质结构的形成，从而激活转录。

2. 非编码 RNA 与 DNA 甲基化

非编码 RNA（ncRNA）是指不能翻译成蛋白质的功能性 RNA，主要包括微小 RNA（miRNA）、长链非编码 RNA（lnc RNA）和环状 RNA（circ RNA）等。近年来大量研究表明，ncRNA 可作用于 DNA 甲基化，从而影响 DNA 甲基化水平，具有对基因转录调控的作用；在哺乳动物中，DNA 甲基化和非编码小 RNA 之间的联系主要是在生殖细胞中，Piwi 相互作用 RNA（piRNA）是一类 24～32 个核苷酸的小 RNA，主要存在于生殖细胞中，它们与 PIWI 蛋白（Argo-naute 蛋白的一个亚家族）结合，piRNA 能介导生殖细胞内 DNA 转座子甲基化的形成，piRNA 复合物与精子发生过程中逆转录转座子的沉默有关，在缺乏 PIWI 蛋白 MILI 和 MIWI2 的雄性突变小鼠中，有几类逆转录转座子的 DNA 不能正常甲基化，表明 piRNA 参与了将 DNA 甲基化机制募集到反转录转座子的过程。piRNA 通路在含有 piRNA 识别的逆转录转座子序列的基因 *Rasgrf*1 的 DNA 甲基化时所必需的。另外，干扰小 RNA（siRNA）可以通过与 DNMT1/DNMT3b 复合物作用，介导靶基因启动子发生 DNA 甲基化，从而导致转录沉默；miRNA 则通过直接或间接调控 DNA 甲基化酶的表达来影响 DNA 甲基化水平。

研究发现，长 ncRNA 也与表观遗传基因调控有关，可以通过与活性位点附近的特定基序结合并以位点特异性方式抑制 DNMT1 的甲基化活性，从而成为人类

DNMT1 的新型调节剂。在所有可以在体外折叠成茎环结构的 RNA 寡核苷酸中都观察到了 RNA-DNMT1 复合物的形成。具有凸起结构的 RNA 对 DNMT1 活性的调节显示出弱衰减功能，而发夹结构强烈影响 DNMT1 活性。有趣的是，突变和未突变的 RNA 假结强烈抑制重组人 DNMT1 的维持活性（剩余 <0.5%）。突变重塑了假结折叠结构，仅使 DNMT1 活性略有增加，因为它有可能形成新的假结折叠结构。这些证据表明，RNA 通过各种 CpG 甲基化模式产生的不同特征来调节人类 DNMT1 的维持活性。

非编码反义转录物，如 Air 或 Kcnq1ot1，是印迹基因位点中体细胞差异甲基化区域（DMR）DNA 正确甲基化所必需。在某些情况下，转录过程本身也参与了 DNA 甲基化，卵母细胞中 Gnas 和 Snrpn 位点的 DNA 甲基化需要蛋白质编码 RNA 在印迹 DMR 上的转录，表明转录可能是促进生殖细胞中 DNA 甲基化的一个因素，可能是通过将 DNA 暴露于 DNA 甲基化机制或通过诱导有利的染色质特征。另一项研究还表明，短 ncRNA，如 miR-155-5p，通过与其催化结构域结合来特异性抑制 DNMT1 酶活性，这证明 DNMT1 RNA 相互作用是序列依赖性的，其中不同的微 RNA（microRNA）具有不同的抑制潜力。此外，RNA 介导的 DNMT1 酶活性调节可能具有一致的 RNA 结构和序列。

3. 其他因素与 DNA 甲基化

表观遗传改变是指异常基因表达谱，其不是由初级核酸序列的变化（经典突变）引起的，而是涉及正常 DNA 序列中核苷酸碱基的共价修饰，异常的 DNA 甲基化包括低甲基化和高甲基化，都会引起基因表达异常，进而导致多种疾病。这些变化受遗传因素和可变因素两种类型的风险因素的影响，而其中可变因素包括年龄、性别、生活方式、环境、营养、身体状况等，这些因素都可能导致具有正常 DNA 序列的组织发生癌变。不同的细胞、组织或个体之间，甚至同一细胞或个体的不同发育时期，其 DNA 甲基化状态和程度都可能存有差异。大多数组织的平均 DNA 甲基化水平在生命早期增加，随着年龄的增长而逐渐降低。

甲基化循环开始于四氢叶酸运输甲基，将甲基携带在其 N-5 原子上，S-腺苷-L-甲硫氨酸（SAM）为 DNA 甲基化提供了主要的活化甲基供体，由 ATP 的转移基团合成到甲硫氨酸的硫原子，带正电荷的硫原子和甲基变得更加亲电子，因此，S-甲基的高转移电位使其能够转移到各种受体上。SAM 将甲基转移到受体后，形成 S-腺苷高半胱氨酸（SAH），然后水解为高半胱氨酸和腺苷。此外，该反应由蛋氨酸合酶（MS）催化，需要维生素 B_{12} 作为动物的辅助因子，维生素 B_2 是亚甲基四氢叶酸还原酶（MTHFR）的辅助因子，维生素 B_6 是丝氨酸羟甲基化酶（SHMT）的辅助因子，它们作为 SAM 的前体都具有重要作用。甜菜碱也是一种重要的甲基供体，由甜菜碱同型半胱氨酸甲基化酶（BHMT）介导，BHMT 是提供同型半胱氨酸向甲硫氨酸转移的替代途径。甜菜碱可通过胆碱不可恢复的氧化产生，并在为高半胱氨酸提供甲基后转化为二甲基甘氨酸（DMG）。因此，这些辅助因子或酶的任何改变都可能会改变叶酸和蛋氨酸循环的活性，从而进一步影响 DNA 甲基化。

营养是最强的可变因素之一，它在 DNA 甲基化途径中起直接作用，不仅因为它对基因表达的影响，更重要的是，早期的营养改变可能通过表观遗传机制导致慢性疾病的后期发展。许多研究都集中在哺乳动物的饮食情况和 DNA 甲基化之间的联系上，以阐明饮食可能对表观遗传标记产生的长期影响。大量的体内外研究表明，缺乏甲基供体和蛋白质的饮食可能导致全基因组 DNA 低甲基化，而高脂肪饮食也会导致 DNA 甲基化水平的变化。营养影响 DNA 甲基化的表观遗传调控可能是在以下几种表观遗传途径中：通过改变 DNA 甲基化所必需的底物和辅助因子，改变调控单碳循环相关酶的活性或在与 DNA 去甲基化活性的几种相关机制中发挥作用。

饮食中存在有助于甲基供体 SAM 产生的前体营养元素，包括甲硫氨酸、叶酸、胆碱、甜菜碱、维生素 B_2、维生素 B_6 和 维生素 B_{12} 等，其中任何营养元素的缺乏都可能导致 SAM 不足，进一步影响 DNMTS 的反应动力学和 DNA 甲基化。此外，在去除甲基基团后，SAM 转化为 SAH，SAH 是几乎所有甲基化反应的强竞争抑制剂，还与 SAM 竞争甲基化酶的活性位点，而提供 SAM 和去除 SAH 是 DNMT 激活所必需的。到目前为止，有研究发现饮食缺乏叶酸的雄性大鼠和小鼠肝脏中 SAM 水平降低、SAH 增加，SAM 和 SAH 水平的变化也显示出肝脏 DNA 甲基化水平的不可逆改变。在叶酸循环中发挥作用的酶（MTHFR、MTR、MS、SHMT 等）都受维生素 B_2、B_6 和 B_{12} 等微量元素的调节，MTHFR 是维持叶酸循环和 CpG 岛甲基化的必需酶，从饮食中补充这些微量营养元素可能有助于维持 DNA 甲基化。SAM 是 MTHFR 的强抑制剂，也是叶酸依赖性同型半胱氨酸再甲基化的主要调节剂，MTHFR 的活性可能会因为甲硫氨酸和 SAM 浓度过高或多态性变化而抑制，也可能是因为其辅助因子维生素 B_2 浓度过低，减少了 5 – 甲基四氢叶酸的合成，从而降低了同型半胱氨酸的再甲基化。相反，当 SAM 浓度低且辅因子水平高时，可能有利于同型半胱氨酸的再甲基化。此外，还有一项研究表明，缺锌会减少大鼠肝脏中来自 SAM 的甲基基团的使用，并导致全基因组 DNA 低甲基化。小鼠妊娠期低蛋白饮食或营养不良，会导致后代基因特定位点的低甲基化或高甲基化。

哺乳动物中 DNA 甲基化反应中的甲基基团被认为来自甲硫氨酸，摄入高甲硫氨酸膳食会提高 DNA 甲基化水平。在表观遗传小鼠模型中，Tremolizzo 等人研究了甲硫氨酸对 SAM、SAH、甲基化状态和额叶皮层 *Reelin* 基因表达的影响，发现在甲硫氨酸治疗 15 天后，大脑 SAH 翻倍，而 SAM 未受影响，预计 SAM/SAH 比值的降低会使 DNA 低甲基化，但 *Reelin* 基因启动子中的特定 CpG 位点在甲硫氨酸处理后被高甲基化，*Reelin* 的表达下调。Dong 等人的一项后续研究表明，甲硫氨酸（MET）处理 15 天后增加了甲基 CpG 结合蛋白 2（MeCP2）与 *Reelin* 启动子的结合，而在其他对照基因（*Gad*65 和 β – 珠蛋白）中没有发现相同的效果，这被认为是超甲基化的可能原因。

甜菜碱是重要的甲基供体，可由胆碱产生或通过饮食摄取，在为高半胱氨酸提供甲基后转化为二甲基甘氨酸（DMG），血浆中的 DMG 是甜菜碱被作为甲基供体利用的标志。此外，还有报道称 SAM 可以抑制 BHMT 并减少甜菜碱作为甲基供体的使用，所以刺激 BHMT 通路以维持 SAM 的浓度是非常重要的。在饮食中缺乏胆碱会导致小鼠和大鼠肝脏中 SAM 浓度降低，SAH 水平增加，甲硫氨酸的形成减少。用甲硫氨酸 – 胆碱（MCD）缺乏饲料饲养小鼠 1 周后，其肝脏中 DNMT1 和 DNMT3a 的表达显著增加，Tet2 和 Tet3 的 mRNA 表达显著上调。还有研究表明，叶酸缺乏可能会降低肝脏中的胆碱和甜菜碱水平，或者胆碱缺乏可能会减少肝脏叶酸储存，从而影响肝脏中的甲基转移。

茶多酚和生物类黄酮均以浓度依赖性方式抑制 DNMT1 介导的 DNA 甲基化，其中表没食子儿茶素 – 3 – 没食子酸酯（EGCG）是目前最有效的抑制剂，与 DNMT1 的催化位点有直接的相互抑制作用，用 EGCG 处理人食管 KYSE 510 细胞系时有明显的剂量和时间依赖性的超甲基化及 *p16INK4a*、*RARβ*、*MGMT* 和 *hMLH*1 基因 mRNA 的再表达，同时在人结肠癌 HT – 29 细胞、前列腺癌 PC3 细胞和 KYSE 细胞中也证实了 EGCG 对一些甲基化沉默基因的再激活，EGCG 通过在 DNMT1 催化结合区域内形成氢键来对 DNMT1 形成竞争性抑制，从而阻止 DNA 核苷酸胞嘧啶进入其活性位点，进而抑制甲基化过程。金雀异黄素对重组 DNMT1 活性也表现出剂量依赖性抑制作用，与小鼠特定基因 CpG 岛前列腺 DNA 甲基化的改变呈正相关，也可降低 KYSE 细胞核提取物中 DNMT 的活性，但并不影响 DNMT 和甲基 – CpG 结合域 2 的 mRNA 表达水平。小白菊内酯是一种叫作小白菊的植物成分，可以通过阻断催化位点来抑制 DNMT1 的活性，也是一种有效的 DNA 甲基化抑制剂，已被用于治疗多种疾病；抗坏血酸（维生素 C）的存在也可能会改变 DNA 甲基化的状态，在胚胎干细胞中，抗坏血酸引起了近 2 000 个基因的 DNA 去甲基化。

DNA 甲基化和去甲基化过程还会受 DNA 本身序列特异性结合因子的影响，如当 ZFP57 与甲基化六核苷酸基序 TGCCGC 结合时，可以抑制 ES 细胞的去甲基化，序列特异性转录因子与 DNMT3 结合互相作用并将它们募集到其目标位点（如 E2F6）或序列特异性因子的结合也可以防止 DNA 甲基化，在转基因小鼠中，Sp1 转录因子结合位点对于基因启动子维持未甲基化状态是必需的，在小鼠 ES 细胞中，结合位点突变后的启动子区无法维持低甲基化状态。DNA 结合因子，如激素受体、FOXA1、REST 或 CTCF 等可导致基因启动子或增强子周围 DNA 的局部去甲基化，有助于加强其他因子的结合。综上所述，DNA 结合因子在调控哺乳动物细胞中的 DNA 甲基化方面发挥重要作用。

将吸烟和非吸烟人群血液中差异甲基化位点（DMS）和差异表达基因（DEG）进行比较分析发现，芳烃受体阻遏物和 T 细胞通路均受吸烟状态的影响，吸烟会导致整个基因组中 DNA 甲基化和基因表达的改变，从而使吸烟者更容易患上冠心病、慢性阻塞性肺炎和癌症等疾病。对墨西哥纳亚里特惠乔尔人的长散在重复序列 - 1（LINE - 1）的甲基化状态检测发现，男性 LINE - 1 甲基化水平明显高于女性，说明部分基因的甲基化水平也会存在性别差异。还有研究发现，DNA 甲基化水平还受年龄的影响，随着年龄的增长，人类总体 DNA 甲基化水平下降。但也有研究表明，在基因组整体甲基化水平降低的同时，也伴有某些基因甲基化水平增高的现象，比如在中枢组织中 DNA 甲基化水平随年龄的增长而上升。

三、DNA 甲基化的生物学功能

（一）基因组防御和结构完整性

DNA 甲基化的功能涉及基因组防御和结构完整性。许多甲基化领域的研究把注意力集中在 CpG 岛上，主要是因为这些序列在肿瘤中有异常高甲基化的倾向，导致相关基因的转录沉默。然而，大多数 CpG 二核苷酸存在于相对 CpG 贫乏的"大量"基因组 DNA 中并且是高甲基化。仔细检查这部分 CpG 二核苷酸在基因组内的分布，发现大多数存在于寄生 DNA 元件或逆转录转座子中，如内源性逆转录病毒、L1 元件和 ALU 元件，它们富含 CpG。这种寄生 DNA 元件占人类基因组的近40%（外显子约占5%），并且已经有学者提出 DNA 甲基化可能已经作为基因组防御系统出现，以沉默这些元件的表达并限制它们通过基因组。寄生 DNA 元件对基因组的结构完整性构成重大威胁，因为它们可以介导非等位基因重复之间的重组，这可导致染色体重排或易位，并且活性逆转录转座子可以整合并破坏基因。许多逆转录转座子含有强启动子，如果整合到转录单位内，可能导致内部启动。如果以"正义"方向整合，则可能会产生截短的转录本。相反，如果以相对于靶基因转录正常方向的"反义"方向整合，这可能会通过转录干扰或反义机制抑制基因表达。由逆转录转座子编码的基因（如逆转录酶）的表达对于它们的移动性是必不可少的，并且逆转录转座子启动子的甲基化已被证明可以沉默它们的转录。支持基因组防御假说的证据虽然是间接的，但来源众多。Dnmt1 纯合敲除 ES 细胞仅保留正常甲基化水平的30%，涉及基因重排的突变率增加了10倍。与野生型 ES 细胞相比，这些细胞还显示出内源性转座因子的转录大量增加，并且有人提出这种转录的大量增加可能导致观察到的基因组不稳定性增加。此外，种间袋鼠杂种表现出内源性逆转录病毒样元件的大量扩增，伴随着杂种基因组的显著低甲基化。尽管这些杂种中甲基化失败的机制尚不清楚，但这一发现支持了 DNA 甲基化抑制寄生 DNA 元件扩展的观点。进一步的证据来自人类肿瘤样本，其中基因组的整体低甲基化是一个常见事件，通常与更广泛研究的 CpG 岛高甲基化一起发生。肿瘤细胞的甲基化程度低于正常细胞，这种缺失似乎主要来自寄生和重复的 DNA，这些 DNA 通常高度甲基化。

肿瘤中甲基化缺失的原因尚不清楚，但其对内源性转座因子的影响与在 Dnmt1 敲除 ES 细胞中观察到的相似：这些元素去甲基化并开始重新表达。许多强启动子的重新激活可能会通过改变转录因子水平或通过负面影响重新激活的元件所在的特定生长调节基因来改变转录模式。在基因组完整性方面，DNA 甲基化可能通过"掩蔽"或抑制此类重复之间的同源重组来稳定含有大量重复 DNA 的生物体的基因组。这种重组如果发生在人群中，可能带来有害的后果。DNA 甲基化抑制同源重组的直接证据来自对真菌 Ascobolus immersus 的研究，其中表明已知减数分裂重组热点的甲基化使该区域内的交叉频率极大地降低了。此外，当重组底物被甲基化时，原来哺乳动物细胞中的 V（D）J 重组比现在多 100 多倍。DNA 甲基化保护基因组免受哺乳动物细胞同源重组事件的其他证据更为间接，包括观察到印迹区域显示雄性和雌性减数分裂之间的重组频率存在显著差异。Dnmt1 敲除 ES 细胞的基因重排突变率增加了 10 倍；患有 ICF 综合征（其中 DNMT3B 突变，如下所述）和用5－AZA－2'－脱氧胞嘧啶（5－AZA－CDR）处理的培养细胞均显示染色体易位数量增加。DNA 甲基化如何抑制同源重组仍然未知，但潜在机制包括重组起始位点的掩蔽、重组中间体的不稳定和对重组构件组装的干扰。

（二）转录抑制

　　CpG 甲基化与脊椎动物转录沉默之间的联系已在过去 20 年中得到认可。尽管如此，直到最近人们才获得了将两者明确联系起来的生化证据。早期实验表明，特定序列的局部胞嘧啶甲基化可以直接干扰转录因子结合。这种干扰不能轻易解释依赖甲基化导致染色体整体沉默的广泛生物现象，如 X 染色体失活中所见。1992 年，一种选择性识别甲基化 DNA 的转录抑制因子甲基－CpG 结合蛋白2（MECP2）被表征。MECP2 可分为 2 个结构域：甲基－CpG 结合域（MBD），它通过双螺旋大沟中的接触识别对称甲基化的 CpG 二核苷酸；以及一个转录抑制域（TRD），它与其他几种调节蛋白 MECP2 的特性对于理解 DNA 甲基化依赖性沉默机制至关重要。最近发现，MECP2 的基因在患有雷特综合征的个体中发生突变，因此研究者们进一步关注了 MECP2。MECP2 在缺乏有组织的染色质结构的情况下选择性地抑制甲基化模板的转录及其 TRD，当连接到特定的异源GAL4 DNA 结合域时，通过与基础转录机制的一个组成部分 TFIIB 相互作用赋予转录抑制。体外转录抑制可能是由于 MECP2 在模板上形成的大聚体而发生，从而阻止了功能性转录复合物的组装。MECP2 的类似聚类发生在含有甲基化DNA64 的病灶的细胞核内。尽管 MECP2 可以抑制细胞核内裸 DNA 模板上的转录，但它必须在组装染色体的染色质基础结构中发挥作用。DNA 与组蛋白的结合阻止了转录机制的许多成分与核小体 DNA 结合，但 MECP2 是一个例外。MBD 可以识别核小体中的甲基化 CpG 二核苷酸，并且在某些情况下，MECP2 可以从染色质中置换组蛋白 H1。因此，MECP2 非常适合直接或通过招募其他抑制性酶或结构成分来修饰染色质结构。染色质组装有助于抑制 DNA 甲基化。甲基－CpG 结合蛋白，包括 MECP2，与包含组蛋白去乙酰化酶的共阻遏物复合物相关联。MECP2 招募组蛋白去乙酰化酶间接通过其与 Sin3A 衔接蛋白的相互作用引起转录沉默，部分是通过使组蛋白脱乙酰化，直到稳定的抑制性染色质结构形成。最近研究结果将 4 种不同的甲基 CpG 结合域蛋白（MECP2、MBD1、MBD2 和 MBD3）与染色质重塑机制联系起来。MBD3 是 Mi-2 的一个组成部分染色质重塑复合物。MBD2、HDAC1、HDAC2 及 RbAp46/48 在 HeLa 细胞核的提取物，是 MECP1 阻遏复合物。由这两种复合物介导的转录抑制对组蛋白脱乙酰酶抑制剂 TRICHOSTATINA（TSA）部分敏感。MBD1 虽然尚未确定为阻遏复合物的一部分，但也可以用 TSA 敏感的方式充当转录沉默子。果蝇中 MBD2 和 MBD3 样蛋白的发现强调了结合蛋白与基因调控的关系。由于果蝇 DNA 未甲基化，因此这些 MBD 同源物对甲基-CpG 的结合特异性并未保留，但与组蛋白脱乙酰酶的相互作用（推测在果蝇版本的 Mi-2 复合物中）仍保持。最近发现 DNA 甲基化和染色质结构之间两个重要的额外联系。首先，DNMT1 可以与组蛋白脱乙酰酶相互作用并抑制转录。当与异源 DNA 结合域融合时，DNMT1 氨基末端调节域内的最小相互作用域（CXXC）介导转录抑制，并且这种抑制通过 TSA 处理得到部分缓解。这种相互作用表明组蛋白去乙酰化酶或乙酰化模式可能靶向甲基化。相反，DNMT1 可能会直接将脱乙酰作用定位到要甲基化的区域。在任何一种情况下，甲基化和去乙酰化都会共同作用以加强抑制状态。染色质结构和甲基化之间的第二个联系来自 SNF2 家族的假定 ATP 依赖性染色质重塑因子（称为 ATR-X）中发生突变的病人。ATRX 综合征病人（α-地中海贫血、智力低下、X 连锁）在细胞甲基化模式中存在细微缺陷，包括某些重复元件的低甲基化和高甲基化，并显示出与类似 SNF2 突变的一些表型相似性，类似于拟南芥中的蛋白质，称为 ddm1。ddm1 基因的突变导致大约 70% 拟南芥中 5mC 水平的降低，且这种损失主要发生在重复元素上。对二者的这些观察进一步强调了功能之间的重要，以及高度保守的关系染色质重塑和 DNA 甲基化。

四、DNA 甲基化的检测方法

随着高通量测序技术（NGS）的发展，我们现在能够从全基因组水平来分析 5mC 及组蛋白修饰等事件，由此发现了很多传统基因组学研究所不能发现的现象，这就是所谓的"DNA 甲基化测序"。DNA 甲基化测序方法按原理可以分成 3 类：①重亚硫酸盐测序；②基于限制性内切酶的测序；③靶向富集甲基化位点测序。DNA 甲基化测序常用方法基于以上原理又有数种不同的测序方法，本文介绍 10 种 DNA 甲基化测序的常用方法。

1. 重亚硫酸盐测序

该方法可从单个碱基水平分析基因组中甲基化的胞嘧啶。首先，利用重亚硫酸盐对基因组 DNA 进行处理，将未发生甲基化的胞嘧啶脱氨基变成尿嘧啶；而发生了甲基化的胞嘧啶未发生脱氨基。因而，可以据此将经重亚硫酸盐处理的和未处理的测序样本进行比较来发现甲基化位点。

2. 重亚硫酸盐处理后接头标记技术（PBAT）

为了避免重亚硫酸盐处理时模板的丢失，通常会在重亚硫酸盐处理后进行接头连接和随机引物的扩增。

3. 限制性内切酶 - 重亚硫酸盐靶向测序（RRBS）

该技术是指对基因组上 CpG 岛或 CpG 甲基化较密集的区域进行靶向测序。样本首先经几种限制酶进行消化处理，然后经重亚硫酸盐处理，最后再测序。这种方法可以发现单个核苷酸水平的甲基化。

4. 氧化 - 重亚硫酸盐测序（oxBS-Seq）

5hmC 是 5mC 脱甲基成胞嘧啶过程的中间产物，重亚硫酸盐测序无法对二者进行区分。通过氧化 - 重亚硫酸盐测序，5mC 保留，而 5hmC 被氧化，进而脱氨基成尿嘧啶。通过将经过氧化处理和未处理的样本进行测序比较，即可从单个碱基水平分辨 5hmC 和 5mC。

5. TET 辅助的重亚硫酸盐测序（TAB-seq）

TAB-seq 采用葡萄糖亚胺与 5hmC 作用来保护免受 TET 蛋白的氧化。5mC 和未甲基化的胞嘧啶被脱氨基成尿嘧啶，进而可以从单个碱基水平鉴定 5hmC。

6. 甲基化敏感性的限制酶测序（MRE-Seq）

MRE-Seq 将甲基化作用的敏感性和限制酶的特异性结合起来，进而鉴定 CpG 岛的甲基化状态。

7. HELP-Seq

HELP-Seq 采用 HpaII 及其甲基化不敏感的限制性内切酶 MSPI 处理，来对基因组内及基因组间的甲基化位点进行比较，进而实现甲基化测序。

8. 甲基化 DNA 免疫共沉淀测序（MeDIP）

MeDIP 是一种采用抗体或甲基化 DNA 结合蛋白来捕获富集甲基化 DNA 的技术，这种技术可以发现基因组中高度甲基化的区域，如 CpG 岛，但不能进行单个碱基水平的分析。

9. 甲基化结合域捕获技术（MBD-CAP）

MBD-CAP 技术利用甲基化 DNA 能够结合蛋白 MeCP2、MBD1/2 和 MBD3LI 来对甲基化的 DNA 进行免疫沉淀。与 MeDIP 技术相似，该技术也是可以发现基因组中高度甲基化的区域，不能从单个碱基水平分析甲基化。

10. 基于探针的靶向富集技术

甲基化测序靶向富集技术采用合成寡核苷酸探针来捕获 CpG 岛、基因启动子区域，以及其他一些显著性甲基化的区域。目前，Agilent 和 Roche Nimblegen 公司已有这种商品化的试剂盒。最后，Pacific Biosciences（Pacbio）公司的这项 SMRT

DNA 测序技术采用动力学原理来直接检测甲基化的胞嘧啶。

五、DNA 甲基化的生理作用

DNA 甲基化的生理作用主要可分 3 类：①基因组序列 C-->T 的突变，如很多实体瘤病人出现抑癌基因 $p53$ 的突变，而该基因的很多突变是 CpG 甲基化后脱氨引起的 C-->T 突变；②影响基因组错配的修复，研究表明 DNA 错配修复系统（mismatchrepairsystem，MMRS）与 DNA 甲基化有关；③基因沉默，即影响基因的表达。

在真核生物中，大约 60% ~90% 的 CpG 二核苷酸中的胞嘧啶都呈现出甲基化状态。DNA 甲基化在维持正常细胞的功能、雌性个体 X 染色体失活、寄生 DNA 序列的抑制、基因组结构稳定、遗传印记、胚胎发育及肿瘤和疾病的发生、发展紧密相关，具有至关重要的作用。已有的研究表明，胚胎的正常发育非常依赖基因组 DNA 的适当甲基化，任何一种甲基化酶的缺失，都可导致小鼠胚胎发育的中止而死亡。此外，各种肿瘤中都普遍存在 DNA 甲基化状态的异常改变，且异常的 DNA 甲基化状态是肿瘤的重要特征之一。小鼠的体外实验和体内实验都已表明，全基因组水平的去甲基化可能导致整个基因组的不稳定，从而增加肿瘤的发生概率。而且，抑癌基因启动子区域 CpG 岛的高甲基化，是诸多癌症发生早期的重要事件之一。因此，探索肿瘤中 DNA 去甲基化的机制对于了解肿瘤的发生、发展至关重要。

（一）DNA 甲基化与肿瘤发生

肿瘤中普遍存在 DNA 甲基化状态的改变，其特点是总体甲基化水平的降低与局部甲基化水平的升高。在肿瘤细胞中，癌基因处于低甲基化状态而被激活，抑癌基因处于高甲基化状态而被抑制。癌症是从一个单细胞开始的，这个细胞经历了许多变化，使其表型与它正常的前体不同。尽管这个过程可以由控制细胞生长的关键基因所驱动，但许多表达的变化可能是由于表观遗传的改变（主要是 DNA 甲基化）。这些 DNA 甲基化变异从何而来？一个主要的特征是，肿瘤甲基化图谱的产生模式与正常细胞衰老过程中甲基化图谱的产生模式几乎相同（但增加的幅度更大），表明这些甲基化特征在转化成肿瘤细胞前的初始细胞中已经在某种程度上存在。

事实上，甲基化的这种基本改变很可能与复制一起，在肿瘤形成前细胞生长的克隆选择中起作用。支持这一观点的证据是，研究者观察到任何组织一生患癌的风险与正常组织中异常老化有关的甲基化变异的程度直接相关。例如，结肠细胞的异常甲基化的程度相对较高，且易患癌症；但神经细胞极少异常甲基化，发生肿瘤的风险也较低。除了加速老化相关的异常甲基化这一基本而主要的表观遗传特征以外，癌细胞也会发生由肿瘤微环境或在细胞甲基化管理机器中起作用的基因的体细胞突变所诱导的甲基化变化。例如，高比例的脑胶质瘤中异柠檬酸脱氢酶突变、髓系恶性肿瘤中 TET 突变、急性髓系白血病中 DNMT3A 突变，均会对 DNA 甲基化产生影响。这些联合的表观遗传事件的总体影响是改变基因表达模式，允许致癌基因表达，或阻止参与生长抑制、分化或 DNA 损伤响应的基因激活。因此，尽管 DNA 甲基化可能并不在所有癌症中起主导作用，但毫无疑问的是，这些修饰模式的变化最终会影响细胞的易感性和肿瘤表型。这些观念导致研究者开发出一些去甲基化的药物（如氮杂胞苷），在治疗特殊肿瘤方面很有用。这些药物也可通过引起被抑制的肿瘤抗原的去甲基化及扭转 T 细胞耗竭，来增加癌症免疫治疗的疗效。此外，选择性靶向甲基化畸变可以提供对癌症有效的治疗或预防措施。

大量的研究发现，有些癌基因，如 *Rb*、*VHL*、*P16INK4a*、*P15INK4b*、*hMLHl*、*APC*、*BRCAl* 等启动子高度甲基化后，可使这些基因表达受抑。研究 *hMLH* 基因发现，"错配修复系统"（MMRS）中的"错配矫正酶"的编码基因（*mutH*、*mutL*、*mutS*）由于甲基化使其表达受到抑制，当用 5 - 杂氮脱氧胞嘧啶处理后，此基因又恢复表达，重新发挥修复功能。学界发现抑癌基因由于甲基化而受抑，接着发生突变或者丢失。目前发现抑癌基因甲基化、突变、丢失与癌症关系密切。CpG 岛甲基化是突变热点，其原因在于：①不同的修复效率。由于碱基的自发脱氨基，胞嘧啶脱氨基转变为尿嘧啶，机体有丰富的尿嘧啶 DNA 糖基化酶（UDG），可使尿嘧啶变为胞嘧啶，脱氨基的 5mC 变化为胸腺嘧啶，然而，胸腺嘧啶 DNA 糖基化酶（TDG）在机体则含量低、活性弱，这样甲基化的 CpG 岛就增加了 C 向 T 的转变。②细胞分裂生长速度发生变化。细胞未分裂时，5mC 和胞嘧啶一样，不引起突变，当癌细胞或损伤组织进行修复时细胞分裂生长速度加快，5mC 容易导致突变。抑癌基因在编码区 CpG 岛甲基化后易造成突变，从而引发癌症。最近，研究者研究非霍奇金淋巴瘤（NHL）病人抑癌基因甲基化时发现，p16ink4a 和 p15ink4b 甲基化可能作为一个好的标记物有助于预测病人有无复发。

（二）DNA 甲基化与遗传物质的稳定性

研究证明，细菌 DNA 复制起始与 DNA 甲基化及 DNA 与细菌质膜的相互作用有关，DNA 甲基化作为一种标签决定了复制起始点，控制了复制起始，使 DNA 复制与细胞分裂保持一致。DNA 错配修复是细胞增殖过程中纠正 DNA 复制错误的重要手段。复制后双链 DNA 在短期内（数分钟）保持半甲基化状态，错配修复系统从而能够区分旧链与新链，为新链中掺入的错误碱基提供了分子标记。

（三）DNA 甲基化与基因表达调控

DNA 甲基化为非编码区（如内含子等）的长期沉默提供了一种有效的抑制机制。基因启动区域内 CpG 位点的甲基化通过 3 种方式影响基因转录活性：①DNA 序列甲基化直接阻碍转录因子的结合；②甲基 CpG 结合蛋白结合到甲基化 CpG 位点与其他转录抑制因子相互作用；③染色质结构的凝集阻碍了转录因子与其调控序列的结合。Ghoshal K 等最近的研究表明，甲基化能抑制基因表达，金属硫蛋白

Ⅰ能被许多金属和氧化剂诱导，但淋巴源性癌细胞却不同，他们通过实验证实，导致鼠实体移植肿瘤 *MT-I* 基因受抑是由于在启动子中的 21 个 CpG 岛甲基化而造成的，基因组印迹实验显示肝癌 *MT-I* 启动子顺式作用元件无转录活性，而这不是由于 MTF-1 失活引起，因为它在癌瘤中有高活性。用脱甲基化试剂 5-杂氮胞嘧啶处理移植瘤鼠导致了 *MT-I* 基因的表达。酸式硫酸盐测序约 90% 的 *MT-I* 启动子的 CpG 岛甲基化。另外，DNA 甲基化酶活性大大增加，约为正常组织的 7 倍，这说明高度甲基化使 *MT-I* 基因表达受抑，而甲基化与 DNA 甲基化酶活性增加有关。在成年鸡 235bp 的 p-球蛋白启动子基因的 CpG 岛几乎全部甲基化，这时该基因不能转录。而出生 5 天的小鸡这个基因能正常转录，这时发现在 CpG 岛上的甲基化作用去除。进一步研究发现，成年鸡 p-球蛋白基因 5' 启动子上游有一个叫氯霉素乙酰基转移酶基因（pCAT）的增强子，而 CpG 岛甲基化抑制转录的作用明显大于增强子的作用，所以转录受到抑制。SIingal R 等提取鸡类红细胞核酸，经研究发现 p-球蛋白启动子上结合有甲基胞嘧啶蛋白复合物（MeCPc），这种复合物的结合与 CpG 岛的甲基化作用共同导致 p-球蛋白的转录受到抑制。在肝细胞癌（HCC）中 *P16* 基因的失活是比较常见的。实验证实 *P16* 基因的失活机制包括纯合子丢失、启动子甲基化及点突变，其中最易发生的改变是 5' CpG 岛的甲基化。最近在研究胰岛素样生长因子（IGF2）和 *H19* 基因时，有学者发现甲基化可影响"脊椎动物增强子阻碍蛋白"（CTCF）的活性来调节转录，通过调节增强子靠近启动子的边界区来调节基因表达。

（四）DNA 甲基化与胚胎发育

在胚胎发育的过程中，基因组范围内的 DNA 甲基化水平会发生剧烈改变，其中，改变最为剧烈的是配子形成期与早期胚胎发育阶段。错误甲基化模式的建立可能会引起人类疾病，如脆性 X 染色体综合征。

六、DNA 甲基化的病理作用

（一）DNA 甲基化与肿瘤代谢

DNA 甲基化与肿瘤代谢之间存在密切的相互作用。甲基化修饰中所必需的辅助因子常是代谢过程的中间产物，肿瘤代谢重编程可影响表观遗传修饰酶所需辅助因子的产生，并可产生作为表观遗传修饰酶的激动剂和（或）拮抗剂的肿瘤代谢物，从而影响 DNA 甲基化。另一方面，DNA 甲基化异常也可通过直接影响代谢酶的表达，或改变参与细胞代谢控制的信号转导通路，从而改变肿瘤代谢。

1. 肿瘤代谢重编程对 DNA 甲基化的影响

1）一碳代谢可调节 DNA 甲基化

一碳代谢的主体是叶酸循环和甲硫氨酸循环。生理条件下，DNA 甲基化酶利用 S - 腺苷甲硫氨酸（SAM）作为机体内甲基的主要供体。SAM 是一碳代谢循环的产物，由限速酶蛋氨酸腺苷转移酶（MAT）以蛋氨酸和 ATP 作为底物合成产生。SAM 给出甲基后，转变为 S - 腺苷 - 同型半胱氨酸（SAH），后者可在 SAH 水解酶的作用下进一步脱腺苷形成同型半胱氨酸。同型半胱氨酸可以接受叶酸循环中产生的 5 - 甲基四氢叶酸提供的甲基，转化为甲硫氨酸，从而实现完整的甲硫氨酸循环。同型半胱氨酸还可分解为氨基酸，谷胱甘肽和无机硫酸盐。

SAH 是 DNA 甲基化酶的有效抑制剂。因此，SAM/SAH 比值决定了甲基化酶在体内的活性。SAM/SAH 比值和一碳循环的变化将调节 DNA 甲基化酶的活性。SAM 的过量供应可能导致 DNA CpG 岛的高甲基化和异常的基因沉默，从而促进肿瘤的发生。甘氨酸甲基化酶（GNMT）是肝脏中含量最丰富的甲基化酶，它可以通过将 SAM 的甲基基团转移到甘氨酸上以形成肌氨酸，从而缓冲 SAM 的含量。*GNMT* 基因的缺失可导致 SAM 的过度产生。敲除 *GNMT* 小鼠肝脏中 SAM 增加了 40 倍以上。此外，*GNMT* 敲除小鼠表现出肿瘤抑制基因（如 *RASSF*1 和 *SOCS*2）的启动子甲基化，其结果是，*GNMT* 基因敲除与致癌途径的激活和肝细胞癌发病率的增加有关。此外，癌细胞通过过表达氨基酸转运蛋白 LAT1 和 LAT4（SLC7A5/SLC43A2）直接增加甲硫氨酸的摄取。另外，3 - 磷酸甘油酸脱氢酶（PGDH）的过度表达将糖酵解中间产物转移到丝氨酸 - 甘氨酸生物合成途径。丝氨酸通过将其侧链提供给四氢叶酸来驱动叶酸循环，从而将甲硫氨酸从同型半胱氨酸中回收。丝氨酸还可通过促进 ATP 的从头合成，促进甲硫氨酸向 SAM 的转变。

2）三羧酸循环与 DNA 甲基化

甲基化的胞嘧啶残基通过两步反应去甲基化，第一步在 TET 家族的催化下，5 - 甲基胞嘧啶（5mC）氧化为 5 - 羟甲基胞嘧啶（5hmC），第二步则在胸腺嘧啶 DNA 糖基化酶（TDG）的作用下，通过氧化和碱基切除修复而还原为胞嘧啶。

TET 家族蛋白属于 α 酮戊二酸依赖性双加氧酶。该家族利用铁离子（Fe^{2+}）作为辅助因子，分子氧和 αKG（2 - 氧戊二酸，又称 α 酮戊二酸）作为辅助底物催化羟化反应，其在癌症的代谢调节中高度敏感。与 α 酮戊二酸化学结构相似的代谢物，包括 D - 2 - 羟基戊二酸和 L - 2 - 羟基戊二酸、琥珀酸和富马酸，可以竞争性地抑制该酶，从而使该酶对这些代谢物在细胞中的平衡变化敏感。

（1）D - 2 - 羟基戊二酸

异柠檬酸脱氢酶 1 和 2（IDH1/2）催化异柠檬酸和 α 酮戊二酸的相互转化。IDH1 和 IDH2 在癌症病人中经常发生突变，而 IDH1/2 突变酶（IDHm）具有新形态活性，可使 α 酮戊二酸转化为 D - 2 - 羟基戊二酸。D - 2 - 羟基戊二酸被认为是一种肿瘤代谢物，并被证明可抑制 2 - 氧戊二酸依赖双加氧酶，包括 TET 酶。大量研究表明，IDH1/2 突变导致的 D - 2 - 羟基戊二酸升高会引起异常的 DNA 甲基化。目前，美国食品药品监督管理局（FDA）批准了 2 种 IDHm 抑制剂（enasidenib，IDH2m 抑制剂；ivosidenib，IDH1m 抑制剂），其他几种化合物也在研究中。除了直接靶向突变的 IDH 酶，IDH 突变肿瘤的代谢和表观遗传特征，也表现出明显的脆弱性。谷氨酰胺会进入 D－2－羟基戊二酸池，因此谷氨酰胺酶（GLS）抑制剂对 IDH 突变癌症的作用已被研究。D－2－羟基戊二酸还可抑制 BCAT1 和 BCAT2 对 α 酮戊二酸的使用，使 IDH 突变的细胞缺乏谷氨酸，最终导致谷胱甘肽的合成不足。因此，IDH 突变的细胞依赖谷氨酰胺合成谷氨酸，并对谷氨酰胺酶抑制和氧化应激诱导的辐射特别敏感，揭示了治疗 IDHm 癌症的一个独特的治疗靶点。目前，谷氨酰胺酶靶向治疗联合放疗和替莫唑胺的临床策略正在 IDH 突变的弥漫性或间变星形细胞瘤的病人中进行临床试验。

（2）L－2－羟基戊二酸

由于 L－2－羟基戊二酸脱氢酶（L2HGDH）的缺失或缺氧和酸性等微环境条件，2－羟基戊二酸的左旋对映体（L－2－HG）在某些癌症中也会升高。在透明细胞肾细胞癌（ccRCC）中，L2HGDH 缺乏导致 L－2－羟基戊二酸积累，从而导致 5－羟甲基胞嘧啶（5hmC）缺乏，DNA 甲基化异常。由于酸性环境可促进乳酸脱氢酶和苹果酸脱氢酶的催化混杂性，在缺氧时，酸性环境可促进 L－2－羟基戊二酸的产生。缺氧诱导的 L－2－羟基戊二酸的积累，可抑制依赖于 α 酮戊二酸的酶活性，导致组蛋白甲基化和 HIF－1α 积累，从而增强缺氧反应。

（3）琥珀酸、延胡索酸

延胡索酸酶（FH）或琥珀酸脱氢酶（SDH）功能缺失的突变可导致延胡索酸或琥珀酸的积累。这一现象在副神经节瘤、嗜铬细胞瘤、平滑肌瘤病和肾细胞癌中均有报道。琥珀酸脱氢酶突变导致的琥珀酸积累，可抑制依赖于 α 酮戊二酸的缺氧诱导因子（HIF）脯氨酸羟化酶，从而稳定 HIF1 和 HIF2。SDH 缺失的细胞中，琥珀酸的积累也会抑制 TET 酶，导致 DNA 的高甲基化。值得注意的是，同时激活 HIF2，并抑制 TET 酶模拟了 SDH B 突变细胞中的转移表型。肾癌细胞中不活跃的 FH 促进延胡索酸的积累，降低 TET 酶活性，导致 DNA 甲基化增加。DNA 甲基化发生在可抑制转移的 *miR－200* 基因簇的基因调控区，从而导致 *miR－200* 表达降低，进而增加上皮间质转化（EMT）相关基因的表达。

（4）α 酮戊二酸

除了抑制性代谢产物的异常积累外，TET 酶共同底物 αKG 的产生本身也是癌细胞中 TET 酶的一个调控点。在 KrasG12D 驱动的胰腺癌小鼠模型中，p53 对肿瘤的抑制依赖于控制 α 酮戊二酸/琥珀酸盐比值。使用多四环素诱导 p53 表达的模型，Morris 等发现肿瘤形成后 p53 的再表达可导致细胞分化和肿瘤抑制。有趣的是，这与 α 酮戊二酸/琥珀酸比值的增加及 5hmC 水平的升高有关，且与 TET 酶活性的增加相一致。值得注意的是，调控催化 α 酮戊二酸的酶可重现 p53 的再激活效应。在体内，氧化戊二酸脱氢酶（OGDH）是将 α 酮戊二酸转化为琥珀酰辅酶 A 的酶，沉默该酶会增加 α 酮戊二酸/琥珀酸比值，提高 5mC 水平，并在体内抑制 p53 缺失肿瘤的生长。

　　α 酮戊二酸在细胞中也可以通过一些转氨酶反应产生或消耗，最近证据表明，BCAT1 等转氨酶也可以充分影响 α 酮戊二酸的产量，从而调节 TET 酶的活性。急性髓系白血病（AML）的蛋白质组学分析发现，白血病病人的干细胞中富集 BCAT1。*BCAT*1 基因敲低可增加 α 酮戊二酸水平，增加 TET 活性，并损害 AML 病人样本来源细胞的生长和集落形成。值得注意的是，*BCAT*1 高表达仅与 TET2 和 IDH 野生型肿瘤 AML 病人的生存率呈负相关，这与 *BCAT*1 过表达通过抑制 TET2 功能促进肿瘤发生一致。

　　α 酮戊二酸的可及性进一步受到肿瘤微环境的限制。肿瘤微环境中谷氨酰胺的低可及性限制了 α 酮戊二酸的水平和 2－氧戊二酸依赖性双加氧酶的活性，导致黑色素瘤肿瘤内部的高组蛋白甲基化，进而影响肿瘤的生物学功能。

2. DNA 甲基化与肿瘤代谢

　　DNA 甲基化可通过直接调控代谢相关基因的转录或通过引起癌症相关信号通路（如 AKT、AMPK 和 HIF）的失调间接调控代谢基因的表达。在乳腺癌、胃癌、肝癌和结直肠癌中，DNA 甲基化通过启动子甲基化介导果糖－1，6－双磷酸酶 1（FBP1）和果糖－1，6－双磷酸酶 2（FBP2）的沉默。FBP1 和 FBP2 是糖异生的限速酶，可拮抗糖酵解，其表达下调促进糖酵解流量，从而驱动了大分子的生物合成和 ATP 的产生。DNA 甲基化还通过表观遗传途径下调 *Derlin*－3（参与 GLUT1 蛋白酶体异常降解的关键基因），进而介导葡萄糖转运蛋白 1（GLUT1）的过度表达。相反，启动子低甲基化有助于多种癌症中丙酮酸激酶同工酶 2（PKM2）的上调。PKM2 是一种活性较低的同分异构体，驱动葡萄糖向大分子生物合成流动，是增殖细胞中的主要异构体。DNA 甲基化还驱动与肿瘤代谢相关的信号级联中的肿瘤抑制基因的转录沉默。PI3K/AKT/mTOR 和 HIF－1 信号是糖酵解和癌症相关代谢的中枢激活剂。抑制 PI3K/AKT/mTOR 和 HIF－1 信号的多种肿瘤抑制基因在表观遗传学上被启动子高甲基化抑制，包括 PTEN、LKB、VHL 和脯氨酰羟化酶（PHD1/2/3）。因此，不同的 DNA 甲基化显著促进人类癌症的糖酵解表型。

（二）DNA 甲基化与免疫逃逸

　　淋巴结中原发性 T 细胞反应的发生依赖于初始 T 细胞表面 T 细胞受体（TCR）和抗原提呈树突状细胞表面 MHC－肽类分子之间的相互作用。在成熟树突状细胞的共刺激下，TCR—MHC—肽的相互作用启动了 T 细胞分化和增殖。该过程不仅通过克隆扩增，增加了携带初始 TCR 序列的细胞数目，而且使淋巴细胞具有了效应功能。在这个过程中，T 细胞的表观遗传格局发生了整体性变化，包括 DNA 甲基化、组蛋白修饰和基因组可及性，表明表观遗传在 T 细胞活化中的基础性作用。细胞毒性 T 细胞的启动和活化伴随着整体 DNA 甲基化的重塑。差异甲基化区域包括初始 T 细胞中活性增强子的从头甲基化和效应 T 细胞相关基因启动子的去甲基化，如 Gzmk 和 Gzmb。与此一致，DNMT3A，一种负责从头 DNA 甲基化的甲基化酶，控制早期效应 CD8 + T 细胞的命运。DNMT3A 的缺失造成了对效应 T 细胞中本应沉默的基因的无效抑制，从而导致效应 T 细胞减少。

免疫细胞的"耗竭"状态是肿瘤免疫耐受和免疫逃逸的重要组成部分。在肿瘤相关 T 细胞耗竭过程中，靶向肿瘤的 CD8 + T 细胞获得了一种独特的分化状态，在这种状态下，它们无法发挥效应 T 细胞的功能，导致溶解肿瘤细胞的功能障碍。这一分化状态的特征是染色质构象和 DNA 甲基化改变所引起的基因表达的复杂变化。据推测，DNMT3A 介导的从头甲基化在此过程中发挥了重要作用。在临床前研究中，用 DNMT 抑制剂预防 T 细胞的耗竭状态，可提高利用 PD - 1 抗体进行免疫治疗的疗效。

已知 DNMT 和 HDAC 的抑制剂可促进癌细胞的固有免疫相关信号传导，这也可能增强适应性免疫细胞群对这些细胞的识别。肿瘤抗原，又称为癌症/睾丸抗原（CTA），主要由在胚胎或生殖细胞中表达的蛋白质组成。DNA 甲基化、组蛋白去乙酰化等转录抑制机制调控了这些肿瘤抗原的表达，从而使这些基因有望成为表观遗传疗法的作用靶点。除了上调癌症抗原之外，表观遗传疗法还可通过恢复 MHC Ⅰ类分子的抗原处理和提呈机制，增强免疫系统对肿瘤的识别能力。

在小鼠模型中，表观遗传疗法可以逆转 T 细胞向耗竭状态转化的过程中染色质构象和 DNA 甲基化的变化。更重要的是，促炎细胞因子是效应 T 细胞进入肿瘤微环境并对肿瘤细胞进行免疫攻击所必需。最新研究表明，表观遗传学与肿瘤细胞中细胞因子的产生密切相关。抑制 DNA 甲基化酶（DNMT）从而导致"病毒模拟"就是一个这样的例子。内源性逆转录病毒（ERV）占人类基因组的 8%，但主要处于沉默状态。DNA 甲基化是维持内源性逆转录病毒基因组沉默的一个主要机制。ERV 启动子中的 DNA 去甲基化可恢复内源性逆转录病毒的表达。ERV 转录本自身大部分是无功能的。然而，这些转录本可激活模式识别受体 MDA5，后者通常通过识别病毒双链（ds）RNA 来感知病毒感染。MDA5 诱导信号级联，导致 Ⅰ 型干扰素的分泌，最终导致免疫细胞诱导的杀伤。因此，DNMT 抑制剂（DNMTi）治疗使癌细胞进入"病毒模拟"状态。在这种状态下，它们表现为病毒感染细胞，导致干扰素途径的激活。这些变化可以提高免疫检查点抑制剂的有效性。

与双链 RNA 传感器 MDA5 类似，环化 GMP-AMP 合酶（cGAS）可以检测胞浆中异常双链 DNA 的存在，而后者是感染或 DNA 损伤的信号。cGAS 可以激活 STING 蛋白，诱导先天性免疫反应，特别是诱导细胞因子的表达和分泌。因此，STING 激动剂有望成为下一代免疫治疗剂。然而，STING 信号途径的强烈激活不仅需要 STING 蛋白的活化，也需要足量的 STING 蛋白以介导信号级联。在许多肿瘤中，STING 信号通路受到了干扰或表观遗传沉默，使癌细胞能够逃避免疫监视。在乳腺癌中，组蛋白 H3K4 脱甲基酶 KDM5B（JARID1B）和 KDM5C（JARID1C）可与 STING 启动子结合，阻断胞质 DNA 诱导的干扰素应答。使用 KDM5 抑制剂（KDM5i），可通过细胞胞质 DNA 依赖的方式诱导 STING 表达并触发强烈的干扰素反应。这些发现表明 KDM5 抑制剂起到了 STING 诱导剂的作用，因此可作为一种潜在的新型癌症免疫治疗药物，特别是对低表达 STING 的肿瘤。

表观遗传酶也可通过 MDA5 或 STING 非依赖的机制调节干扰素、细胞因子和趋化因子的表达。例如，DNMT 和 KMT6A（EZH2）都可直接抑制 Th1 型趋化因子的表达，如 T 细胞募集和浸润的关键分子 CXCL9 和 CXCL10。而具有 KMT6A（EZH2）相反功能的甲基化酶 KDM6B（JMJD3），也可抑制趋化因子的表达。另一种甲基化酶 KMT3A（SETD2）可催化干扰素应答的关键转录因子 STAT1 的甲基化，因而是干扰素途径所必需的。

表观遗传学和肿瘤抗原呈递：表观遗传学导致肿瘤细胞抗原呈递机制失调，使肿瘤细胞对 T 细胞视而不见。为了向 CD8 T 细胞提呈自身和肿瘤特异性肽，肿瘤细胞中的蛋白质需要被蛋白酶体消化才能产生短肽。抗原处理相关转运体 1 和 2（TAP1 和 TAP2）随后形成一个异二聚体，将这些肽从细胞质转运到内质网中。在内质网中，抗原肽在分子伴侣蛋白的帮助下被加载到新生的 MHC I 分子上。加载了抗原的 MHC I 类分子，由两条多肽链人类白细胞抗原（HLA）和 β2－微球蛋白（B2M）组成，被输送到细胞表面显示。

DNA 甲基化酶可抑制肿瘤细胞 MHC I 的表达，而用 DNMT 抑制剂处理细胞后可恢复 MHC I 的表达。在某些情况下，表观遗传机制可沉默参与抗原呈递机制的其他基因，如 *B2M*、*TAP－1* 和 *TAP－2*，从而导致 MHC I 类分子的丢失。用 DNMT 抑制剂处理肿瘤细胞，可增加抗原呈递所需基因的表达。

（三）DNA 甲基化与增殖信号

增殖信号的维持被认为是肿瘤细胞最重要的特性之一。在正常胚胎发育和成年后，有几个分子和信号通路确保了细胞分裂的协调调节。癌细胞通过多种机制阻断这些信号，包括分泌以自分泌方式发挥作用的自身生长因子。这些生长因子反过来又与通常具有调节细胞周期进程的酪氨酸激酶活性的受体结合。癌细胞的增殖也可能受到来自间质细胞信号的刺激，而这些信号又可能受到肿瘤细胞自身的影响。或者，癌细胞可能上调接收有丝分裂信号的受体，或者可能获得受体突变，从而导致其配体非依赖性激活。

在几种癌症中，原癌基因通常是低甲基化的。众所周知，表皮生长因子（EGF）和 *c-myc* 在肝癌中高度甲基化。此外，抑制细胞增殖或细胞周期进程的负反馈信号也可能受损。例如，PTEN 通过降解其产物 PIP 来对抗致癌的 PI3K 信号。PTEN 启动子在某些癌症中被甲基化，导致其转录关闭和 PTEN 表达缺失，遗传和表观遗传机制相互关联。例如，在胶质瘤和其他肿瘤中，异柠檬酸脱氢酶（IDH）突变是常见的始发事件。这导致形成 2－羟基戊二酸肿瘤代谢物，阻碍参与 DNA 去甲基化的羟化酶，导致 DNA 甲基化。DNA 结合蛋白 CTCF 参与了使染色质环免受增强子过度刺激的过程，因此在 IDH 突变体中其功能降低。所以，在胶质瘤中，编码血小板源性生长因子受体 A 的癌基因 *PDGFRA* 是由于 *CTCF* 基因绝缘性丧失而导致胶质瘤细胞过度增殖。由于 DNA 甲基化的稳定性,绝缘体功能的丧失通过细胞增殖得以保存。

(四) DNA 甲基化与生长抑制

除了维持肿瘤形成过程中的增殖信号外,癌细胞还需要躲避负性生长调节剂。细胞分裂和细胞周期进程最显著的阻碍因素是 Rb 蛋白、p53 途径和细胞周期蛋白依赖性激酶抑制剂(CDKI)。Rb 蛋白对外部和内部信号做出反应,决定细胞是继续分裂还是停止细胞周期进程。另一方面,p53 蛋白主要是对内部信号做出反应,如果大量的应激或 DNA 损伤可以修复,它会阻止细胞周期的进程。如果损伤过度且不可修复,那么 p53 将激活细胞死亡信号通路,主要是凋亡信号通路。

在癌症中,抑癌基因的启动子区域通常高度甲基化。Rb 启动子由 CTCF 调节,CTCF 反过来控制启动子的稳定性。CTCF 与启动子序列的结合依赖于甲基化,在人类癌症中常见的高甲基化 DNA 可使 Rb 启动子沉默。*p53* 是癌症中最常见的突变和失活基因。*p53* 启动子甲基化在各种癌症中很常见,包括神经母细胞瘤和黑色素瘤。*p53* 基因的表达受激活子 p14ARF 和阻遏子 Mdm2 的调控。p14ARF 启动子区域通常在许多癌症中甲基化,导致 *p53* 水平降低。最后,CDKI 也是肿瘤抑制基因,通常在癌症中失活或减少。其中最突出的例子是 p16 的启动子甲基化。

(五) DNA 甲基化与无限复制(端粒酶)

无限复制是癌症的一个重要标志,其特征是癌细胞能够绕过衰老并获得无限增殖能力。端粒是末端染色体 DNA – 蛋白质复合物,主要由 (TTAGGG)^n 串联 DNA 重复序列组成,受由 6 个蛋白组分构成的端粒蛋白复合体的保护。端粒保护染色体末端不被 DNA 修复机制识别,从而防止染色体发生端到端融合。由于末端复制问题,每次细胞分裂后都会出现端粒序列的逐渐缩短,一旦端粒达到临界长度,就会导致正常体细胞衰老。在没有细胞周期检查点的情况下,细胞将继续增殖而不进入衰老,直到进入一种染色体末端融合和有丝分裂的混乱状态。虽然大多数细胞在此阶段将不可逆转地发生凋亡,但一小部分细胞会自发出现,并通过积极维持端粒长度获得无限的复制潜力。这一过程被称为细胞永生化,是癌变和癌症进展的关键步骤。

人体中大多数体细胞不具有端粒维持机制。然而,某些类型的细胞,包括正常的干细胞、生殖细胞和活化的记忆性淋巴细胞,通过端粒酶的活性来维持端粒长度。过去几十年的研究表明,端粒酶全酶在正常体细胞中受到严格的调控,其中最重要的机制是抑制其限速成分——端粒酶逆转录酶(TERT)。为了克服这一对抗不受控制的增殖和恶性转化的内在防御机制,大多数癌细胞通过多种机制异常上调 TERT 表达,并最终维持端粒的长度。尽管多种肿瘤特异性基因改变,如 *TERT* 拷贝数增加、*TERT* 基因重排和反复发生的 TERT 启动子突变(TPM)已被证实，但大多数肿瘤表达 TERT 的机制尚不清楚。在过去的 10 年中，TERT 启动子的 DNA 甲基化被认为是癌症中端粒酶激活的表观遗传调控机制。

一项对人类多种癌症类型中的 TERT 启动子进行全面分析的研究显示，在核心 TERT 启动子远端有 52 个 CpG 岛组成的更大区域，该区域被称为 TERT 高甲基化肿瘤区域（THOR）。有趣的是，尽管表达 TERT 的癌症类型在 THOR 区域表现出癌症特异性的高甲基化，但在正常细胞和癌细胞中，含有 TPM 位点的核心启动子甲基化水平降低。这种双重甲基化模式后来在一项对甲状腺癌细胞系的独立研究中得到证实，表明包含核心 TERT 启动子或 THOR 的基因组位点是不同的 TERT 调节区域。

尽管启动子 DNA 高甲基化通常与基因沉默有关，但前列腺癌的全基因组研究发现，大量启动子相关 CpG 岛的 DNA 高甲基化显示出令人惊讶的转录激活的特性。这与 TERT 启动子（THOR）高甲基化与癌症中 TERT 表达上调相关的观察结果一致。荧光素酶报告基因实验表明，当未甲基化时，THOR 可作为 TERT 转录的负调节因子，该区域的高甲基化可以抵消这种抑制作用。然而，DNA 甲基化上调 TERT 表达的确切机制尚不清楚。更重要的是，无论 TERT 启动子突变是否存在，并不改变 THOR 高甲基化的影响，表明这两种改变之间存在潜在的协同机制。随着 TERT 启动子甲基化图谱的绘制，学者们目前针对这一现象已经提出了一些机制解释。首先，在 THOR 序列中存在多个包括 WT1 和 MZF2 结合位点在内的转录抑制物结合位点，THOR 序列发生高度甲基化时，这些位点可能不再对转录抑制物开放，从而促进异常 TERT 上调。第二，DNA 甲基化加上染色质结构的改变可能促进 TERT 启动子远程增强子的募集。CTCF 是一种主要负责组织染色质结构的转录因子。先前的一项研究表明，CTCF 可以甲基化敏感的方式与 TERT 的近端外显子区（PER）结合。这一分子事件导致 CTCF 依赖的染色质环的形成，该染色质环使增强子区域靠近启动子并驱动转录。有趣的是，在 THOR 内有一个推测的 CTCF 结合位点。肿瘤特异性甲基化可能干扰 CTCF 与 THOR 序列的差异结合，从而使 CTCF 能够与低甲基化的近端外显子区结合并驱动 TERT 表达。

在 11 种 1 300 多份人类癌症样本中，TERT 启动子上的 THOR 高甲基化的患病率大约为 45%。这种甲基化特征表现出惊人的特异性，超过 90% 肿瘤的 THOR 甲基化水平高于正常样本的平均水平。有趣的是，与存在 TERT 启动子突变的癌症类型相比，在缺乏 TERT 启动子突变的癌症类型，如肺癌、乳腺癌、前列腺癌和结肠癌中，THOR 高甲基化更为普遍（>70%）。这一观察结果表明，THOR 高甲基化可能在激活 TERT 表达中起作用，特别是在缺乏 TERT 启动子突变的情况下。尽管如此，TERT 高甲基化肿瘤区域和 TERT 启动子突变的可能共同解释了 90% 的人类癌症激活端粒酶并维持端粒长度的机制。

在过去的 10 年中，多项临床研究已经将人类癌症中的 TERT 启动子 DNA 甲基化作为 TERT 表达、癌症进展和（或）病人生存率的潜在生物标志物进行研究。结果发现，在包括儿童胶质瘤、肝癌、白血病、胃癌、黑色素瘤、甲状腺癌、胰腺癌和前列腺癌在内的多种癌症中，THOR 高甲基化与 *TERT* 表达、癌症进展和病人生存率3个方面呈正相关。重要的是，THOR 高甲基化是胃癌、前列腺癌和甲状腺癌等 TERT 启动子突变率低的癌症中预后不良（以生存为终点）的独立生物标志物。然而，在 TERT 启动子突变较为常见的癌症中，如膀胱癌和黑色素瘤，TERT 启动子突变和 THOR 高甲基化的联合运用显示出比单独使用 TERT 启动子突变更强的预测能力。同时，在其他肿瘤如垂体腺瘤、脑膜瘤、食管癌、髓母细胞瘤和小肠神经内分泌肿瘤中，THOR 高甲基化不能作为癌症进展或病人生存的生物标志物。这些发现提示，尽管其组织和癌症类型的特异性有待进一步研究，但 THOR 高甲基化有望成为多种癌症类型恶性进展和预后的标志物。

（六）DNA 甲基化与细胞凋亡

1. 细胞凋亡与肿瘤的发生发展

细胞凋亡是机体在某些因素诱导下发生的一种细胞程序性死亡。细胞增殖与细胞凋亡间的平衡，对维持机体的正常发育及稳态具有重要作用。细胞凋亡对于肿瘤的发生发展具有负向调控作用，通过细胞凋亡可以清除有些病变的细胞并遏制肿瘤细胞的增殖生长。因此，细胞凋亡是机体抑制癌症形成的一种重要的生物屏障。研究发现，癌细胞具有逃避细胞进入凋亡途径的能力。细胞凋亡的分子途径主要包括外部死亡受体途径及内部线粒体和内质网途径。这些途径都集中于半胱天冬蛋白酶（Caspase）的激活，从而启动随后的级联反应，最终引发细胞凋亡。

细胞凋亡主要包含3个途径。①外部的死亡配体受体凋亡途径，一般由各种外界因素如放射线照射、药物、毒素、病毒感染等启动，然后通过不同的信号传递系统传递凋亡信号，引起细胞凋亡。死亡受体（DR）为一类跨膜蛋白，属于肿瘤坏死因子受体（TNFR）基因超家族，共同拥有富含半胱氨酸（Cys）的胞外结构域和由同源氨基酸残基构成的胞内死亡结构域（DD）。它们能与相应的死亡配体结合，通过一系列信号转导过程，将接收的胞外死亡信号向细胞内传递，激活细胞内的凋亡机制，诱导细胞凋亡。最常见的死亡受体包括 TNFR-1、Fas 和 DR3，其相应的配体分别为 TNF、FasL 和 Apo-3L。这些受体与配体结合形成死亡诱导信号复合体，激活 Caspase-8，进而启动下游 Caspase 级联反应，细胞发生凋亡。②线粒体是细胞凋亡的调控中心。细胞的内部线粒体凋亡途径除受到外部死亡配体激活外，当细胞受到内部凋亡因素刺激时，如 DNA 损伤、生长因子缺乏、细胞缺氧等，也可激活线粒体介导的凋亡途径。在该途径中，含 BH3 结构域的 Bcl-2 家族成员（Bid、Bad、Bim、Harikari、Noxa 等）与另外的结合在线粒体外膜面或存在于胞浆的 Bcl-2 家族成员（Bax 亚家族成员 Bax、Bak 等）形成低聚复合物，插入到线粒体外膜孔隙，改变线粒体外膜的通透性，并使跨膜电位丢失，促使细胞色素 c 释放到细胞质与细胞凋亡激活因子1（APAF-1）结合形成凋亡复合体，活化 Caspase-9 前体，进而激活 Caspase-3 和 Caspase-7，引发 Caspase 级联反应，最终诱发细胞凋亡。③还有一种研究广泛的细胞凋亡途经由内质网失常引起，内质网 Ca^{2+} 平衡的破坏或者内质网蛋白的过量积累是关键步骤，它们会诱导位于内质网的特异蛋白酶 Caspase – 12，从而引发细胞凋亡。因此，细胞凋亡受到一系列复杂基因群的严格调控，其凋亡过程涉及众多基因。可将与细胞凋亡相关的基因大致分为两类，促凋亡基因和抗凋亡基因。当促凋亡基因受到抑制或抗凋亡基因被激活时，细胞将不能进入凋亡过程而长期存活，加之癌基因激活或抑癌基因活性被抑制，最终会导致细胞癌变，形成肿瘤。

2. DNA 甲基化与细胞凋亡在肿瘤发生发展中的作用

癌症的主要特征之一是逃避细胞凋亡。在肿瘤发展过程中，许多促凋亡基因会表现出异常甲基化。近年来研究表明，DNA 甲基化可以通过某些方式使细胞凋亡通路失活，从而驱动潜在的肿瘤发生。其中，在恶性肿瘤中已经报道了一些促凋亡基因的甲基化沉默。促凋亡基因甲基化的第一个例子是死亡相关蛋白激酶（DAPK），它发生在 B 细胞恶性肿瘤和许多其他类型的癌症中。DAPK 被证实参与了 γ 干扰素、肿瘤坏死因子 – α 和 fas 诱导的细胞凋亡。阻断细胞中 DAPK 的转录可以防止 γ 干扰素诱导的细胞凋亡，但不能防止 γ 干扰素对细胞周期的抑制作用。在膀胱癌和肾癌细胞系、不朽 b 细胞系和原发 B 细胞淋巴瘤样本中，已证实高甲基化会造成 DAPK 表达缺失。研究也指出 DAPK 的甲基化是滤泡性淋巴瘤中一种常见的早期表观遗传现象，允许这些细胞逃避非抗原刺激的扩大 B 细胞群的正常凋亡。IL – 6 是一种由多种正常和癌症细胞类型产生的多功能细胞因子，可显著促进炎症性疾病和癌症的发生。IL – 6 信号驱动其启动子区域的 CpG 岛甲基化，使关键的抑癌基因 p53 失活，从而使癌细胞绕过细胞周期进展检查点，并逃避 DNA 损伤导致的凋亡信号。SHP1 在 B 细胞中作为生长抑制剂，下调免疫球蛋白结合的细胞内效应，SHP1 活性降低的 B 淋巴细胞更容易增殖和逃避凋亡。SHP1 启动子区域的甲基化在各种淋巴瘤中都很常见。

此外，促凋亡基因 Fas，主要是通过 Fas-Fas 配体系统介导肿瘤细胞凋亡。在结直肠癌组织中存在 Fas 基因表达消失，这可能是由于其启动子的高甲基化。另一篇研究检测了 46 例结直肠癌组织未发现 Fas 基因启动子区的高甲基化。这表明在结直肠癌发生过程中，高甲基化并不是 Fas 基因表达缺失的主要原因。HRK 也是一个促凋亡基因，在前列腺癌研究中，发现启动子内 CpG 岛的异常甲基化在很大程度上导致了 HRK 基因的沉默，并且 HRK 高甲基化和凋亡相关基因的等位基因丢失都可能导致前列腺癌中凋亡调控的异常。逃避细胞凋亡是癌症的一个特征，减少细胞凋亡的 DNA 甲基化事件可能是潜在的肿瘤驱动事件。事实上，在恶性肿瘤中已经报道了某些促凋亡基因的甲基化沉默。促凋亡基因甲基化的第一个例子是死亡相关蛋白激酶（DAPK），它发生在 B 细胞恶性肿瘤和许多其他类型的癌症中。同样，在神经母细胞瘤和其他肿瘤中也发现了 caspase 8 基因（CASP8）的甲基化。

CASP8 编码半胱氨酸蛋白酶，以死亡受体依赖和独立的方式调控。另一个具有凋亡诱导功能的蛋白是 TP73，它是众所周知的肿瘤抑制因子 TP53 的类似物。TP73 启动子的甲基化在神经母细胞瘤、黑色素瘤和其他几种癌症中都有发现。

表观遗传修饰（如 DNA 甲基化和组蛋白修饰）可以诱导抑癌基因沉默，使癌细胞逃避凋亡，促进肿瘤进展。DNA 甲基化这种"表观遗传"基因沉默被认为是癌细胞灭活癌症相关基因的一种常见方式。*UHRF*1 是一个在各种人类癌细胞中过表达的致癌基因，是通过诱导抑癌基因 *TSG* 表观遗传沉默而参与凋亡抑制的主要参与者之一。研究指出，几乎所有受 *UHRF*1 调控的 TGS 启动子都呈高甲基化，*UHRF*1 利用它的几个功能域，在 DNA 甲基化和组蛋白翻译后修饰变化之间充当了一个强有力的协调子，导致 *TSG* 的表观遗传沉默，从而允许癌细胞逃避凋亡。也有研究者提出，阻止 *UHRF*1 发挥其在甲基化模式（DNA ＋组蛋白）复制中的作用是诱导细胞凋亡的原因。CpG 岛被甲基化后及在与组蛋白去乙酰化相关的变化发生后，相关基因变得沉默。一个例子是 *p14ARF* 基因启动子的异常甲基化，其可导致基因的下调和 *p53* 的降解，使自杀行为失效。*DAPK* 基因的启动子也受到甲基化沉默的影响。例如，人类癌细胞胞嘧啶核苷酸的甲基化可以在 *p53* 上游（p14ARF 或 DAPK）或下游（Apaf－1）抑制凋亡途径。而且，甲基化不仅有助于基因沉默，当它发生在 *p53* 等基因的编码区域时，还可大幅增加有害单核苷酸突变的发生。甲基化在正常情况下是控制基因表达的关键，但在某些情况下，甲基化也能使保护我们远离癌症的途径失活。DNA 甲基化可以通过多种方式抑制细胞凋亡途径，DNA 甲基化破坏 *p53* 介导的凋亡途径。*p53* 水平的升高可导致一系列凋亡相关事件的启动，最终导致细胞凋亡。*p53* 被一个涉及 DAPK、p14ARF 和 MDM2 的通路控制。这一途径在大多数癌症中以某种方式被关闭，通常是通过 *p53* 失活。然而，恶性黑色素瘤通常有完整的 *p53* 基因，不表达级联的下游成员之一 Apaf－1，因此在化疗等应激反应中逃避凋亡。*Apaf－*1、*DAPK* 和 *p14ARF* 基因可能因异常甲基化而失活。在肾癌中，也发现通过 DNA 启动子高甲基化抑制 Apaf－1 可以规避细胞凋亡。HACE1 是介导 TNFR1 激活的蛋白，促进细胞凋亡或坏死的激活。坏死是另一种形式的程序性细胞死亡，在不需要活化半胱天冬酶的情况下引发膜破裂和炎症。在肝癌中发现 HACE1 甲基化，然而详细的分子机制还需进一步的探讨。在其他癌症中，DNA 甲基化与 *p53* 基因编码区域的突变有关。综上，DNA 甲基化可以通过多种方式使凋亡途径失活。

在乳腺癌研究中，发现通过靶向多个甲基化控制过程，TMCG/DIPY 参与了 RASSF1A 介导的乳腺癌细胞凋亡（图 2－1）。具体地说，通过 TMCG/DIPY 抑制 DNMT 可能导致 RASSF1A 启动子区域染色质重塑进入转录许可状态，这可能允许转录激活的 E2F1（和其他转录因子）的结合并合成 RASSF1A 转录本。肿瘤抑制基因启动子的去甲基化促进转录因子的结合，而 E2F1 的去甲基化将有利于其稳定性和选择性结合促凋亡基因的启动子。这两个过程都会导致多种促凋亡转录本和蛋

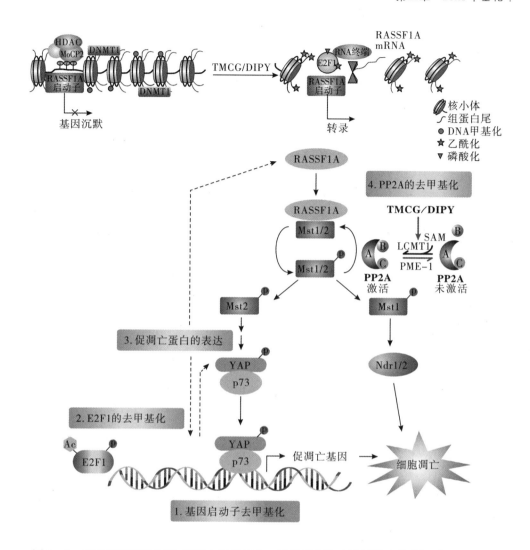

图 2-1　基于同时靶向 DNA 和蛋白质甲基化，乳腺癌细胞中激活肿瘤抑制因子 RASSF1A
并诱导 RASSF1A 依赖的凋亡（引自 Montenegro MF, et al. Oncogene, 2015.）

白的表达。最后，PP2A 的去甲基化可促进 MST 激酶-RASSF1A 介导的细胞凋亡。
也就是说，同时调节 DNA 和 E2F1 甲基化，TMCG/DIPY 组合作为表观遗传治疗，
可重新激活 RASSF1A 表达并诱导乳腺癌细胞凋亡。RASSF1A 也是成神经细胞瘤中
常常发生甲基化的一员，其由于 RASSF1A 与多个信号分子相互作用，影响多种信
号通路。虽然这种复杂的信号网络使 RASSF1A 的精确功能和生物学相关性变得复
杂，但它已被发现与细胞增殖和凋亡调控有关。由于 RASSF1A 具有 RAS 关联域的
特征，RASSF1A 常与相膜结合的 GTPaseRAS 相互作用。这种相互作用可能是通过
RASSF1A 与 RASSF5 的异源二聚化产生，RASSF5 直接与激活的 RAS 结合。
RASSF1A 还与 RAS 激酶抑制子支架蛋白连接器增强子（CNK1）和促凋亡的哺乳

动物不育样激酶（MST）相互作用，通过这些也有助于激活的 RAS 启动的促凋亡信号。MST 激酶通过与 adaptor 蛋白 WW45 连接，参与促凋亡肿瘤抑制激酶级联，该蛋白也被 RASSF1A 招募。所有这些相互作用都是 RASSF1A 作为凋亡复合物的明显例子。此外，RASSF1A 还与外部凋亡途径紧密相连。在死亡受体刺激下，RASSF1A 结合凋亡调节因子 - 1（MOAP - 1），使 MOAP - 1 与 BAX 结合，随后 BAX 激活导致线粒体外膜的通透性增加和凋亡。

在黑色素瘤细胞中，Apaf - 1 的甲基化可被 DNMT 抑制剂逆转，从而导致 Apaf - 1 转录增加，并增加阿霉素诱导细胞凋亡。Apaf - 1 在细胞色素 c 存在的情况下结合并促进 procaspase - 9 激活，成熟 caspase - 9 的释放激活凋亡所需的 caspase 级联反应。钙黏蛋白是一种重要的细胞黏附分子，通过钙依赖的亲和作用介导细胞间的黏附。钙黏蛋白 - 11（CDH11）是钙黏蛋白家族的成员，其基因位于染色体 16q22.1。在某些肿瘤中，CDH11 常因启动子甲基化而失活。研究揭示，CDH11 通过 Wnt/β - 钙黏蛋白和 AKT/Rho A 信号通路抑制细胞侵袭和增殖，诱导肿瘤细胞凋亡，最终达到抗癌作用。

大量癌症相关研究已经证实与细胞凋亡相关的抑癌基因通过启动子区的甲基化丧失其功能，使细胞停留于增值期不走向凋亡，从而导致肿瘤形成。*Bcl - 2* 基因是一种凋亡抑制基因，抵抗多种形式的细胞死亡，延长细胞寿命，使细胞数目累积增多，从而促进肿瘤形成。在结直肠癌中，*Bcl - 2* 的第 2 号外显子的 CpG 位点存在从头甲基化。DNA 甲基化代表了一种与基因抑制相关的分子机制，因此学者认为，癌症的从头修饰可能通过沉默与肿瘤抑制有关的基因促进肿瘤表型的形成。已有实验表明，超过 90% 的癌症中发生从头甲基化的基因在正常组织中被转录抑制。这种修饰还可能使抑制基因上调，通过 DNA 修复或凋亡等过程来对抗肿瘤表型。此外，有些肿瘤抑制基因启动子的甲基化通过间接途径参与凋亡途径。最近研究发现，DHHC 家族成员 *ZDHHC*1 是一个新的肿瘤抑制基因，其表达在多种癌症中（结肠癌、肝癌、鼻咽癌、胃癌、乳腺癌和肺癌）因启动子区甲基化而沉默。有意思的是，*ZDHHC*1 表达下调能够通过改变细胞代谢和诱导氧化/内质网应激导的细胞凋亡和焦亡来抑制肿瘤生长。在肾透明细胞癌中，发现 DNMT3B 能够使肿瘤抑制基因 *UQCRH* 甲基化，从而导致表达下降。*UQCRH* 对肾癌进展过程中诱导细胞凋亡和抑制肿瘤的作用至关重要。另有研究发现，适度的整体 DNA 低甲基化（约 10% 的整体 DNA 甲基化减少）足以显著抑制肠道肿瘤的发生，增强子 DNA 低甲基化和 Wnt 通路激活驱动的 caspase - 3 表达增强可能导致细胞凋亡增加和肠道肿瘤的发生抑制。

3. 靶向 DNA 甲基化调控癌细胞凋亡的药物开发

DNA 甲基化过程的可逆性为肿瘤治疗提供了潜在的治疗靶点。研究发现，DNA 甲基化与癌症化疗敏感性密切相关。促凋亡基因的甲基化可能导致耐药。例如，促凋亡基因凋亡酶激活因子–1（APAF1）的甲基化与肿瘤细胞对化疗的敏感性有关。*Apaf*–1 仅是凋亡和抗凋亡基因网络中的一个，其表达可影响化疗敏感性，这个网络其他成员的甲基化和 caspase 级联反应有可能影响细胞凋亡和化疗敏感性。例如，编码 caspase–8 的基因在肿瘤中经常被甲基化，而去甲基化药物可以诱导基因重新表达，增加细胞凋亡和化学致敏作用。此外，文献也报道了另一个促凋亡基因 *CASP*8（死亡受体参与的凋亡发生途径中的关键因子）的启动子区在许多肿瘤细胞中都被甲基化，使用 DNA 甲基化酶抑制剂处理后，可逆转 *CASP*8 的高甲基化，提高肿瘤化疗的敏感性。

此外，文献报道细胞因子信号转导抑制因子 SOCS–1 通过与 Janus 激酶（JAK）的直接相互作用，使细胞因子信号通路"关闭"。在肝细胞癌（HCC）的细胞系中，SOCS–1 的 CpG 岛异常甲基化与其转录沉默相关，在 26 例原发性肝癌标本中，异常甲基化的发生率达 65%。此外，SOCS–1 表达恢复抑制了 SOCS–1 甲基化沉默和 JAK2 激活的细胞的生长速率和非锚定生长，这种生长抑制是由细胞凋亡引起的。AG490（一种特异性的化学 JAK2 抑制剂）还能够抑制 SOCS–1 沉默的 HCC 细胞的生长，逆转 SOCS–1 失活细胞中 STAT3 的磷酸化。SOCS–1 甲基化沉默高发性和 AG490 的生长抑制活性表明该通路可作为治疗药物研发的策略，包括在基因治疗中使用 SOCS–1 和通过小分子（如 AG490）抑制 JAK2。表皮生长因子受体（EGFR）在细胞增殖、侵袭、转移和凋亡中发挥作用，31 个乳腺癌细胞系中有 7 个被缺氧诱导。在低氧条件下，EGFR 缺氧反应元件 CpG 甲基化阻止了诱导。在正常乳腺组织和一些乳腺癌细胞系中，EGFR 的缺氧反应元件被甲基化，这可通过 DNA 甲基化酶抑制剂的治疗逆转。缺氧以甲基化特异性的方式使乳腺癌细胞对 EGFR 抑制剂敏感，提示低氧肿瘤病人可能受益于已经用于临床的 EGFR 抑制剂。然而，目前众多研究仍处于基础探索阶段，药物开发及其在临床治疗效果的评估需要进一步深入研究。在未来，以全基因组的方式研究表观遗传修饰，并将这些数据与其他数据源，如 mRNA 和 miRNA 表达序列和蛋白质组数据整合，利用高端生物信息学工具和系统生物学方法，整合这种多维、跨物种的综合信息，将为深入探究癌症基因表观调控网络提供新的策略。

（七）DNA 甲基化与肿瘤侵袭和转移

1. 肿瘤侵袭与恶性转移

肿瘤组织周围的微血管生成与恶性肿瘤的侵袭和转移密切相关，微血管性质和密度直接影响肿瘤细胞的侵袭和转移潜能。肿瘤转移是一个极其复杂的过程，涉及一系列紧密联系的步骤。恶性肿瘤细胞在体内近端侵袭和远端转移是区别良性肿瘤细胞重要的生物学特征之一，同时也是导致肿瘤复发和影响预后的关键因素。除成熟的血细胞外，大多数人体正常细胞都通过细胞粘连分子黏附于细胞外基质。来源于上皮细胞的肿瘤，细胞间结构和细胞间黏附是维持原发肿瘤一致性的关键因素。这些结构的异常及粘连分子的基因突变或失调，可导致原发肿瘤的解离，增加癌细胞扩散及转移到继发部位的可能性。在细胞粘连调节分子中，E－钙黏蛋白是目前研究最深入的黏附分子之一。它的改变会影响细胞－细胞黏附和细胞基质黏附的过程，进而影响肿瘤细胞的转移潜能。研究发现其在上皮细胞中广泛表达，但在大多数上皮细胞癌中活性丧失。并且，E－钙黏蛋白表达与肿瘤细胞侵袭、移动呈负相关。E－钙黏蛋白活性丧失的方式主要表现在有基因水平上突变及蛋白水平上活性区域被降解。此外，E－钙黏蛋白也被认为是上皮－间充质转化过程的关键调节因子。上皮－间充质转化的主要特征为E－钙黏蛋白表达下调和细胞与细胞外基质间黏附力的下降，其在正常发育过程中广泛存在，但也与一种更具侵袭性、移动性的癌细胞表型的建立有关，从而促进原发肿瘤的脱离和扩散。

恶性肿瘤细胞能够穿破细胞外基质屏障从原发部位经血管或体腔向外侵袭扩散到身体其他部位。因此，肿瘤的持续生长和侵袭转移依赖于微血管生成和血液充足供应。血管形成对肿瘤增殖必不可少，为肿瘤发展提供了充分的氧气、营养物质，同时可以清除肿瘤代谢产物。值得注意的是，肿瘤侵袭是肿瘤转移的前提和基础，但具有侵袭性的肿瘤不一定都会发生转移。研究发现，皮肤基底细胞癌和一些中枢神经系统原发性恶性肿瘤，局部侵袭性明显，但转移却极为罕见。不同的肿瘤细胞其转移潜能不同，同一种肿瘤细胞中，不同细胞亚群的转移潜力也不尽相同。

2. DNA 甲基化与肿瘤侵袭和转移在肿瘤发展中的作用

在癌症进展过程中，致癌或肿瘤抑制转录因子、细胞命运调节因子等共同影响癌症转移级联反应，包括局部侵袭、扩散和肿瘤最终定植到远处的器官。此外，肿瘤细胞的表观遗传改变，包括 DNA 甲基化，以及组蛋白去乙酰化酶（HDAC）、组蛋白乙酰转移酶（HAT）和其他染色质修饰酶的激活或抑制，可进一步调控转录网络，最终影响癌症转移。近年来，表观遗传学调控与肿瘤转移的研究已成为癌症生物学研究的热点之一。其中，最受关注的是 DNA 甲基化模式，包括整体基因组的低甲基化和启动子的高甲基化，尤其启动子区域 CpG 岛的高甲基化导致的抑癌基因转录沉默。研究发现，DNA 甲基化与肿瘤转移存在密切联系。癌细胞的每次分裂都会获得遗传和表观遗传上的改变（图 2－2），在肿瘤发生过程中会发生驱动基因突变和表观驱动基因改变。在肿瘤发生过程中的后期，对特定表观遗传变化的选择可以为癌细胞的成功转移提供选择性优势。含有这些特定的 epi-driver 特征的癌细胞会继续增殖，并在远处的器官中发展成新的转移。在肿瘤发生过程中，表观遗传变化的数量可能远远高于遗传变化的数量。为了驱动持续生长并最终转移，癌细胞将需要维持这些遗传和表观遗传变化，以遗传方式在整个肿瘤进展中赋予选择优势。就此而言，DNA 甲基化为研究癌细胞中表观遗传性状的进化和选择提供了一种优良的表观遗传机制，因为甲基化是在复制过程中以半保守方式忠实遗传的唯一表观遗传标记。由于甲基化模式通过 DNA 复制遗传，它们可以提供一个可遗传的表观遗传"时钟"，用于跟踪癌症进化中的变化。因此，一个重要的问题是甲基化谱是否可以在转移过程中进化选择，而不同个体的转移相关性较差。一项研究表明，来自同一病人多个转移瘤之间 DNA 甲基化模式与遗传改变相似。研究人员进一步发现，一个转移的黑色素瘤细胞系的 DNA 甲基化谱与来自同一病人切除的配对原发肿瘤的细胞系的甲基化谱相似，但与其他转移瘤细胞系不同，这表明原发肿瘤的甲基化特征在转移时基本保持不变。

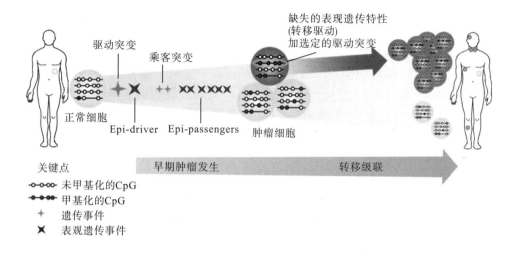

图 2-2 肿瘤发生中的早期和晚期表观遗传变化和表观遗传驱动性状的选择
（引自 Chatterjee A，et al. Semin Cancer Biol，2018.）

研究发现循环肿瘤细胞（CTC）形成集群的能力也与转移潜能的增加有关。通过对乳腺癌病人和小鼠模型中单个 CTC 和 CTC 集群在全基因组范围内的 DNA 甲基化图谱进行分析发现，与细胞干性和增殖相关转录因子的结合位点在循环肿瘤细胞集群簇中是特异性的低甲基化，包括 OCT4、NANOG、SOX2 和 SIN3A 的结合位点。此外，循环肿瘤细胞（CTC）形成簇的能力与转移潜能的增加有关。从全基因组规模的乳腺癌病人和小鼠模型中单个 CTC 和 CTC 簇的 DNA 甲基化图谱发现，在CTC 簇中，干性和增殖相关转录因子的结合位点特异性低甲基化，也包括 OCT4、NANOG、SOX2 和 SIN3A 的结合位点，与胚胎干细胞生物学相似。在 2 486 种 FDA批准的化合物中，钠钾 ATP 酶抑制剂能够使 CTC 簇分解成单细胞，导致关键位点DNA 甲基化重构和转移抑制 OCT4、NANOG、SOX2 和 SIN3A 主要在胚胎干细胞（ESC）中活跃，同时调节自我更新和增殖，人类 ESC 中细胞 - 细胞连接的破坏（例如，通过靶向 E - 钙黏蛋白）导致 OCT4、NANOG 和 SOX2 随着细胞干性的丧失而下调。因此，癌细胞中细胞粘连分子表达升高保留促进转移起始的细胞干性特征。在乳腺癌中，相比于原发癌组织，乳腺癌病人淋巴结转移癌组织中 CCND2、Twist、RASSF1A、HIN.1 有显著增高的高甲基化趋势。钙黏蛋白基因家族的 *CDH*1编码 E - 钙黏蛋白，其对调节肿瘤侵袭转移发挥关键作用。*CDH*1 的转录受 *CDH*1基因启动子甲基化调控。肿瘤细胞经过短暂的高甲基化导致 *CDH*1 转录沉默更具侵袭性，但最终 E－钙黏蛋白在转移瘤中由于 *CDH*1 基因启动子的去甲基化而重新表达，突出了肿瘤细胞中高度的表观遗传可塑性该基因启动子区 CpG 岛甲基化会导致 E－钙黏蛋白失活。研究报道，在肺癌组织中，*CDH*1 启动子甲基化率约为 40.9%，显著高于正常组织和癌旁组织。

不同基因甲基化模式的修饰可能对 CRC 转移能力有重要影响，大量基因的异常甲基化在结肠息肉向结直肠癌的发生和进展中也起关键作用，例如 CDKN2A、TIMP3、SFRP1/2 的高甲基化。约 80%~90% 的结直肠癌（CRC）是由腺瘤性息肉（PA）和结直肠癌横向扩散型肿瘤（LST）发展而来。LST 病人 RASSF1A 的甲基化程度高于 PA，但低于 CRC，提示 RASSF1A 在临床上对早期 CRC 诊断和有效干预具有重要意义。RASSF1A 高甲基化水平也表明炎症性肠病病人黏膜从正常发展到肿瘤。同样，RASSF1A 启动子在癌症 I 期和 III 期的甲基化程度高于腺瘤和其他期，提示 RASSF1A 的失调可能导致结直肠癌的恶性转化。此外，RASSF1A 启动子的甲基化水平与 CRC 病人的转移、分化和生存状态有关。EPHB6 启动子高甲基化抑制基因表达，增加了非小细胞肺癌远端转移的风险。研究也指出 RASSF1A 以及另一种肿瘤抑制基因 *HIC*1 的 DNA 甲基化和沉默，将间充质干细胞转化为癌症干细胞，这意味着 RASSF1A 甲基化是肿瘤转化中致癌基因沉默模式精细层次网络的一部分。据报道，*FBLN－*3 基因在非小细胞肺癌组织中甲基化率也明显高于正常组织（43.1% *vs.* 9.2%），该基因的高甲基化与蛋白表达下调，肺癌的分化、分期和淋巴结转移相关。对转移性前列腺癌样本的研究表明，甲基化的模式与原发性病变相似，与健康组织的甲基化模式有很大不同。有趣的是，甲基化指数在转移性样本中大大增加。通过对正常、原发肿瘤和结肠淋巴结转移的全基因组 DNA 甲基化谱进行分析，发现结直肠癌中 FIGN、HTRA3、BDNF、HCN4 和 STAC2 的 CGI 高甲基化与病人肿瘤进展到转移相关，这些基因可能是未来研究结直肠癌进展的生物标志物。此外，癌症生长和转移的关键基因在癌症中呈低甲基化。例如，与周围正常肝组织相比，肝癌组织中去甲基化和高甲基化的基因数量相等。低甲基化基因聚集在广泛的基因组区域，表明肝癌有高水平的去甲基化组织。许多研究报道了各种表观遗传修饰和改变，如微小 RNA（miRNA）、组蛋白修饰和 DNA 甲基化通过对癌基因和抑癌基因的表观遗传调控参与肝癌的增殖和转移。在肝癌中，DNMT1、DNMT3a 和 DNMT3b 等 DNMT 的 mRNA 水平显著高于非肿瘤性肝组织。上皮—间质转化（EMT）在肝细胞进展和转移中是一个关键事件，表观遗传调控的多个方面，包括 DNA 甲基化、组蛋白修饰和非编码 RNA，共同参与 EMT 调控。E－钙黏蛋白表达与 *CDH*1 基因启动子的高甲基化呈现负相关，这在许多癌症中已得到证实。此外，*CDH*1 甲基化的增加与总生存率低有关，而总生存率低与肝细胞癌血管浸润和复发有关。值得注意的是，异常胞嘧啶甲基化本身被报道为肝癌进展一个可能的分子标志物，而使用 DNMT 抑制剂地西他滨治疗可抑制 HCC 细胞的侵袭。EMT 是最显著的变化之一，上皮细胞获得间充质特征。这些细胞分化较差，可与原发肿瘤分离，通过基质环境迁移并到达血流。这一过程的可逆性允许转化细胞经历间质向上皮细胞的转变，然后在远处继续增殖。Carmona 等证实，MDCK和 MDA-MB – 468 中常见的 DNA 甲基化转换与 TGF-β 处理后的 EMT 表型获得有关，支持表观遗传修饰在这一过程中的重要性。TGF-β 激活多条通路，促进转录因子（TF）表达，这些转录因子直接调控细胞重编程，包括 FOXOC1、TWIST 和SNAIL。这些转录因子的激活与波形蛋白、纤连蛋白和N – 钙黏蛋白的表达呈正相关，且都是众所周知的间质标记物。另一方面，在肝癌、肺癌、胃癌和泌尿系统上皮癌中，已经报道 SOX1、KLF4、HIC1 和 DACH1 等转录因子通过启动子高甲基化表现出异常表观遗传沉默。卵巢癌细胞中 TGF-β 诱导的 EMT 中 DNA 甲基组的整体变化表明，EMT 标志分子（如 CDH1 和 COL1A1）启动子甲基化和表达降低与TGF-β 诱导的 DNMT 的表达和活性相一致。因此，DNMT 抑制剂治疗可以防止TGF-β 诱导的 EMT。

转移抑制因子 RECK 编码一种膜糖蛋白 RECK，是具有 kazal motif 的富半胱氨酸逆转诱导蛋白，负调控细胞外基质降解金属蛋白酶。在 RECK 抑制其侵袭性的肺癌细胞中，RECK 通过 dnmt3b 介导的启动子甲基化而沉默，并与非小细胞肺癌（NSCLC）、胰腺导管腺癌（PDAC）、骨肉瘤、食管癌和乳腺癌的淋巴结转移呈负相关。辅助激活因子相关的精氨酸甲基化酶 1（CARM1），也称为 PRMT4，是一种Ⅰ型蛋白精氨酸甲基化酶（PRMT），它在精氨酸残基上不对称地使蛋白质底物二甲基化。BAF155 甲基化促进乳腺癌细胞体外和体内迁移和转移。在鼻咽癌中，研究者发现 RASSF1A 启动子甲基化与临床分期、淋巴结状态、远处转移、T 分型相关。此外，晚期鼻咽癌病人比早期鼻咽癌病人高，淋巴结阳性病人比淋巴结阴性病人高，有远处转移病人比无远处转移病人高，T3 ~ 4 分型高于 T1 ~ 2 分型。zeste同源物增强子 2 EZH2 是一种关键的组蛋白甲基化酶和 EMT 诱导剂，在多种癌症中过度表达，包括乳腺癌。研究发现 EZH2 在 R342（meR342 – EZH2）位点被PRMT1 不对称二甲基化。meR342 – EZH2 可抑制 cdk1 介导的 EZH2 在 T345 和T487 位点的磷酸化，从而减弱 E3 连接酶 TRAF6 介导的 EZH2 泛素化。并且，meR342 – EZH2 导致 EZH2 靶基因表达减少，但乳腺癌细胞 EMT、侵袭和转移增加。这也充分说明，细胞内的不同表观修饰是相互联系、共同调控肿瘤的发生发展。因此，对于表观遗传学的全面认识和理解至关重要，有助于全方位解析肿瘤发病的分子机理。

黑色素瘤是具有很大转移潜力的肿瘤之一，通过分析原发癌细胞和转移细胞之间 DNA 甲基化水平，研究发现了一个低甲基化事件，重新激活了 Rab GTPase 激活蛋白 TBC1D16（TBC1D16 – 47KD）是转移级联特征。这种 TBC1D16 的短亚型在体内和体外都能加剧黑色素瘤的生长和转移。并且，鉴定出 RAB5C 是 TBC1D16 的一个靶点，能够调节黑素瘤细胞中的 EGFR。TBC1D16 – 47KD 的表观遗传学再活化与黑色素瘤临床预后差相关，同时赋予其对 BRAF 和 MEK 抑制剂更高的敏感性。

这些发现提示，DNA甲基化表观遗传变化在肿瘤转移中发挥重大作用。一项研究观察到在早期B细胞因子3（EBF3）基因的启动子高度甲基化和相关的转录激活。在配对的原发和转移性黑色素瘤细胞系之间鉴定了一个58 bp差异甲基化片段（DMF）。该DMF包含9个CpG位点，位于*EBF*3基因启动子内，相对于TSS位于−993 bp。与匹配的原代细胞系相比，3个转移细胞系中的每一个都在DMF中显示出显著的高甲基化。有趣的是，这种高甲基化与高达620倍的EBF3相对表达相关。此外，用地西他滨处理这些细胞系导致EBF3的相对表达降低。这些发现表明，在黑色素瘤转移的背景下，EBF3启动子甲基化的增加与基因表达增加有关。这些在黑色素瘤中观察到的EBF3甲基化模式已经在包括结肠和前列腺肿瘤在内的其他癌症类型中得到验证。另一篇文章分析了癌症基因组图谱（TCGA）数据库，提供了原发性和转移性黑色素瘤病人队列的大规模甲基化分析。研究者鉴定了5个启动子甲基化与相应基因表达之间具有统计学显著正相关关系的基因（*GATA*4、*HOXD*12、*ESR*1、*TWIST*1和*MGMT*）。同时还证实了*HOXD*12、*GATA*4和*MGMT*的转录本启动子甲基化高表达，进一步证明了高甲基化诱导的转录激活可能在转移性肿瘤进展中发挥重要作用。

技术层面上，单细胞表观遗传学的研究比蛋白质研究进展得更快。在单细胞水平上阐明表观遗传异质性有助于更深入地理解甲基化模式是如何在克隆水平上跨细胞群体和跨个体维持的。近年来，单细胞分辨率下多组学分析为解析了人类癌症在发生和转移过程中DNA甲基化异常提供了新视角。三组学单细胞分析也成为可能。最近，有学者建立了scTrio-seq，可以同时对单细胞基因组拷贝数变异、DNA甲基化和转录组基因表达进行序列分析。与单细胞还原亚硫酸氢盐测序（scRRBS）、bulk cell RNA-seq、bulk cell RRBS和bulk cell亚硫酸氢盐全基因组测序（WGBS）相比，scTrio-seq证明了其有效测量DNA甲基组、转录组和基因组拷贝数的能力。通过scTrio-seq对25个肝癌细胞进行三重组学信息的整合，确定了2个具有不同恶性肿瘤和转移潜力的异质性亚群。北京大学汤富酬教授等人开发的单细胞多组学测序技术scTrio-seq揭示了结直肠癌表观遗传异质性。通过全基因组甲基化数据分析，发现癌细胞基因组DNA甲基化谱与遗传谱系呈高度一致性。虽然甲基化水平在同一遗传亚系保持一致（包括转移肿瘤），但不同谱系间甲基化水平不同，并且与相邻正常细胞的甲基化水平也不同。表明原发肿瘤和转移瘤DNA甲基化水平的差异主要由遗传亚系组成的差异导致，而不是转移过程中的甲基化或去甲基化导致。此外，一些新的甲基化也在解析，在甲基化如何影响肿瘤转移显示较好前景。例如，导航定位测序（GPS）能够精确地检测全基因组DNA甲基化，胞嘧啶覆盖率高达96%，无偏覆盖富GC和重复区域。GPS与全基因组亚硫酸氢盐测序（WGBS）系统比较发现，基因和启动子之间的甲基化差异是一个有效的基因表达预测指标，其相关系数为0.67（GPS）与0.33（WGBS）。与WGBS相比，GPS在同时检测全基因组DNA甲基化和基因组变异方面具有更高的准确性和效率。

研究还发现，异常的 DNA 甲基化导致组织特异性增强子转换，这在肝癌发展过程中改变细胞身份的原因。因此，异常的 DNA 甲基化与改变细胞身份和免疫监视网络有关，这可能有助于肿瘤的发生和转移。这些新兴的分子技术与计算分析工具相结合，将推进生物基础领域的研究，如癌症研究、发育生物学、生物技术、病理学等。随着越来越多单细胞数据的公开，在个性化水平上鉴定亚克隆特异性生物标志物的机会将会增加。对单细胞数据库的全面注释和分析将是理解正常细胞和癌症细胞间差异如何影响人体细胞身份和功能，阐明肿瘤发生和转移的表观遗传驱动因素，开发新的表观遗传生物标志物以及识别未来治疗干预的潜在靶点的理论基础。

3. 靶向肿瘤转移的甲基化药物开发

建立表观遗传学调控与乳腺癌转移和化疗耐药性之间的联系是一个潜在的化疗策略。例如，在乳腺癌研究中，FDA 批准的一些表观抑制剂已经广泛用于克服药物抗性扭转表观遗传修饰（DNA 甲基化 5 – azacytidine），这可能有助于抑制乳腺癌 EMT 过程。研究发现，启动子低甲基化和 miR – 145 – 5p 下调介导的 HDAC11 过表达可促进肝细胞癌细胞对索拉非尼耐药并出现转移。对低甲基化基因的功能生物计算分析表明，它们参与了细胞生长、侵袭和转移过程。并且，用去甲基化药物治疗非转移性乳腺癌细胞会增加其侵袭，用逆转去甲基化的药物治疗侵袭性乳腺癌和肝癌细胞系会抑制侵袭性和转移性。现有研究表明，特定基因甲基化/去甲基化与细胞癌症发生密切相关，癌症转移过程中特定基因发生异常甲基化或去甲基化。因此，将基因甲基化检测应用到肿瘤预防中，对于癌症的早发现、早诊断、早治疗具有重要意义。

大多数基于 DNA 甲基化的抗癌治疗是指去甲基化和肿瘤抑制基因的激活，有数据表明，去甲基化在癌症转移中发挥关键作用。尽管强效去甲基化药物可以通过激活肿瘤抑制因子来抑制肿瘤生长，但它们可能同时释放促转移前基因，如经 DAC 治疗后在非转移性乳腺癌细胞系 MCF7 中诱导尿激酶型纤溶酶原激活剂（uPA；丝氨酸蛋白酶家族成员，可分解细胞外基质的各种成分，促进多种恶性肿瘤的生长、侵袭和转移）。早期非转移性、非侵袭性癌症可能对去甲基化药物的促转移作用高度敏感。DNA 甲基化表观遗传学对肿瘤转移和药物反应的预测也有重大贡献。CDH13 是钙黏蛋白家族中一个表达受甲基化调控的成员之一，在小细胞肺癌的转移中起关键作用。在其他肺癌亚型中，CDH13 的甲基化与顺铂耐药相关。在鼻咽癌转移研究中，发现 RAB37 是一种特殊的高甲基化基因，RAB37 启动子的高甲基化常常使其表现出表达下调，与鼻咽癌的转移和多西他赛化疗耐药相关特征显著相关。基于 RAB37 甲基化和 N 分期的预后模型，能够有效地预测鼻咽癌病人远处转移风险的增加和对含多西他赛诱导化疗的良好反应。结直肠癌细胞中奥沙利铂耐药依赖于 BRCA1 相互作用的 SRBC 基因甲基化关联失活，提示 SRBC 甲基化可能是结直肠癌奥沙利铂耐药的预测标志物，这为今后的临床研究及应用提供了依据。

（八） DNA 甲基化与血管生成

1. 肿瘤持续的血管生成

无论是正常细胞还是癌细胞都需要氧气和营养物质。这些物质在体内的运输主要依靠人体的血液循环系统来完成。人体组织中布满了毛细血管，以保障所有细胞能够获取充足的营养。血管生成是指一种新的毛细血管从原有的毛细血管或毛细血管后静脉系统中生长发展而形成新的血管的生物学过程。血管生成是一个复杂的过程，并在一个相对动态的稳态下进行，受到促血管生成和抗血管生成调节因子的严格控制。其主要包括 4 个不同的连续步骤：①基底膜糖蛋白和血管周围细胞外基质的其他成分被蛋白水解酶降解；② 内皮细胞活化和迁移；③内皮细胞增殖；④内皮细胞转变为管状结构，形成毛细管，并发育成新型基底膜。早在1971 年，Folkman 就提出了新生血管的生成是实体肿瘤在超过 1 ~ 2 mm 大小时生长和发展所必需的假说。当肿瘤的半径小于 2 mm 时，其主要靠细胞周围的营养物质及氧气维持生长，随着瘤体的生长增大，对于营养的需求不断加大，此时，肿瘤自身或宿主的组织将建立新的血管网络以满足养分供给。在过去的几十年里，大量研究数据证实了 Folkman 的假说。并且，随着对肿瘤血管生成的研究，人们已发现了不同类型的调节因子，其中包括促血管生成调节因子，如血管内皮生长因子 （VEGF）、碱性成纤维细胞生长因子、转化生长因子 – α 和 – β（TGF-α 和 TGF-β）、表皮生长因子、血小板源性生长因子、胎盘源性生长因子和血管生成素 1 和 2 等。VEGF 是一种同型二聚糖蛋白，它是形成新血管的关键调节因子。在许多类型的肿瘤中发现，且受癌基因表达、多种生长因子和缺氧等因素调控而上调，而有些抗血管生成的调节因子，譬如血小板反应素 1（TSP – 1）或干扰素 β（IFN-β）的表达显著下降，这种促进和抑制血管生成的信号分子的平衡状态一旦被打破就会导致 "血管生成开关" 启动，新的血管在肿瘤内部和周围形成。

2. DNA 甲基化与血管生成在肿瘤发生发展中的作用

肿瘤细胞在持续增殖过程中会使肿瘤局部出现缺氧缺血，这也会直接刺激血管生成。此外，多项研究表明，DNA 甲基化对癌细胞的转移至关重要，而转移是癌症相关死亡的主要原因。血管生成，即新血管的招募，是转移过程的重要组成部分，因为血管是肿瘤细胞离开原发肿瘤部位进入循环的主要途径。对于许多肿瘤，血管密度是发生转移的一个预后指标，高血管化的原发肿瘤比低血管化肿瘤发生转移的概率更高。在血管生成过程中，某些基因调控区 CpG 岛的高甲基化、整体低甲基化和选择性去甲基化参与转录调控。在内皮细胞中，eNOS 启动子的甲基化与其转录活性呈负相关，eNOS 的表达对表观遗传修饰机制敏感。MBD2 蛋白的去除增强了 VEGFR – 2 和内皮一氧化氮的作用，从而进一步促进血管的生成。高水平的 HIF – 2α mRNA 与乳腺癌中 MBD3 蛋白的异位表达和血管生成的增加有关。在结直肠癌中，HOPX-β 的甲基化导致 HOPX mRNA 和蛋白水平的下降，从而导致血管生成和肿瘤发生。TIMP3 和 CDH1 的表达被 DNA 的高甲基化抑制，降低了它们在卵巢癌中的抗血管生成活性。血管生成基因的 DNA 低甲基化促进血管生成。胶质母细胞瘤中，GDNF 通过纤维调蛋白启动子去甲基化促进血管生成。启动子高甲基化是一个高度协调的事件，它不仅影响一个基因，还可能影响多个基因。Tessema 等评估了原发性肺腺癌中多个基因的甲基化状态，并确定了 25 个靶基因，包括 3 个与血管生成有关的基因：基质金属肽酶（MMP）、ICAM5 和 TSLC1。另一项研究发现，在 60% 肺肿瘤样本（$n=55$）的人肺癌细胞株 A549、H226、H358 和 H520，RECK 是一种重要的 MMP 抑制剂，具有抗血管生成的特性，该基因的下调与淋巴结转移有关。SEMA3B 也是一种肿瘤抑制因子，参与调节多种细胞活动过程，包括细胞增殖、凋亡、迁移和血管生成。SEMA3B 通过与 VEGF 结合因子NRP1/2 相互作用抑制血管生成。此外，研究者在鳞状细胞癌和腺癌中观察到SEMA3B 的 CpG 岛甲基化。研究表明，在肺癌，特别是在非小细胞肺癌（NSCLC）中，有些与血管发生有关的基因通过启动子的高甲基化而沉默。例如，C-X-C motif趋化因子（CXC）受体在非小细胞肺癌中的研究主要在基质细胞中进行，它会增加肿瘤炎症和生长。Saintigny 等人在 52 个人 NSCLC 细胞株和 442 个人肺腺癌（ADC）中检测了 CXC 受体 CXCR2 及其配体（CXCR2 axis），并在 70 个人 NSCLC细胞株中评估了 CXCR2axis 启动子的甲基化。他们发现，CXCL5 低表达水平在NSCLC 和 ADC 中很常见。此外，CXCR2 的表达与吸烟和诊断不良相关，并能促进癌细胞的侵袭和转移。CXCR2 axis 簇的基因表达谱主要由 CXC 配体 CXCL5 表达驱动，受启动子甲基化调控。

　　TSP - 1 是一种内源性血管生成抑制剂，它的 DNA 甲基化异常会影响其基因表达改变。TSP - 1 基因是一种具有肿瘤抑制特性的血管生成抑制剂，在多形性胶质母细胞瘤、胃癌、阴茎鳞状细胞癌和神经母细胞瘤中均发现了 TSP - 1 基因的高甲基化。此外，研究者们在胶质母细胞瘤和胰腺癌中还发现了其基因启动子高甲基化使 TSP - 1 失活，显著增强了这些肿瘤的恶性和转移潜能，主要通过支持血管侵袭过程。通过对 TSP - 1 启动子甲基化模式的检测，以及对黑色素瘤和非恶性痣中异常甲基化的 TSP - 1 的比较，发现在黑色素瘤病人的肿瘤样本中，启动子甲基化的频率明显增高。内皮细胞组蛋白甲基化酶 Zeste 同源蛋白 2 增强子（EZH2）的过度表达依赖于旁泌性 VEGF 的刺激，通过组蛋白 H3K27 在血管抑制素 1（vash1）启动子上的三甲基化促进血管生成。肿瘤相关内皮细胞中EZH2 的转录沉默允许血管抑制素 1 的重新表达，抑制肿瘤血管生成。黑色素瘤细胞的侵袭性与血管生成因子（如 VEGFC、ANGPT2 和 SIX1）的高表达密切相关，甲基化谱数据分析发现，在黑色素瘤细胞中 VEGFC、ANGPT2 和 SIX1 的异常表达与其启动子区的低甲基化有关。此外，研究还发现，这 3 个基因 VEGFC低甲基化是缩短总生存期的独立预后因素。缺氧诱导因子 - 1α（HIF - 1α）介导缺氧反应并调节参与血管生成的基因表达。在长期缺氧条件下，HIF-1α甲基化的功能结果主要是调节 HIF-1α 在细胞核中的稳定性，不依赖于其脯氨酸羟化。并且，通过调节 HIF-1α 的稳定性，携带甲基化缺陷 *Hif1α* 等位基因的小鼠表现出视网膜血管生成和肿瘤血管形成。这些结果证明了 HIF-1α 甲基化在调节蛋白稳定性方面的作用，从而调节包括视网膜和肿瘤血管生成。泛素样含植物同源结构域和环指结构域 1（UHRF1）是一个表观调控复合物的关键组分，能够与 DNMT1 协同作用将 DNA 甲基化模式传递给子代 DNA。值得注意的是，研究发现 UHRF1/DNMT1 参与调控 VEGF 表达，抑制其表达能够上调 VEGF 负调节因子 p16INK4A 的水平同时下调 VEGF 水平。因此，学者推测 UHRF1/DNMT1 可能通过下调 p16INK4A 来提高 VEGF 的表达，最终导致肿瘤血管再生（*UHRF1* 基因在甲基化调控与血管新生中的作用）。研究人员强调在乳腺肿瘤微环境中，肌上皮细胞分泌的 IL-6 影响 DNMT1 的稳定性，通过启动子甲基化依赖机制诱导内皮细胞中 VEGFR2 的表达，最终导致血管生成紊乱。

3. 靶向肿瘤血管生成的甲基化药物

表观遗传修饰在肿瘤发展中呈现出可逆性和动态性。因此，相比于肿瘤基因突变，基于表观修饰在有效控制肿瘤血管生成的治疗策略有更可观的前景。新生血管的持续生成在肿瘤发生及转移中扮演重要角色。通过抑制肿瘤血管生成来治疗肿瘤早在 50 多年前被 Judah Folkman 提出。抗血管生成药物的开发旨在控制氧气和营养物质的传输以抑制肿瘤生长。近些年，通过对表观遗传修饰机制的探索，已对 DNA 甲基化在肿瘤血管生成的作用有了充分认识，开启了血管生成和癌症研究的新途径。一些 DNA 甲基化抑制剂被用作肿瘤血管生成抑制剂。例如，研究人员使用甲基化抑制剂如 Zebularine、S-110 和 NPEOC-DAC 来阻滞肿瘤血管生成。Zebularine 是一种缺乏 4-氨基的胞苷，能够抑制 DNA 甲基化而使一些沉默的基因被激活。其主要作用机制是通过增强 DNMT 与 DNA 的结合来抑制甲基化，阻止复合物解离。Zebularine 的细胞毒性相对较低，因此可以通过长时间用药来保持去甲基化的状态。

通过药物手段的异常甲基化可逆性是通过表观遗传重编程治疗的一个有吸引力的目标。TSP-1 是一种已知的血管生成抑制剂。TSP-1 在多种恶性肿瘤中被甲基化，并能抑制黑色素瘤移植瘤中的血管生成。研究发现，甲基化酶抑制剂 5-Aza-脱氧胞苷（5-Aza-dC）在黑素瘤细胞中降低 DNA（胞嘧啶-5）甲基化酶 1（DNMT1）蛋白，逆转启动子高甲基化，恢复 TSP1 的表达，而对正常人类黑色素细胞 TSP1 蛋白水平无影响。5-Aza-dC 治疗小鼠体内的平均肿瘤体积比未治疗的对照组降低了 55%。甲基化沉默的 TSP-1 的药理逆转通过增强血管生成抑制和诱导抗肿瘤作用以减少小鼠黑色素瘤生长。此外，低甲基化也被发现与肿瘤进展和癌症转移相关。目前，已有多种通过 DNA 低甲基化药物靶向肿瘤血管生成（图 2-3）。

			VEGF（189b）	
核苷类似物	地西他滨 （DAC）	DNMT1	增加表达：EGFL7、JUNB、IGFBP3、miR126、TSP1、WIF	减少 EC 增殖；体内肿瘤血管发育减少
	鸟地西他滨 （SGI－110；DAC 的抗代谢物）	DNMT1	增加表达：CDKN2A、DLEC1、RUNX3	体内微血管密度降低
	Zebularine（Zed）	DNMT1	增加：ICAM1、TSP1、JUNB、IGFBP3	增加白细胞对 EC 的黏附
反义寡核苷酸	MG98	DNMT1	p16 的再表达	减少细胞增殖
低分子量分子	RG108	DNMT1	p16、SRFP1、TIMP－3 的再表达	减少细胞增殖
	普鲁卡因胺	DNMT1	抑制 NF-κB	减少细胞增殖，毛细血管网形成
	双硫仑	DNMT1	增加表达：RECK	降低 MMP2 和 MMP9 的活性
	肼屈嗪 （HYD）	DNMT1 DNMT3a DNMT3b	再表达：p16、RAR-β	降低 EC 的活性：管网形成，迁移和扩散；降低 VEGF 水平和体内微血管密度
天然化合物 （表观营养素）	姜黄素	DNMT1	减少表达：STAT3	减少 EC 增殖
	（－）-Epigallo-catechin-3-gallate（EGCG）	DNMT1	增加表达：RECK 抑制活性 增加表达：HIF-α、NF-κB、VEGF	降低 EC 形成毛细血管网的能力；降低体内微毛细血管的密度
	沙门菌素 A（PsA）	DNMT1 HDAC		抑制 EC 的侵袭和管网形成

图 2－3　DNA 低甲基化药物靶向肿瘤血管生成

［引自 Pirola L, et al. Cancers（Basel），2018，10（8）：268.］

（九）DNA 甲基化与基因组不稳定性

1. 基因组的不稳定性

DNA 甲基化不仅在细胞增殖、凋亡及迁徙中扮演重要角色，还参与了维持基因组稳定性、X 染色体失活等的细胞生物学过程。基因组不稳定性的基础是遗传信息从一个细胞不稳性地传递其子细胞。这是由于确保 DNA 复制、损伤修复或有丝分裂染色体分布准确性的特定细胞功能缺陷。通过基因组比较分析发现，与匹配的非癌组织的基因组相比，癌组织中表现出大量的基因改变，这些改变是多种多样的，包括单碱基突变、拷贝数变化、染色体重排和染色体数目异常。DNA甲基化在进化过程中发挥重要作用，可以改变DNA突变速率。DNA甲基化也可通过诱导基因突变使功能蛋白异常。通过基因突变来诱导肿瘤发生时，癌细胞常常会增加其对可诱导基因突变物质的敏感性，以此增加基因突变的速度。在该过程中，有些维持DNA保真性的机制故障，会显著提高癌症的发生率。例如，增加DNA复制保真度或消除诱变性DNA损伤的功能失活会增加DNA序列细微改变的概率。DNA复制后错配修复（MMR）异常导致突变率的增加，微卫星DNA的不稳定性，以及强烈的、可遗传的癌症易感性。同样，核苷酸切除修复（NER）缺陷可导致紫外线诱导的突变率增加和癌症风险增加。这些特定的遗传缺陷表明，增加某种特定形式的基因组不稳定性的速度可以促进肿瘤的发展。确保基因组的完整性，同时保持其灵活性，允许通过突变来进行适应性变化，这对一个物种的长期生存至关重要。甲基化模式的改变可导致细胞染色体不稳定，染色质组织发生异常变化。维持基因组稳定性的机制发生故障，会引起基因组出现不稳定性和遗传突变，可能造成抑癌或致癌基因突变的积累，最终导致癌症发生。基因组低甲基化最显著的特征之一是DNA稳定性和染色质欠凝集的变化。胚胎干细胞中*DNMT3b*的敲除可促进全基因组的不稳定。甲基化缺失等表观遗传学变化是如何导致基因组不稳定的，目前尚不清楚，但是比较其他模型系统是有价值的。例如，淋巴母细胞中高度重复的卫星序列的低甲基化显示染色体畸变，包括断裂和重排。整体低甲基化可能通过增强染色体对断裂易感性而影响癌症的进展，并最终导致机体正常基因构建和功能的中断。

2. DNA甲基化与基因组不稳定性与肿瘤的发生发展

DNA甲基化是一种化学修饰，通过控制基因表达和基因组稳定性来定义细胞类型和谱系。DNA甲基化控制机制的破坏会导致多种疾病，包括癌症。在基因组不稳定性中起关键作用的一个重要的表观遗传机制是DNA甲基化修饰，可影响基因表达、染色质结构、基因组稳定性和等位基因表达（如X染色体失活）。这种修饰与典型细胞功能的破坏和病理条件有关。尤其是，在癌细胞的基因组中发现了DNA甲基化的变化，包括全基因组重复DNA元件的低甲基化，CpG岛的基因特异性高甲基化，以及核糖体基因的低甲基化。DNA甲基化是普遍存在于真核生物体内的一种基因内源修饰作用，其产物5-甲基胞嘧啶（5mC）由于可自发脱氨生成胸腺嘧啶造成CpG变成TpG，并导致31.7%的相关突变而成为体内的突变热点（DNA甲基化作用对细胞癌变的影响）。基因内调节区域的甲基化过高和（或）过低可模仿DNA突变并促进肿瘤进展。在癌症组织中，癌细胞的异常增殖、基因组变化和新的遗传突变会以越来越快的速度持续产生，这会促使调控细胞分裂和肿瘤抑制的许多基因受损。研究发现，尽管在不同的癌症中基因突变的种类各不相同，但都会出现一些稳定和修复基因组DNA的功能缺失。因此，基因组不稳定性是癌细胞重要的特征之一。值得注意的是，一些确保基因组稳定性的机制和途径与表观遗传学有关。在大多数真核生物中，DNA 甲基化被认为是一种沉默标记。启动子区域高水平的胞嘧啶甲基化导致基因沉默，并以组蛋白修饰的形式招募额外的沉默染色质标记。通过沉默转座元件，胞嘧啶甲基化在确保真核基因组稳定性方面发挥重要作用。除了在沉默机制暂时终止的特定组织中外，大多数的转座元件表现出高水平的胞嘧啶甲基化，通常在转录上不活跃。在基因组的异染色质区域，通常是着丝粒和端粒，发现了许多转座元件，其特点是组蛋白 3 的 9 号赖氨酸（H3K9me2 和 me3）和异染色质蛋白（如异染色质蛋白 1/HP）的甲基化。异染色质中的染色质结构往往会抑制基因表达，导致该基因组区域的转录元件沉默。异常的表观修饰，如 DNA 甲基化和组蛋白能够改变功能蛋白的表达，进而影响基因组的完整性。组蛋白甲基化在基因的表达调控中发挥关键作用，其主要影响取决于组蛋白被修饰的氨基酸位点及甲基化水平。甲基化的程度包括在同一氨基酸位点增添 1 个甲基（一甲基化）、2 个甲基（二甲基化）及 3 个甲基（三甲基化）。按照功能差异，目前与基因表达激活相关的有组蛋白 H3 的第 4 号赖氨酸的一，三甲基化，第 79 号赖氨酸二甲基化及第 36 号赖氨酸的三甲基化。与基因表达沉默相关的有组蛋白 H3 的第 9 和 27 号赖氨酸的三甲基化。研究发现，在前列腺癌中，组蛋白 H3 第 4 号赖氨酸三甲基化水平降低。研究人员在乳腺癌中发现，组蛋白 H3 第 9 号赖氨酸的二甲基化的甲基化酶 G9a 表达升高能够促进 MYC 蛋白和下游基因的结合，调控下游基因的表达。在衰老过程和癌症中出现的整体性低甲基化，通过其对转座元件的调节导致基因不稳定和自发突变。

在真核生物中，DNA 甲基化除了参与重组、复制、X 染色体失活、转座子元件调控，它还控制染色质结构和转录。整体 DNA 低甲基化如何促进癌变？有学者提出了 3 种可能的机制：染色体不稳定性，转座子的重新激活，印迹的丢失。在有些肿瘤研究中，发现基因组全局的 DNA 低甲基化会导致染色体不稳定性。DNA 甲基化可能通过对核小体结构的内在影响来塑造染色质和基因表达状态。另一种可能是甲基化的缺失将伴随染色质结构的不紧凑，从而导致基因组不稳定性。例如，缺乏 DNA 甲基化酶 1（DNMT1）的小鼠，肿瘤负荷增加，这可能归因于杂合子的丢失和基因组稳定性的降低。早在 1999 年，学界就指出 CpG 岛 DNA 甲基化异常频繁发生（CpG 岛甲基化表型；CIMP）与胃癌的微卫星不稳定性有关，结肠癌也是如此。基因在其基因组中表现出广泛的低甲基化或高甲基化，反映了潜在的表观遗传不稳定性，可能促成了癌变。基因组不稳定性是许多癌症，特别是结直肠癌的一个标志，这将产生明显的肿瘤异质性。错配修复基因 MLH1 的表观遗传失活导致与结直肠癌、子宫内膜癌和其他癌症相关的微卫星不稳定表型，引发下游基因突变，造成全基因组不稳定。MLH1 启动子高甲基化使 MLH1 沉默可能是早期致癌事件，代表了结直肠癌病人 CpG 岛甲基化表型的表观遗传特征。并且有学者指出，MLH1 基因启动子区的单核苷酸变异导致等位基因表达降低，使其易于甲基化。这些证据表明，MLH1 启动子高甲基化与癌基因组的不稳定性存在重要关联。

据报道，细胞周期抑制基因 $p16INK4a$ 与散发性结肠癌的发生呈负相关，在大肠炎相关性结肠癌病人的肿瘤样本中常被甲基化。此外，$p14ARF$ 基因可以间接调控 p53 蛋白的表达，在溃疡性结肠炎相关的结直肠癌中，$p14ARF$ 的甲基化是一个相对常见的早期事件。

研究还发现，在 15%~20% 的结肠癌中，错配修复系统通过 $MLH1$ 的异常 CpG 岛甲基化或 $MLH1$、$MSH2$ 或 MMR 家族其他成员的点突变失活导致微卫星不稳定。在结肠癌中发现的两种主要的基因组不稳定性是微卫星不稳定性和染色体不稳定性。确定结肠肿瘤形成中基因组和表观基因组不稳定性的原因和作用，有可能为结直肠癌病人提供更有效的预防策略和治疗方法。然而，基因组和表观基因组不稳定性导致驱动结直肠癌形成的基因特异性改变的具体过程还需深入研究。为了探索 DNA 低甲基化与染色体不稳定性之间的联系，学界研究了 DNA 低甲基化对携带神经纤维瘤病 1（Nf1）和 p53 肿瘤抑制基因突变的易患肿瘤小鼠的影响。通过比较甲基化和低甲基化的原代胚胎成纤维细胞的杂合性丢失（LOH）率，低甲基化细胞 LOH 率显著增加，这与低甲基化通过增加 LOH 率促进 $Nf1^{+/-}$ $p53^{+/-}$（NPcis）小鼠肿瘤发展的假说一致。并且，影响整个染色体（包括 1.5 cM）的 LOH 事件的频率在染色体低甲基化细胞中显著更高，提示低甲基化细胞 LOH 率的增加是低甲基化对着丝中心区或着丝中心区稳定性特定影响的结果。人类基因组中，相对于其他核苷酸变异，C > T 的单核苷酸变异率非常高，尤其是在甲基化的 CpG 二核苷酸处。并且，人类肿瘤近 1/4 的 TP53 突变都是 C > A 的单核苷酸变异。1983 年，人类癌症基因组首次被发现低甲基化。随后，有些学者提出与癌症相关的 DNA 甲基化改变会影响基因的不稳定性。在家族性癌症易感综合征和散发性肿瘤中，特别是伴有微卫星不稳定的结直肠癌中，已经发现了 DNA 错配修复基因的突变。然而，大多数错配修复缺陷的散在结直肠肿瘤不包含任何 DNA 错配修复基因的突变，如 $MSH2$、$MLH1$、$MSH6$ 或 $PMS2$。相反，这些肿瘤通常表现为 $MLH1$ 基因启动子的高甲基化。通常，这种启动子甲基化不会发生或在同样携带错配修复基因突变的肿瘤中不太普遍。甲基化可导致 $MLH1$ 双等位基因失活和蛋白表达缺失。这种失活可以通过 DNA 甲基化抑制剂 5 - Aza - 脱氧胞苷的处理来逆转。

目前，人类基因组整体的低甲基化和由此产生的基因组不稳定性被认为是癌症的标志。一般认为，全局性的低甲基化发生在肿瘤发生的早期，这使细胞易于发生基因组不稳定和进一步的遗传变化。基因特异性去甲基化出现在后期，这就使肿瘤细胞能够适应其所在的局部环境，并促进其转移。早在 2003 年，为了检测 DNA 低甲基化是否会增加 $Dnmt1^{chip/-}$ 肿瘤的基因组不稳定性，使用从 $Dnmt1^{chip/-}$ 和 Mov - 1 和 Mov14 MMLV 转基因小鼠制备的胸腺肿瘤基因组 DNA 进行基于阵列的比较基因组杂交，结果发现染色体片段的获得在这些肿瘤之间有统计学上的显著差异。此外，研究人员分析了人类癌症中的印记基因的表观遗传不稳定性，发现有相当大比例的印迹基因受到表观遗传影响，而且这种表观遗传不稳定性在一些印迹基因中尤其明显，如 *PEG*3、*IGF*2、*DLK*1、*MEST* 和 *GNAS*。此外，在印迹基因中，有一个等位基因已经被 DNA 甲基化灭活，这是一种自然发生的"one hit"，因此，在其余活性等位基因上的 DNA 甲基化会对癌细胞中基因的功能产生即刻影响。这可解释从印迹基因集观察到的较高程度的表观遗传不稳定性。对同一胃癌高密度拷贝数据分析来解析 hypo-LRR 和基因组不稳定性之间的关联，发现大多数 hypo-LRR 与增加的基因组不稳定性显著相关。异常的 DNA 甲基化，即低甲基化和高甲基化，是也被认为是前列腺癌中最具特征的改变，并导致基因组不稳定和异常的基因表达。全局 DNA 去甲基化通过各种机制促进基因组的不稳定性。Eden 等表明，在 DNMT3a 和 DNMT3b 缺陷细胞中，可导致基因易位和融合的有丝分裂重组增加。另外，DNA 去甲基化允许逆转录转座子转录，如长间隔核元件（LINE）。在 DNA 去甲基化后，LINE－1 转录被激活，导致这些元件插入到基因组的其他位置。在肿瘤发生过程中，LINE－1 转录本可以引起基因破坏，也可以作为替代剪接位点，作为新的启动子或以反转录转位独立的方式作为聚腺苷酸化信号。Cruickshanks 等发现 LCT13，一个 300 kb 的 LINE－1，在癌症中上调，并作为反义基因参与 TFPI－2 的下调，显示由 LINE 元件引起的表观遗传失活。

在人类肝细胞癌（HCC）中，Nishida 等人评估了 DNA 低甲基化是否与染色体不稳定性有关，即是否受肝炎病毒感染的影响。作者发现，3 个不同的重复 DNA 序列低甲基化，12 个 CpG 位点［包括 11 个肿瘤抑制基因（TSG）启动子］高甲基化。与正常肝脏相比，肝癌组织中的低甲基化显著增加。此外，丙型肝炎病毒（HCV）的存在调节了癌变过程中低甲基化的进展。鉴于这些发现，研究者认为 DNA 低甲基化是 HCC 早期发展中染色体不稳定的一个原因，特别是在非肝硬化的肝脏中。在 NSCLC 中，肿瘤中的甲基化变化与基因组的不稳定性有密切关联，而拷贝数变异是基因组不稳定性一个重要的表现形式。研究发现，肿瘤突变负荷（TMB）与甲基化变异呈正相关。更有意思的是，通过对甲基化芯片数据分析拷贝数变异发现，Hi-TMB 组中拥有更多的 CNV 结构变异，而 lo-TMB 组则更加稳定。此外 Hi-TMB 组中 DNA 甲基化主要发生在基因组的启动子区。DNA 整体甲基化和基因特异性甲基化还表现在上游 rDNA 启动子区域 CpG 双核苷酸的低甲基化。核形态改变，包括核仁增大和（或）碎裂，是多种癌细胞的标志。rDNA 基因座的低甲基化可能是癌细胞中 rRNA 过表达和核仁功能增强的基础。越来越多的研究已经证实，表观遗传改变对不同功能基因组有关键影响。例如，肿瘤发生的标志性蛋白谷胱甘肽S－转移酶 P1（GSTP1）在前列腺癌、乳腺癌和大 B 细胞淋巴瘤中发生高甲基化。MLH1 蛋白参与 DNA 错配修复机制和微卫星重复稳定性，在结肠癌中经常高甲基化，在子宫内膜癌和卵巢癌中甲基化频率较低。在遗传性乳腺癌和卵巢癌中突变的乳腺癌易感基因 *BRCA*1 在散发的乳腺和卵巢肿瘤中包含少量异常的启动子甲基化。这种甲基化与 BRCA1 蛋白的丢失或减少有关。BRCA1 蛋白通过促进同源重组在 DNA 修复中发挥作用，对维持基因组完整性至关重要。数据表明，甲

基化诱导的 *BRCA*1 沉默可能导致受影响个体的同源 DNA 修复缺陷。

随着测序技术的飞速发展，多组学测序为解析在癌症进展和转移过程中所发生的分子变化提供了新见解。北京大学汤富酬教授团队将单细胞重亚硫酸盐测序用于全基因组甲基化分析，开发了新的 scTrio-seq2 测序方法，对 12 例结直肠癌病人的 1 800 多个单细胞进行多组学测序，进一步探讨了结直肠癌 DNA 异常甲基化和基因组不稳定性的染色体模式。发现染色体去甲基化程度不同，其中 6 条染色体（4、5、8、13、18 和 X）表现出较强的 DNA 去甲基化。肿瘤持续的增殖，抵抗细胞死亡、侵袭与转移，这些特征与基因组的不稳定性密切相关。同时，基因组的不稳定导致基因的多样性，进而会加速这些关键特征的获得。

（十）DNA 甲基化与炎症反应

1. 炎症与肿瘤的发生发展

早在 1800 年，Galenus 提出炎症和肿瘤的相关性，认为肿瘤可以从炎症和损伤的基础上产生。某些刺激物，连同其引起的组织损伤和随后的炎症反应，会增强细胞的增殖。现在已经清楚，细胞增殖本身不会导致癌症，但在富含炎性细胞、生长因子、活化基质和 DNA 损伤促进剂的环境中，持续的细胞增殖肯定会增强和（或）增加肿瘤的风险。Dvorak 发现无论是肿瘤组织和炎症组织都由间质细胞和血管生成细胞组成，两者之间唯一的差别在于肿瘤组织不能恢复正常，而炎症组织可以恢复，这揭示了炎症和肿瘤之间可能的联系。由各种病毒、细菌、寄生虫所导致的感染，伴随的炎症反应被认为是特定肿瘤发病的重要诱因。越来越多的证据表明，许多恶性肿瘤是由感染引起的，全世界 15% 以上的恶性肿瘤可归因于感染，全球每年的病例总数达 120 万例。宿主体内的持续感染引起慢性炎症。目前，很多研究探究了正常组织从炎症进展到肿瘤的过程，已经证实持续的炎症可使病变从自身免疫性的炎症进展为肿瘤。慢性炎症与恶性疾病最强的关联是在炎性肠病病人，例如患有慢性溃疡性结肠炎和克罗恩病的病人结肠癌的发生增多。丙型肝炎病人易患肝癌，膀胱癌和结肠癌的风险增加，慢性幽门螺杆菌感染是患胃癌的主要原因。应对组织损伤的反应，一个多因素的化学信号网络启动并维持旨在"愈合"受损组织的宿主反应，还涉及白细胞（中性粒细胞、单核细胞和嗜酸性粒细胞）从静脉系统到损伤部位的活化和定向迁移。尽管不同炎症导致相关性肿瘤的发病机理不同，但其之间在病理特征上的共同特点是持续的炎症反应：最初是由激活的巨噬细胞/淋巴细胞浸润，然后是被由纤维细胞和血管生成相关细胞组成的间质激活。肿瘤细胞产生各种细胞因子和趋化因子来吸引白细胞。肿瘤发展中的炎症成分可能包括各种白细胞群，例如中性粒细胞、树突状细胞、巨噬细胞、嗜酸性粒细胞、肥大细胞及淋巴细胞，这些细胞都能产生各种各样的细胞因子、细胞毒性介质，包括活性氧、丝氨酸和半胱氨酸蛋白酶、MMP 细胞和膜穿透剂，以及可溶性细胞杀伤介质，如 TNF-α、白细胞介素和干扰素（IFN）。在过去数十年中，大量研究证实炎症反应（主要由固有免疫细胞引起）和癌症发病机理之间的关系，炎症反应可为肿瘤微环境提供各种生物激活分子，包括生长因子（可维持癌细胞的增殖信号）、生存因子（可抑制细胞死亡）、促血管生成因子和细胞外基质修饰酶（可利于血管生长、癌细胞浸润和转移），以及其他诱导信号（可激活EMT和癌细胞的其他一些特征）。此外，炎性细胞还会分泌一些化学物质，其中ROS可以加快邻近癌细胞的基因突变，加速它们的恶化过程。此外，研究也发现炎症能够通过诱导血管生成以及基因组不稳定性来促进肿瘤发展。

2. DNA甲基化和炎症与肿瘤发病关系

炎症促进癌症进化的各阶段均受表观遗传和遗传改变所驱动。全球约25%的癌症是由慢性感染和炎症引起的，同时也与散发的癌症有关。例如，在原发性结肠癌中，已经检测到炎症信号的表达特征。同样的炎症触发因子（如IL-6）在癌细胞中被结构性激活以维持新的表型。这表明，最初来源于免疫细胞的炎症信号，在肿瘤开关中通过表观遗传炎症诱导的表观遗传开关被癌细胞所接受。有些研究表明，暴露于促炎细胞因子白细胞介素6（IL-6）转录诱导并稳定DNMT1蛋白，导致甲基化增强，包括肿瘤抑制基因的甲基化，如MASPIN。IL-6的转录可由多种炎症细胞因子触发，如TGF-β，IL-6介导的多个抑癌基因启动子的高甲基化导致抑癌基因表达的表观遗传沉默，提示其可能是口腔慢性炎症性肿瘤发生的重要机制。此外，IL-6效应信号和转录激活因子3（STAT3）Lys685的乙酰化促进了STAT3与DNMT1的相互作用，从而增强了肿瘤抑制基因的甲基化。在结肠炎相关癌症（CAC）的小鼠模型中，在结肠肿瘤发展之前，结肠上皮细胞中出现了FOSB、HOXA5和KRT7基因的异常DNA甲基化。长期以来，人们意识到伤口和慢性炎症与癌症发生有关，其作用可能是通过增加有丝分裂发生（这可能与增加的突变有关）或通过旁分泌效应（如来自炎症细胞）介导的。因此，在HPV-16转基因模型中，炎症细胞产生的基质金属蛋白酶MMP9与鳞状细胞癌的发生有关，多种炎症细胞因子已被证明影响上皮细胞中p53的转录调控和上皮细胞凋亡。这些过程可能是溃疡性结肠炎和遗传性胰腺炎等疾病癌症风险增加的基础，这些疾病有遗传成分。也有可能在伤口和炎症反应本身有基因的变异，影响了癌症的开始和进展。癌症是影响老年人群的一大危险因素，研究发现，表观遗传变异的积累可能会促进癌症的发展。随着年龄的增长，有些生理机制或生理状态可能会间接影响DNA甲基化的速率。研究还发现BMI和DNA甲基化的增加有密切联系，并且，调节年龄相关甲基化的单一主导因素是慢性炎症。在结肠、食道、胃和肝脏中，慢性炎症与正常组织中的甲基化显著增加相关。一项研究表明，慢性炎症比异常的DNA甲基化更容易诱发组蛋白修饰的改变，并且有些异常的组蛋白修饰可以作为异常的DNA甲基化的信号。值得注意的是，研究人员在一些炎症相关癌症的组织中也发现了频繁或高水平的DNA甲基化，这表明DNA甲基化在炎症相关癌症的发生中起着重要作用。此外，研究还指出，DNA去甲基化可促进肿瘤抑制基因的表达，重新建立肿瘤预防，并通过调控组蛋白修饰或ncRNA减少促炎细胞因子的表达，最终减少肿瘤微环境的炎症浸润。

　　幽门螺杆菌感染（H. pylori）和胃黏膜 DNA 甲基化之间的联系早在 2003 年已有讨论。Chan 等发现，在幽门螺杆菌感染个体的胃黏膜中，肿瘤抑制基因 *CDH*1 的启动子甲基化比未感染个体更常见。相反，Kang 等发现在感染和未感染幽门螺杆菌的病人胃黏膜中没有甲基化基因数量的差异。对"乘客基因"（passenger gene；指那些在致癌过程中没有因果作用的基因）的定量 DNA 甲基化分析证明，幽门螺杆菌感染与胃黏膜 DNA 甲基化水平的增加有关。DNA 甲基化已在幽门螺杆菌相关慢性胃炎、溃疡性结肠炎、乙型肝炎病毒和丙型肝炎病毒相关慢性肝炎等炎症消化组织中被观察到，这表明 DNA 甲基化可能是炎症相关癌变的早期事件。研究指出，幽门螺杆菌感染引起的慢性炎症，胃黏膜中积累了异常的 DNA 甲基化，异常 DNA 甲基化的积累在胃癌的发生中非常重要。进一步研究揭示，起作用的并不是幽门螺杆菌本身，而是由幽门螺杆菌感染引发的炎症反应直接导致了异常的 DNA 甲基化。在 191 名非癌症受试者中，*p*16 和 *CDH*1 甲基化与幽门螺杆菌感染密切相关。此外，甲基化位点的数量与急性和慢性炎症的严重程度呈正相关。非瘤性胃黏膜的 DNA 甲基化状态是胃癌风险评估中一个潜在的生物标志物，特别是在幽门螺杆菌感染的受试者中。也有研究表明，幽门螺杆菌感染可诱导基因甲基化，而 DNA 甲基化可能是预测幽门螺杆菌感染阴性病人胃癌风险的有效手段。在溃疡性结肠炎病人中，高水平的年龄相关甲基化可能是由于慢性炎症和细胞更新的增加所致。异常的 DNA 甲基化可能由两种机制诱导：直接由幽门螺杆菌的一个成分，如 DNA 甲基化酶，通过细菌Ⅳ型分泌系统注射到胃上皮细胞；或间接由于幽门螺旋杆菌感染引发的炎症。为了阐明哪种机制最重要，Niwa 等使用了内蒙古沙鼠 Mongolian gerbils，其中幽门螺杆菌感染诱导了异常的 DNA 甲基化，其方式与在人类中观察到的相似。他们用免疫抑制剂环孢素 A 治疗感染幽门螺杆菌的沙鼠，发现异常 DNA 甲基化的诱导被强烈抑制，而幽门螺杆菌定殖本身没有受到影响，甚至增强了。此外，根除幽门螺杆菌 1 周后，当胃内没有幽门螺杆菌存在，但炎症仍然存在时，仍然会出现异常的 DNA 甲基化。这些数据表明，由幽门螺杆菌感染引发的炎症而不是幽门螺杆菌本身诱导了异常的 DNA 甲基化。

　　表观遗传学上，类似于其他组织的癌症，重复序列的低甲基化特征的肝癌与基因组不稳定性有关，以及与肿瘤抑制基因（如 *RASSF*1*A*、*p*16、*SFRP*1、*GADD45A* 和 *p*15）的异常 DNA 甲基化有关。这些表观遗传改变在肝癌发展过程中不断累积。例如，在 LINE－1 和卫星 2 重复元件的甲基化降低主要见于慢性肝炎和肝硬化进展为肝癌过程中 *CHFR* 和 *SYK* 这两个潜在的抑癌基因甲基化在晚期肝癌中提高。这些发现表明，在非癌变组织中异常 DNA 甲基化的积累，或癌变的表观遗传也可能出现在肝癌中，这与上文描述的胃癌中幽门螺杆菌感染的情况类似。重要的是，肝硬化和肝癌的 DNA 甲基化谱依赖于肝炎病毒类型。Nishida 等人的研究表明，甲基化位点可分为 3 类：①正常组织中甲基化的位点，在肝癌发展过程中甲基化程度增加；②非癌和肝癌组织中的甲基化位点；③丙型肝炎病毒阳性肝癌比丙型肝炎病毒阴性肝癌的甲基化位点更密集和频繁。对全基因组 DNA 甲基化数据的其他分析也显示肝硬化和原发性肝癌的病因依赖性甲基化谱。Kaneto 等报道，*p16* 甲基化存在于 HBV 和 HCV 相关的慢性肝炎的肝组织中，但在自身免疫性肝炎、原发性胆汁性肝硬化和脂肪肝（肝癌的低风险组）中不存在，这表明特定类型的病毒感染或炎症可能导致不同的甲基化模式，并可能反映肝癌的风险。此外，也有报道，炎症诱导的 DNA 甲基化和 DNA 沉默在肿瘤发生过程中起重要作用，导致线粒体水平降低和代谢改变。

数据显示，DNA 甲基化也随胰腺组织的炎症而增加，在自身免疫性胰腺炎标本中分析胰腺肿瘤中经常高甲基化的 6 个基因（*CCND*2、*CDKN2A*、*FOXE*1、*NPTX*2、*PENK*、*TFPI*2）的 DNA 甲基化水平，结果显示在自身免疫性胰腺炎或健康胰腺中均无显著的高甲基化。通过比较甲状腺良性与恶性肿瘤组织样本间对应基因的甲基化水平，发现两者在启动子与第一个外显子区域 DNA 甲基化水平上存在显著差异。差异甲基化的基因及相关通路同时也参与了炎症反应。研究证明，DNA 甲基化的改变，无论是内在的或由过敏原或感染引起的，都可能会抑制抗炎介质的产生，增加促炎细胞的生存和激活，并改变应对细菌感染的免疫反应，增加它们在感染机体中的生存和致病性。炎症刺激也可导致异常的 DNA 甲基化稳态和基因表达变化。并且，在慢性炎症发展为癌症的过程中，DNA 甲基化水平逐渐增加。炎症和表观遗传学在肿瘤起始、促进和免疫逃避中的相互作用可以在癌症预防和治疗中发挥作用。尽管表观遗传学异常对肿瘤发生发展有关键影响，但还有许多作用机制有待进一步探索。

七、DNA 甲基化的临床应用

随着研究技术的发展，表观遗传学的领域正在迅速扩展，人们对不同表观遗传与遗传变化之间复杂相互作用的理解也在不断提高。能够将病变或恶性细胞与正常细胞区分开的生物标记物，必须具有特异性、敏感性，而且在通过微创手术获得的标本中具有可检测性，才能在临床上应用。近年来，学界发现，表观遗传学通过对基因的调控和修饰重塑在促进肿瘤的发生发展过程中起作用，DNA 甲基化是表观遗传学的一种常见形式，异常 DNA 甲基化发生在癌症的早期阶段，甚至在癌前阶段，这些机制有助于癌症的发展和耐药性的发生，癌症中的 DNA 甲基化被认为有助于诊断癌症和预测病人对治疗的反应。

在人类癌症中，研究最广泛的表观遗传修饰是 DNA 启动子的甲基化，DNA 甲基化的异常改变与肿瘤病人的临床病理特征存在不同程度的相关性，因具有检测稳定性好、组织特异性高的优点，是一种可逆性和高频性的新型表观遗传肿瘤标志物，且较容易经无创性操作从体液中取得标本进行检测，具有很大的临床研究和转化潜力。其因与癌症、自身免疫性疾病以及其他环境暴露和生物现象疾病等相关而被广泛关注，可用作诊断疾病和指导治疗的生物标志物，可支持各种癌症的临床应用，包括肿瘤的临床诊断、指导用药、疗效评估和预后分析等。

（一）肿瘤的早期诊断和预警

肿瘤的发生是一个非常复杂的多阶段过程，是正常细胞变成癌前病变并不受控制地生长，形成早期肿瘤，扩展并侵入周围组织，形成恶性肿瘤。癌症主要是由遗传异常（突变）和表观遗传改变（表观突变）导致的。在表观遗传学上，肿瘤抑制基因（TSG）和癌基因的异常 DNA 甲基化在癌症的分子发病机制中起关键作用，DNA 超甲基化发生在许多 TSG 的启动子区域，使它们的表达沉默，这个过程对于避免细胞凋亡、细胞黏附丧失和血管生成很重要，都是肿瘤的常见特征；同时，几乎所有类型的癌症都会发生全局 DNA 低甲基化和特定癌基因低甲基化，从而引发基因组不稳定性、重组元件（重复）的激活、基因组印记的丧失和无法控制的增殖。

肿瘤标志物是指肿瘤病人血液、体液或其他组织中存在的可作为检测肿瘤发生和发展过程的物质或结构，目前临床常用的多为生化类指标，如酶和糖蛋白等。随着 DNA 甲基化检测技术的不断发展，在常规临床实践中，大多数肿瘤诊断都可通过确定酶、受体、生长因子或激素的存在和（或）数量的生化分析来进行。越来越多的研究发现，在基因组启动子 CpG 岛区域存在高甲基化的基因，而这些特异性基因 CpG 岛甲基化水平往往与疾病的发生有关，DNA 甲基化可以调控癌症相关基因的表达，特定基因 DNA 甲基化状态可用于癌症的抑癌基因特异性检测，从而作为肿瘤早期诊断的标志物；随着基因组学和分子生物学等学科研究的不断发展，肿瘤标志物的研究和应用也出现了越来越多新型的分子标志物。有研究发现，在 80% ~ 90% 的前列腺癌病人中 *GSTP*1 基因呈现高甲基化状态；在结直肠癌（CRC）所有测试样品中，*MLH*1、*RARB*2、*TCERG*1*L*、*CDX*1、*SFRP*1、*FBN*2、*GPNMB*、*LAMA*1、*NTRK*2、*PAPSS*2 和 *SFRP*4 基因的启动子 CpG 岛都被高甲基化，而在部分 CRC 病人中，*MAEL*、*SFT*2*D*3、*H*19、*IGF*2 和 *CCDC*116 基因的启动子 CpG 岛低甲基化；还有研究发现，在肝细胞癌发生早期，*p*16 *INK*4*a*、*DLC*1、*CDH*1 和 *PTEN* 基因的 TSG 启动子超甲基化；因此，这些基因的甲基化程度都可作为相应癌症早期诊断的靶向标志物。

抑癌基因发生异常甲基化是在肿瘤早期就发生且一直延续，最终导致恶性肿瘤表型的表达，即 DNA 甲基化的异常改变早于肿瘤的形成和发展。一般高甲基化意味着基因的沉默，低甲基化意味着基因的活化，在肿瘤细胞中 DNA 整体呈低甲基化状态而某些特定区域如启动子区高甲基化状态。有些重要的基因如抑癌基因、DNA 修复基因的启动子区域会发生高甲基化，导致这些基因表达下调，造成细胞的正常分化调控失常和 DNA 损伤不能被修复，最终导致肿瘤的发生。DNA 甲基化的全基因组映射和分析对于具有数千个样本的病人队列已经变得可行，并且研究者们已经针对许多生物医学相关表型进行了全表观基因组关联研究。

据报道，非典型子宫内膜增生会发生抑癌基因的高甲基化，这种异常 DNA 甲基化发生在癌变早期阶段，*DNMT*1 和 *DNMT3B* 在 Ⅰ 型子宫内膜癌前期都会过表达，但在 Ⅱ 型中表达下调，*MLH*1 和 *PTEN* 等基因的启动子在 Ⅰ 型中超甲基化，在 Ⅱ 型中表现整体低甲基化和基因组不稳定性，这些差异可能均与 Ⅰ 型和 Ⅱ 型子宫内膜癌之间的组织学和临床差异有关。迄今为止，已有 50 多个肿瘤抑制基因，包括最常见的 *MLH*1、*PTEN*、*MGMT*、*RASSF1A*、*PR* 和 *CDH*1 等基因的启动子高甲基化程度都有一样的变化趋势，如果这些基因中至少有 3 个被高甲基化，则检测的灵敏度为 100%，特异度为 91%，可以作为子宫内膜癌早期诊断的依据。

胞嘧啶上的甲基是 DNA 共价结构的一部分，一旦获得甲基化，在大多数情况下其在化学和生物学上都是稳定的，而 mRNA 和（或）蛋白质的表达则更容易发生变化。因此，由于 DNA 的可扩增性和稳定的特性，基于 DNA 的分子生物标记物可以更容易地从研究实验室环境转移到临床常规诊断中。DNA 甲基化可以通过越来越多的适合高通量的方法进行分析，对特定基因组技术的大规模评估表明，对于相同的样品，通过不同技术和在不同实验室中获得的结果具有很高的准确性和可重复性。DNA 甲基化变化的检测可以在组织本身中进行，但是在肿瘤活检和从体液（如血清、血浆、尿液和痰液）中提取的匹配 DNA 样品中，DNA 甲基化模式也保持高度的一致性。据报道，42%~76% 的病例在血清中可检测到原发性肿瘤的异常甲基化。在接近原发肿瘤病变的样本中也观察到异常甲基化，例如肺癌的痰液、膀胱癌的尿液、结肠癌的粪便和原发癌的淋巴结。因此，DNA 甲基化满足了临床上有用的生物标记物的最重要标准之一，能够筛选具有潜在风险的个体，并通过替代组织的分析来监测治疗反应或疾病复发，且可通过最小的侵入性操作来实现。

2017 年 William Hsu 等用 MethylBreak 技术测试了来自几种哺乳动物细胞系（包括正常细胞系和癌细胞系）的核酸提取物中从头甲基化和维持甲基化的活性，结果表明癌细胞系显示出更高的从头甲基化活性，这有助于某些肿瘤抑制基因中 CpG 岛的高甲基化，而来自正常组织的细胞系显示出相对较高的维持甲基化活性。这些结果提示，DNA 甲基化状态的检测可能是一个重要的临床诊断手段，因为它们与异常基因组甲基化有关，后者与肿瘤发生和肿瘤进展有关，从粗核酸提物中直接检测 DNA 甲基化活性为癌症早期诊断筛查和靶向癌症治疗提供了一种替代方法。

Fleischer 等在进行 DNA 甲基化修饰与人体乳腺癌的相关研究时，将正常乳腺组织对照组、导管原位癌（DCIS）组织和浸润性乳腺癌的组织样本中的甲基化程度进行比较分析，发现在 3 组样本之间的遗传区，尤其是 CpG 位点，差异甲基化区域（DMR）都存在较大的甲基化修饰差异性，有趣的是，大多数甲基化修饰的差异（无论是增加还是减少），都主要存在于健康乳腺组织和 DCIS 组织之间，相比之下，从 DCIS 到浸润性乳腺癌的甲基化差异相对较少，推测甲基化修饰的变化在乳腺癌的癌变早期中发挥重要作用，可以作为乳腺癌早期诊断的合理靶标。

（二）药物疗效的预测

表观遗传药物临床成功的最大合理潜力可能是整合到联合治疗方案中，特别是对原发性耐药性和继发性耐药性的发生。目前，美国食品药品监督管理局（FDA）和（或）欧洲药品管理局（EMA）已批准两种类型的表观遗传药物用于癌症治疗，即组蛋白去乙酰化酶抑制剂（HDACis）和 DNA 甲基化酶抑制剂（DNMTis）。有些报告表明，由 DNMT 和 HDAC 抑制剂组成的联合用药具有治疗优势，HDAC 抑制剂不仅可调节组蛋白乙酰化，还可修饰 DNA 甲基化。研究发现，HDAC 抑制剂和 DNMT 抑制剂的整合治疗可抑制细胞生长，因此，HDAC 抑制剂和 DNA 甲基化抑制剂被认为是有效的整合治疗方案。

肿瘤治疗最有效方式是通过去甲基化恢复某些关键的抑癌基因或 DNA 修复基因的活性，而 DNMT 抑制剂可以通过抑制 DNA 甲基化酶活性，阻断 DNA 异常甲基化的发生，从而激活沉默的抑癌基因，达到治疗肿瘤的目的，DNMTis 被批准用于治疗多种血液系统恶性肿瘤取得疗效。5-氮杂胞嘧啶核苷（5-zaz）及其类似物 5-氮杂-2-脱氧胞苷（5-Aza-CdR），已经用于白血病前骨髓增生异常综合征的治疗。其中 5-zaz 主要作用于 S 期周期特异性药，以伪代谢物身份替代胞嘧啶掺入 DNA 及 RNA，从而干扰 DNA、RNA 的生理功能并产生细胞毒及抗肿瘤作用，临床上用于治疗乳腺癌、肠癌、黑色素瘤、急性粒细胞性白血病等有一定疗效；5-Aza-CdR 是胞嘧啶的类似物，在 DNA 复制过程中可以不需要提前体内脱氧转化就可直接掺入到 DNA 链中，与被修饰的嘧啶 5'位的氮共价结合，一方面降低 DNA 接收甲基的能力，另一方面抑制 DNMT 活性，导致 DNA 甲基化水平的降低，从而激活抑癌基因使其重新表达发挥抗瘤作用，还可大幅度增强肿瘤细胞对 T 淋巴细胞杀伤的敏感性。同时，通过诱导免疫激活分子的表达，促进白血病细胞重要肿瘤抗原的表达，从而增强机体肿瘤免疫的机能。体外和体内试验均表明，5-Aza-CdR 具有降低超甲基化的抑癌基因甲基化水平从而抑制肿瘤的能力，临床应用表明，5-Aza-CdR 可提高部分Ⅳ期小细胞肺癌病人生存率，故在临床上广泛应用于各种类型的骨髓增生异常综合征的治疗和老年白血病病人的治疗，但该药也存在不可忽视的副作用，如特异性不强，不能针对某一特定抑癌基因进行靶向治疗；高剂量的 5-Aza-CdR 可能诱发肿瘤的转移，故在临床上的应用受到很大限制。

为了检测 DNA 甲基化酶抑制剂对肿瘤的治疗效果，将其试用于子宫内膜癌（EC）细胞系，发现 5-Aza 会导致 β-连环蛋白和细胞周期蛋白 D1 的表达降低，并抑制细胞增殖，而 RG 108 抑制 EC 细胞系中的 DNMT3B，促进错配修复基因 *hMLH*1 的去甲基化并诱导细胞凋亡。此外，向 EC 细胞系添加雌激素可导致 *DNMT3B* 表达和细胞增殖增强，而雌激素拮抗剂可抑制 *DNMT3B* 表达，表明雌激

素增加 *DNMT3B* 的表达水平并可参与致癌，拮抗和抑制雌激素可能是 DNA 甲基化的治疗靶点。

在过去几十年中，人们对 DNMT 抑制剂（DNMTI）在乳腺癌治疗中的作用或其与 HDAC 抑制剂（HDACI）联合治疗乳腺癌的疗效进行了广泛的研究。早在 2006 年，一项研究表明，在 TNBC 细胞系应用 HDACI 和 DNMTI 联合用药后雌激素受体将重新表达。另外，还有一项关于内分泌耐药的临床前研究发现，长期服用他莫昔芬可以诱导乳腺癌细胞系的耐药性，并检测到跨膜糖蛋白 E‑钙黏蛋白的启动子甲基化程度显著增加，E‑钙黏蛋白表达减少；而使用 5‑氮杂胞苷后可以逆转该过程并重新建立乳腺癌细胞系对他莫昔芬治疗的内分泌敏感性。利用 DNMTI 和 HDACI 联合治疗探究在人 TNBC 细胞中 EMT 的潜在重编程，发现这种恶性人体细胞的转移过程受表观遗传调控，其中至少有一部分是由启动子超甲基化和 HDAC 介导的相关阻遏物所调节，而第二代 DNMT 抑制剂 GuadeCitabine 与 HDAC 抑制剂 Entinostat 的联合治疗可以在病人来源的异种移植小鼠模型中显示最大抗瘤作用。另外，还有研究发现，DNA 甲基化酶抑制剂 GuadeCitabine 在治疗骨髓增生时可导致髓源性抑制细胞（MDSC）的减少，提高联合免疫治疗的疗效，从而降低肿瘤负荷。

DNA 甲基化可用于检测肿瘤复发，并预测和监测病人对特定抗癌疗法的反应和有效性。例如 O‑6‑甲基鸟嘌呤 DNA 甲基化酶（MGMT），是一种 DNA 修复蛋白，参与细胞抵御烷化剂的诱变和毒性。这种蛋白催化甲基从 O‑6‑甲基鸟嘌呤和 DNA 的其他甲基化部分转移到它自己的分子，从而修复毒性损伤，而鸟嘌呤恰好是卡莫司汀、尼莫司汀、丙卡巴肼、链佐星和替莫唑胺等烷化药物的作用位点，因此高活性 MGMT 蛋白产物可致耐药性的产生。基于上述理论，在神经胶质瘤治疗中，MGMT 的甲基化水平是反映卡莫司汀和替莫唑胺疗效最好的指标。MGMT 对烷基化药物治疗效果的评判也可扩展至其他拥有类似药理作用的药物上，如环磷酰胺。

另外，编码表观调控因子的基因突变同样可以反映某些特定药物的治疗效果。例如，组蛋白去乙酰化酶 2（HDAC2）的基因突变可增加肿瘤对 HDAC 抑制剂的药物抵抗。根据 DNA 修复基因 *MGMT* 的 DNA 甲基化状态预测胶质母细胞瘤病人对烷化剂替莫唑胺的反应、SMAD1 的甲基化可预测弥散性大 B 细胞淋巴瘤病人对阿霉素的耐药性。由于 DNA 甲基化是非突变的、可逆的修饰，它可用作通过化学诱导去甲基化进行抗肿瘤治疗。表观遗传改变被认为是致癌的原因之一，由于表观遗传修饰的可逆性使其成为癌症治疗的理想靶点。

（三）治疗预后评估

因基因甲基化而沉默的肿瘤抑制基因是一种很有发展潜力的预测肿瘤预后的因素，除了诊断的准确性，DNA 甲基化改变的检测和预后指标分析有一定的相关性，早期诊断对肿瘤的预后也至关重要。有研究发现，肿瘤抑制基因 CpG 岛高甲基化发生于癌症形成早期，而甲基化是导致肿瘤发生的始动因素，CpG岛甲基化表型（CIMP），即CpG岛某些基因簇的甲基化模式，已被用于各种肿瘤的预后和病理分类。因此，可以通过对异常甲基化的检测及早发现疾病或对健康人群患病风险进行评估。远端部位肿瘤特异性DNA甲基化模式的灵敏度和特异度检测，使DNA甲基化成为癌症病人临床治疗的首选生物靶标。

基于DNA甲基化的标记物是用于无创检测不同肿瘤类型的有前途的工具，检测异常甲基化的最有效方法是分析与相应癌症部位发生物理接触的液体，如乳头抽吸液、口腔细胞、穿刺活检、胰液、腹膜液、前列腺液或射精、支气管肺泡灌洗液、唾液、膀胱或宫颈脱落细胞、尿液或粪便样本等。肿瘤将大量基因组DNA释放到全身循环中，这种自由循环的DNA包含与原发肿瘤相同的遗传和表观遗传改变。由于大多数情况下基因特异性甲基化模式不存在于正常对照病人中，因此从血浆和血清中回收的DNA的甲基化分析可用作各种类型恶性肿瘤的分子诊断和预后的生物标志物。FDA批准的商业化EpiPro Colon测试分析了*SEPT*9基因内含子序列的甲基化谱用于全人类结直肠癌筛查，对不同阶段的检测灵敏度高达50%~80%，特异度超过95%。

随着对甲基化与肿瘤发展相关性研究的不断深入，逐渐认识到甲基化改变与传统的预后指标之间存在密切联系，可以为临床病情监控和风险评估提供依据。DNA甲基化改变与肿瘤分级、分期有明显的相关性。例如在CRC中，检测到高水平CIMP与MSI相关，*BRAF*突变显示预后良好，而低水平CIMP的肿瘤与预测不良预后的*KRAS*突变相关。在肺癌病人中*RASSF*1A基因甲基化在低分化癌比高分化癌更常见。DNA异常甲基化可促进肿瘤的侵袭和转移。有研究发现，在肝癌病人细胞中E-钙黏蛋白甲基化的情况与血管浸润和肿瘤转移呈正相关。乳腺癌中*CyclinD*2、*RAR-β*、*Twist*、*RASSF1A*和*HIN*-1的甲基化改变与淋巴结、骨、脑、肺转移有关。甲基化还可作为肿瘤复发的独立预测因子。在前列腺癌病人术后，存在*GSTP*1和*APC*基因甲基化的复发率明显增高，在膀胱癌病人中，*DAPK*基因甲基化的复发率同样呈增高趋势。

另外，有研究发现，肺癌中的*HIC*-1和*p*16，胃癌中的*APC*和E-钙黏蛋白及宫颈癌中的*MYOD*1、*CDH*1和*CDH*13等基因有甲基化异常发生时，病人生存期通常会缩短。可见检测甲基化的改变有助于判断预后，进而为临床上的病情监控和风险评估提供依据。研究发现，根治性前列腺癌切除术病人通过使用RT-PCR方法检测*PIX*2基因高甲基化，能够预测前列腺癌病人PSA复发，是一个潜在的预后标志物，而低Gleason评分病人中*HSPB*1基因甲基化可以作为不良预后的生物标志物。另外一些与癌细胞转移能力（如钙黏蛋白家族成员）和肿瘤内血管生成能力（如血小板反应蛋白家族）相关的基因也被证实能够预测肿瘤预后。GAO等研究发现，FOXA1协助雄激素受体（AR）结合到功能不同的增强子上从而诱导癌细胞增殖，LSD1抑制剂可以很强烈并迅速地降低全基因组上FOXA1的DNA结合位点，由于对 FOXA1 的抑制，LSD1 可以显著降低 AR 全基因组 DNA 结合位点，并显著削弱 AR 整体下游基因的表达。该研究首次深入阐明了介导 FOXA1 与 DNA 结合的表观遗传学调控机制，提出以 FOXA1 的去甲基化为新靶点可以给表达高水平 FOXA1 的去势抵抗性前列腺癌病人带来更有效的治疗。

八、DNA 甲基化与糖基化、磷酸化、泛素化和乙酰化的关系

（一）DNA 甲基化与肿瘤中的糖基化

异常糖基化是肿瘤细胞的特征之一，而且变化是非随机的。在癌症进展过程中，只有最适应的细胞才能存活，聚糖的特定变化在肿瘤进展中发生了自然选择。不完全合成和新合成过程是肿瘤进展过程中与碳水化合物结构改变相关的两个主要机制。不完全合成是截短的糖基化，它可在黏蛋白型 O - 聚糖中产生 Tn 抗原。新合成可产生异常的糖基化模式，如唾液酸 Lewis X（sLex）。Tn 抗原和 sLex 在淋巴细胞肿瘤中非常典型，有助于它们从血液中渗出，而在其他癌症中，有助于转移扩散。新的聚糖结构还具有使癌细胞逃避宿主免疫反应的作用。

表观遗传在肿瘤的糖基化修饰中发挥重要的调控作用，其通过调节糖基因的表达影响糖基化。

1. C1GALT1C1

肿瘤黏蛋白的特征之一是其不完全的糖基化。第一个 N - 乙酰半乳糖胺（GalNAc）以 O 糖基化的方式连接到黏蛋白型聚糖的丝氨酸或苏氨酸，从而形成 Tn 抗原。后者是一种众所周知的癌相关结构。在第一个 N - 乙酰半乳糖胺（GalNAc）上，核心 1β1，3 - 半乳糖基转移酶（C1GALT1 或 T - 合酶）可添加半乳糖残基，其功能依赖于分子伴侣 C1GALT1C1（由 C1GALT1C1 基因编码）。这一过程形成了 Tn 抗原。同时，另一种称为唾液酸转移酶（ST6GALNAC1）的酶可作用于 Tn 抗原，添加 α2，6 - 连接的唾液酸残基，导致唾液酸 Tn（STn）抗原的形成并阻止糖链进一步延伸。在癌变过程中，C1GALT1C1 的表达可能由于基因突变或启动子的高甲基化而下调，并导致癌症相关的 Tn 和 STn 抗原的积累。表达这些抗原的分泌黏蛋白通常出现在癌症病人的血液中，并与侵袭有关，因为它们通过抑制细胞—细胞接触来增强肿瘤细胞的迁移。此外，这些肿瘤黏蛋白通常修饰肿瘤表面，形成抗体附着的聚集位点，从而提高其作为肿瘤免疫原的活性。事实上，由于这些聚糖很少出现在正常组织中，它们会激发病人的免疫反应，这一特性已被用于潜在的免疫治疗。

2. B3GALT5

B3GALT5 是参与 1 型糖链抗原合成的糖酶之一，即路易斯 - A 三糖（Lea）、路易斯 - B 四糖（Leb）和唾液酰 - 路易斯 - A 四糖（sLea）。Lea 和 Leb 参与多种生物学过程，如微生物黏附和癌症，而 sLea 已被证明是一种特异性 E - 选择素配

体，有利于癌症发展过程中的转移过程和血管生成。B3GALT5 的特点是其表达受两种启动子的调控：LTR 和天然启动子。

LTR 启动子具有逆转录病毒起源，其主要在胃肠道器官（如结肠、胃和胰腺）中发挥作用，并可被肝细胞核因子 HNF1α 和 HNF1β 激活。然而，HNF1α 和 HNF1β 不能调节转录，转录调节依赖于甲基化后才可激活转录的远端调控元件。事实上，LTR 和近端序列缺少 CpG 岛，这表明甲基化敏感的 DNA 序列位于 LTR 区域之外，可能距离启动子较远，在那里它们充当转录的潜在表观遗传调节器。

在乳腺、胸腺、气管以及一些人类癌细胞系中，B3GALT5 转录主要由一个天然启动子驱动，该启动子对核因子 NF－Y 敏感，并位于依赖甲基化进行表观遗传学调节的两个 CpG 岛附近。至于 LTR 启动子，NF－Y 无法调节转录，其转录依赖于调节元件的甲基化。此外，组蛋白修饰是参与调控的另一个机制。天然转录本的高表达与活性组蛋白标记（H3K4me3、H3K79me2、H3K9Ac 和 H3K9－14Ac）相关，而转录本的低水平与抑制性组蛋白标记（H3K27me2 和 H4K20me3）相关。

对 B3GALT5 差异调节的研究主要集中于胰腺和结肠中，这些研究主要比较正常组织和肿瘤组织。与正常黏膜相比，B3GALT5 在结肠癌中明显下调，且该基因的沉默是由于两个启动子相反却又协同的作用。LTR 启动子远端序列的低甲基化和天然启动子的高甲基化。在胰腺中，正常组织和癌组织的天然启动子甲基化水平都很低，B3GALT5 LTR 转录本的水平与天然转录本的水平相似，在正常和肿瘤标本之间没有差异。

（二）DNA 甲基化与肿瘤中的磷酸化

肿瘤细胞中活化的信号通路可磷酸化 DNA 甲基化中的关键酶，从而对表观遗传发挥调控作用。在复制过程中，DNA 甲基化的模式或"特征"由 DNMT1 保存。这些甲基化的 DNA 片段可保持发育基因、重复元件和内源性逆转录病毒序列的沉默。DNMT1 活性的调控是至关重要的，因为在多轮细胞分裂后它的失调可导致 DNA 甲基化模式的丢失以及基因表达的变化。如果一个癌基因被激活或一个抑癌基因被沉默，反过来又会促进肿瘤的发生。DNMT1 可以被 AKT 通路介导的磷酸化调控，这种磷酸化受到生长因子、细胞因子、激素和促生存信号的刺激。AKT 诱导的 DNMT1 在 143 位丝氨酸处的磷酸化，可阻断甲基化酶 SET7/9（也称为 SETD7）对相邻 142 位赖氨酸残基的单甲基化。由于 142 位赖氨酸残基的甲基化促进了蛋白酶体对 DNMT1 的降解，AKT 磷酸化增加了 DNMT1 的稳定性。DNMT1 的 143 位丝氨酸处的磷酸化也阻止了与 E3 泛素连接酶 UHRF1 的关联，UHRF1 是复制过程中维持 DNA 甲基化的关键伙伴。总之，这些发现表明 143 位丝氨酸磷酸化增加了 DNMT1 的蛋白水平，但阻止了其与 DNA 复制叉之间的关联。由于 PI3K-AKT 通路在癌细胞中常被过度激活，这一机制可能可以解释肿瘤细胞中观察到的广泛性的 DNA 低甲基化。但在此类肿瘤中，DNMT1 的活性是否失调，以及它是否整体性地改变了 DNA 甲基化的状态，还是局限于特定的基因启动子上仍待探索。

（三）DNA 甲基化与肿瘤中的泛素化

至少有 2 种 E3 泛素连接酶参与 DNMT1 降解。一种是 Cdh1，一种 APC（后期促进复合物）/环体泛素连接酶。Cdh1 在细胞核中与高度磷酸化的 DNMT1 共定位并泛素化 DNMT1，表明 Cdh1 通过一个未知的磷酸化因子降解 DNMT1。使用 siRNA 下调 Cdh1 可上调 DNMT1 水平，从而拮抗 5 - 氮杂 - 2 - 脱氧胞苷诱导的 DNMT1 降解。另一个相关的 E3 连接酶是 UHRF1。蛋白质 Tip60 乙酰化 DNMT1，通过 UHRF1 触发泛素化，从而使 DNMT1 发生蛋白酶体降解。相反，DNMT1 可在组蛋白去乙酰化酶 1（HDAC1）和疱疹病毒相关泛素特异性蛋白酶的作用下保持稳定。DNMT1 可以被泛素特异性肽酶 7（也称为 HAUSP）去泛素化，在人结肠癌组织肿瘤样本中，DNMT1 和 HAUSP 的表达也有很强的相关性。

（四）DNA 甲基化与肿瘤中的乙酰化

DNA 甲基化和组蛋白的翻译后修饰之间存在密切联系。表观遗传基因调控失常是癌症的标志。启动子区域的低乙酰化和高甲基化导致重要肿瘤抑制基因或其他生长调节基因的异常沉默，并导致正常生长控制的丧失。因此，组蛋白乙酰化状态是重要生长调节基因转录调控的关键因素。组蛋白去乙酰化酶（HDAC）通常在癌细胞中过度表达，导致基因转录起始点周围的组蛋白低乙酰化，并与沉默的基因附近紧密的染色质构象相关。

核小体重塑和去乙酰化酶复合物或 NuRD 核抑制复合物在 DNA 甲基化、组蛋白去乙酰化和核小体重塑之间建立联系。这种复合物的相互作用可能与 DNA 甲基化和 HDAC 相关的基因沉默有关。NuRD 复合物包含 HDAC1：HDAC2 二聚体的核心酶组分，该组分负责复合物的脱乙酰基酶功能。核小体重塑是通过两种 Mi - 2 蛋白的存在实现的，即 CHD3 和 CHD4，这些 SWI/SNF 家族 ATP 酶可以使核小体结构变紧密。甲基 CpG 岛结合蛋白 MBD2 和 MBD3 的存在可帮助复合物在 DNA 上的定位，只有 MBD2 具有甲基化 DNA 识别功能。NuRD 复合物在组蛋白修饰和核小体重塑水平上提供了 DNA 甲基化和染色质结构改变之间的直接机制联系。

研究表明，CpG 岛启动子 DNA 甲基化可吸引甲基胞嘧啶结合蛋白（MBD1、MBD2、MBD4 和 MeCP1、MeCP2）和其他相关蛋白，这些蛋白在基因沉默和异染色质形成期间介导转录抑制。MeCP1/2 蛋白可以向 DNA 招募由组蛋白去乙酰化酶 HDAC 1 和 2 以及 mSin3a 组成的抑制复合物。甲基结合蛋白 MBD2 或 MBD3 相互排斥，并已被证明可与核小体重塑复合物（NuRD）单独相互作用。此外，CHD4 是 NuRD 抑制性重塑复合物的关键成分，它可与组蛋白去乙酰化酶 HDAC 1 和 2 结合，可能在维持 DNA 超甲基化基因的转录抑制中起关键作用。最后，多梳组蛋白（PcG）是特定基因长期稳定沉默所必需，含有 PcG 蛋白、DNA 甲基化酶（DNMT）和 SIRT1 的复合物在肿瘤发生过程中与基因启动子的高度甲基化相关。越来越多的证据表明，组蛋白去乙酰化酶 HDAC 1 和 2 以及Ⅲ类组蛋白去乙酰化酶 Sirtuin 1（SIRT1）与启动和（或）维持对 DNA 上高甲基化基因的抑制有关。研究表明，同时靶向 DNA 甲基化和组蛋白去乙酰化可导致叠加性或协同效应，从而重新激活异常沉默的基因。

九、总结与展望

DNA 甲基化是 DNA 的一种表观修饰。1942 年，Waddington 首次提出"表观型"的概念，用以解释基因型和表观型之间复杂的进展过程。癌细胞以异常的 DNA 甲基化（即全基因组低甲基化和位点特异性高甲基化）为特征，主要针对基因表达调控元件中的 CpG 岛甲基化，肿瘤发生过程中普遍存在甲基化失衡，这些变化可在同一肿瘤中同时发生，但总体甲基化水平是降低的。基因组范围的 DNA 低甲基化水平可以激活原来保持沉默的基因，如 ras、c-myc、fos 等原癌基因的表达。人类表观基因组计划（Human Epigenome Proiect，HEP）的实施为探究肿瘤相关表观基因组提供了新的机遇。许多使用全基因组测序的研究表明，DNA 低甲基化主要发现在 megabase 的 DNA 域，称为部分甲基化结构域（PMD），PMD 约占基因组的 50%，并代表一种与核层、晚期复制和升高的体细胞突变率相关的抑制染色质结构。在人类，DNA 甲基化是由一种被称为 DNA 甲基化酶（DNMT）的酶系在胞嘧啶残基上以共价添加一个甲基——主要是在 CpG 位点上。DNA 甲基化主要由 3 种酶催化，DNMT1、DNMT3A 和 DNMT3B。从头 DNA 甲基化主要由 DNA 甲基化酶（DNMT）DNMT3A 和 3B（Box 1）催化。而已建立的 DNA 甲基化模式在细胞增殖过程中通过维持 DNA 甲基化机制由子 DNA 维持。从头 DNA 甲基化和 DNA 甲基化的维持对正常的发育都是重要的。DNMT1 失活和 DNMT3A/3B 双敲除（KO）小鼠胚胎显示显著的生长抑制，并在妊娠中期前死亡。虽然 DNA 甲基化是一种稳定的修饰，但也有几种去甲基化途径，这些途径在各种生物环境中对 DNA 甲基化的调控起重要作用。

研究已证实，人类几乎所有的肿瘤都表现出表观遗传修饰异常，这些改变对肿瘤的生物学特征具有重要影响。相较于 DNA 序列上的变化，表观修饰的改变是可逆的，这就为肿瘤类疾病的治愈提供了新策略。目前，结合全基因组转录谱和表观遗传图谱分析，可以确定目标基因结合的特定 DNA。这些区域对于肿瘤相关基因的表达调控起到关键作用，因此靶定相关调控区域是设计阻断肿瘤发生，提高肿瘤对治疗应答的重要策略。例如，用逆转甲基化的药物改变沉默基因的甲基化状态，主要包括腺苷类 DNA 甲基化酶抑制剂和非腺苷类 DNA 甲基化酶抑制剂。癌症转移的发病率和死亡率仍居高不下，癌症的转移治疗仍是待攻克的癌症关键领域，不幸的是，有效的治疗是非常有限的。靶向 DNA 甲基化表观修饰针对肿瘤转移过程寻找新的治疗策略可能会有效地降低肿瘤细胞的转移潜能。肿瘤的发展过程与炎症反应密切相关，其中涉及多种炎症因子，这些炎症生物标志物可用来监测疾病的进展，也是开发新的抗炎药物来预防和治疗癌症的有效策略。一些研究显示，相关的药物也可充当现有化疗和放疗的辅助药物，其本身可以激活 NF-κB

并介导耐药。

　　血管生成是肿瘤发展的另一重大特征。1971 年 Folkman 首先提出抗血管形成可作为肿瘤治疗的一个关键途径。肿瘤血管靶向治疗越来越受到研究人员的重视。DNA 甲基化肿瘤血管靶向治疗策略具有很好的潜力。DNA 甲基化状态与炎症的发生发展紧密相关，一个有趣且具有重要诊断意义的现象是某些基因的低甲基化状态是否是乳腺癌晚期和转移期的特征，是否可以用于乳腺癌分期。研究指出，临床上单纯使用低甲基化药物可能会通过释放高甲基化促进转移的基因表达，将非侵袭性乳腺癌转化为低生存预后的高转移性侵袭性肿瘤，从而加重而不是治愈癌症。肿瘤的异质性给癌症的早期诊断和有效治疗带来了重大挑战，而 DNA 甲基化作为基因表达的重要调控因子，会影响肿瘤的异质性。研究发现基于 DNA 甲基化的分子亚型可以预测癌症病人的预后。

　　循环肿瘤 DNA（ctDNA）是由肿瘤细胞释放到血液中长度约 180～1 000 bp DNA 片段。既往研究揭示 ctDNA 携带着肿瘤相关基因突变或具有表观遗传学修饰，通常表现为 DNA 甲基化修饰，提示了检测这类变异可初步判断原位肿瘤的发生或进展状况。ctDNA 检测具有无创、实时检测和早于影像学检查结果等优点，已经受到肿瘤学界的广泛关注。ctDNA 甲基化的检测已用于癌症临床上的筛查和诊断，在肿瘤诊疗中具有重要价值。乳腺癌病人 ctDNA 中，RAS 途径中的抑癌基因 RASSF1A 启动子甲基化水平仅在一部分病人和高风险人群中表现为阳性，而在健康人群中表现为阴性，因此，可用于乳腺癌早期筛查。值得注意的是，用于结直肠癌筛查的 SEPT9 甲基化是首个受 FDA 批准的 ctDNA 液体活检指标，研究发现其诊断性能优于蛋白类肿瘤标志物和粪便免疫化学实验。此外，多靶标联合使用在临床上也有效辅助于组织学分型，例如，联合 APC、HOXA9、RARβ2 和 RASSF1A 启动子甲基化检测有助于肺癌筛查。这些发现表明，携带癌症特异性基因的 DNA 表观遗传修饰的 ctDNA 可以作为非侵入性"液体活检"来诊断和监测癌症。以前的文献比较了肝细胞癌组织和正常血浆 ctDNA 甲基化图谱，确定了一个肝癌 HCC 特异性甲基化组合，并表明肝细胞肿瘤 DNA 的甲基化谱和匹配的血浆 ctDNA 高度相关。然后使用来自 1 098 例 HCC 病人和 835 例正常对照的 ctDNA 样本，构建了一个诊断预测模型，该模型显示较高的诊断特异度和灵敏度（P < 0.001），并与肿瘤负荷、治疗反应和分期高度相关，由此构建了一个有效预测预后和生存的预后预测模型（P < 0.001）。总之，这些发现证明了 ctDNA 甲基化标记物在 HCC 诊断、监测和预后中的应用。此外，有学者从全基因组范围内描绘了来自乳腺癌病人和小鼠模型的单个循环肿瘤细胞（CTC）和 CTC 簇的 DNA 甲基化模型，结果显示干细胞和增殖相关转录因子的结合位点在 CTC 簇中特异性低甲基化，包括与胚胎干细胞生物学平行的 OCT4、NANOG、SOX2 和 SIN3A 的结合位点，提示 CTC 多细胞簇在血流中导航的能力——塑造了 DNA 甲基化。另外，CTC 簇的 DNA 甲基化在以预后不良为特征的部分原发乳腺肿瘤水平上被检测到。在经 FDA 批准的 2 486

种化合物中，鉴定了钠钾 ATP 酶抑制剂，能使 CTC 簇离解成单个细胞，导致关键位点的 DNA 甲基化重塑和转移抑制，提示 CTC 簇和甲基化状态之间的直接联系。因此，钠钾 ATP 酶抑制剂治疗成为一种新的显著减少癌症扩散的策略，这为在临床研究中使用这些化合物提供了一个理论基础。值得注意的是，在预测 ctDNA 在癌症治疗中可观前景的同时，仍有一些研究挑战。例如，癌症具有高度异质性，血液中 ctDNA 低含量及尚未完全明确的表观遗传特征等。

尽管表观组学研究发现 DNA 甲基化修饰能够影响肿瘤的表型，然而，其复杂的分子机制仍未被完全阐明。并且，遗传学和表观遗传学的研究呈现独立性，目前癌症遗传学和表观遗传学之间的生理关系几乎未知。学者对 33 种癌症的 426 个反复突变的表观遗传调节基因（ERG）的鉴定，支持其在肿瘤发生中的关键作用。对 33 种癌症 426 个 ERG（10 845 个肿瘤组织和 730 个正常组织）进行整合基因组、转录组和 DNA 甲基化组的泛癌症分析发现，除突变外，ERG 的拷贝数改变比预期更频繁，并与异常表达紧密相关，鉴定了恶性肿瘤内部和恶性肿瘤间的驱动基因，阐释了共享的驱动机制，有助于开发能够调节特定 ERG（epi-drivers）的"表观遗传药物"。这些发现强调了对基因组学和表观遗传学综合理解对癌症有效药物开发至关重要。

对于甲基化的检测，到目前为止，Illumina 的芯片平台最受欢迎，预先设计的探针靶向亚硫酸氢盐转换的 DNA，其次是杂交、单碱基扩增及检测。整合多组学分析（包括基因组学、甲基化组学和转录组学的数据）已成为一个备受关注的研究趋势，有助于发现新的 CpG 位点和基因。

近年来，单细胞 DNA 甲基组测序技术与其他分子水平的检测技术，如转录组谱和染色质易接近性（全基因组范围内检测染色质的开放状态、核小体位置及 TF 结合位点）也得到迅猛发展。单细胞多组学测序方法使 DNA 甲基组在单细胞分辨率下的同步图谱成为可能，并为探索肿瘤细胞 DNA 甲基化与其他分子水平的关系提供了新机会。此外，不同组学的交叉为鉴别新的甲基化标志物提供了条件，也为研究 DNA 甲基化与癌症发生发展提供了前所未有的新机遇。例如，学者基于肺癌和细胞数据库数据的整合分析，首先发现非小细胞肺癌肿瘤组织和正常组织间甲基化水平有显著的差异，并且肿瘤组织内的变异比正常组织内的变异大得多，据此定出 8 个新甲基化驱动基因。通过进一步功能实验证实了这些驱动基因在肿瘤细胞活动（细胞增殖、生长、迁移）中发挥关键作用。最后，作者还揭示了 ncRNA 及其宿主基因共享的表观遗传控制以及检测到可以驱动表观遗传学失调基因表达的一组转录因子调节因子。在未来，高精度、系统全面的多组学整合测序技术（基因组、转录组、表观组、蛋白组、代谢组、单细胞转录组及空间组等）将为探究表观修饰动态的分子机制提供坚实的技术支撑，有望推动新基因肿瘤标志物的发现，有助于发展一些新的治疗策略。人工智能技术，如机器学习和深度学习，目前的进展也十分瞩目，这为实现整合大组学数据的多模态分析提供了有力保障。这也提醒生物医学专家，生物信息学专家及临床专家要深化合作，专业知识的高度整合无疑是一个跨学科的研究领域，将为深入解析 DNA 甲基化在癌症中的作用机制提供机会，也为癌症有效医药研发提供可能性。当然，多组学整合分析，如 DNA-seq、RNA-seq、代谢组学、甲基组学和微生物组学，也面临着一些挑战，包括不同组学变量整合起来造成高维性的增加，高阶相互作用分析的复杂性以及变量异质性。这就要求分析人员开发一些有效的整合分析策略，用合理的算法进行数据处理、质量评估、过滤及去除批次效应等，降维及恰当地交互分析。通过研究策略及分析技术的进一步提升及优化，DNA 甲基化与疾病发生的生物学基本问题将会逐步得到解决。

拓展阅读

[1] Lujambio A, Portela A, Liz J, et al. CpG island hypermethylation-associated silencing of non-coding RNAs transcribed from ultraconserved regions in human cancer. Oncogene, 2010, 29 (48): 6390 – 6401.

[2] Meissner A, Mikkelsen TS, Gu H, et al. Genome-scale DNA methylation maps of pluripotent and differentiated cells. Nature, 2008, 454 (7205): 766 – 770.

[3] Zemach A, McDaniel IE, Silva P, et al. Genome-wide evolutionary analysis of eukaryotic DNA methylation. Science, 2010, 328 (5980): 916 – 919.

[4] Sérandour AA, Avner S, Percevault F, et al. Epigenetic switch involved in activation of pioneer factor FOXA1-dependent enhancers. Genome Res, 2011, 21 (4): 555 – 565.

[5] Janulaitis A, Klimasauskas S, Petrusyte M, et al. Cytosine modification in DNA by BcnI methylase yields N4 – methylcytosine. FEBS Lett, 1983, 161 (1): 131 – 134.

[6] Maunakea AK, Nagarajan RP, Bilenky M, et al. Conserved role of intragenic DNA methylation in regulating alternative promoters. Nature, 2010, 466 (7303): 253 – 257.

[7] Arai E, Kanai Y, Ushijima S, et al. Regional DNA hypermethylation and DNA methyltransferase (DNMT) 1 protein overexpression in both renal tumors and corresponding nontumorous renal tissues. Int J Cancer, 2006, 119 (2): 288 – 296.

[8] Arber W. DNA modification and restriction. Prog Nucleic Acid Res Mol Biol, 1974, 14: 1 – 37.

[9] Baylin SB, Ohm JE. Epigenetic gene silencing in cancer—a mechanism for early oncogenic pathway addiction? Nat Rev Cancer, 2006, 6 (2): 107 – 116.

[10] Bestor T, Laudano A, Mattaliano R, et al. Cloning and sequencing of a cDNA encoding DNA methyltransferase of mouse cells. J Mol Biol, 1988, 203 (4): 971 – 983.

[11] Bestor TH, Gundersen G, Kolstø AB, et al. CpG islands in mammalian gene promoters are inherently resistant to de novo methylation. Genet Anal Tech Appl, 1992, 9 (2): 48 – 53.

[12] Bheemanaik S, Reddy YV, Rao DN. Structure, function and mechanism of exocyclic DNA methyltransferases. Biochem J, 2006, 399 (2): 177 – 190.

[13] Cadieux B, Ching TT, VandenBerg SR, et al. Genome-wide hypomethylation in human glioblastomas associated with specific copy number alteration, methylenetetrahydrofolate reductase allele status, and increased proliferation. Cancer Res, 2006, 66 (17): 8469 – 8476.

［14］ Cao X, Jacobsen SE. Role of the arabidopsis DRM methyltransferases in de novo DNA methylation and gene silencing. Curr Biol, 2002, 12（13）: 1138 –1144.

［15］ Cokus SJ, Feng S, Zhang X, et al. Shotgun bisulphite sequencing of the Arabidopsis genome reveals DNA methylation patterning. Nature, 2008, 452（7184）: 215 –219.

［16］ Hodges E, Smith AD, Kendall J, et al. High definition profiling of mammalian DNA methylation by array capture and single molecule bisulfite sequencing. Genome Res, 2009, 19（9）: 1593 – 1605.

［17］ Fu Y, Luo GZ, Chen K, et al. N6 – methyldeoxyadenosine marks active transcription start sites in Chlamydomonas. Cell, 2015, 161（4）: 879 –892.

［18］ Greer EL, Blanco MA, Gu L, et al. DNA Methylation on N6 – Adenine in C. elegans. Cell, 2015, 161（4）: 868 –878.

［19］ Han W, Cauchi S, Herman JG, et al. DNA methylation mapping by tag-modified bisulfite genomic sequencing. Anal Biochem, 2006, 355（1）: 50 –61.

［20］ Herman JG, Merlo A, Mao L, et al. Inactivation of the CDKN2/p16/MTS1 gene is frequently associated with aberrant DNA methylation in all common human cancers. Cancer Res, 1995, 55（20）: 4525 –4530.

［21］ Hermann A, Gowher H, Jeltsch A. Biochemistry and biology of mammalian DNA methyltransferases. Cell Mol Life Sci, 2004, 61（19/20）: 2571 –2587.

［22］ Holliday R, Pugh JE. DNA modification mechanisms and gene activity during development. Science, 1975, 187（4173）: 226 –232.

［23］ Hotchkiss RD. The quantitative separation of purines, pyrimidines, and nucleosides by paper chromatography. J Biol Chem, 1948, 175（1）: 315 –332.

［24］ Okamura K, Matsumoto KA, Nakai K. Gradual transition from mosaic to global DNA methylation patterns during deuterostome evolution. BMC Bioinformatics, 2010, 11（Suppl 7）: S2.

［25］ Kumar S, Karmakar BC, Nagarajan D, et al. N4 – cytosine DNA methylation regulates transcription and pathogenesis in Helicobacter pylori. Nucleic Acids Res, 2018, 46（7）: 3429 –3445.

［26］ Kuo KC, McCune RA, Gehrke CW, et al. Quantitative reversed-phase high performance liquid chromatographic determination of major and modified deoxyribonucleosides in DNA. Nucleic Acids Res, 1980, 8（20）: 4763 –4776.

［27］ Yang L, Chen Z, Stout ES, et al. Methylation of a CGATA element inhibits binding and regulation by GATA – 1. Nat Commun, 2020, 11（1）: 2560.

［28］ Ma DK, Guo JU, Ming GL, et al. DNA excision repair proteins and Gadd45 as molecular players for active DNA demethylation. Cell Cycle, 2009, 8（10）: 1526 –1531.

［29］ Niculescu MD. Nutritional epigenetics. ILAR J, 2012, 53（3/4）: 270 –278.

［30］ Illingworth R, Kerr A, Desousa D, et al. A novel CpG island set identifies tissue-specific methylation at developmental gene loci. PLoS Biol, 2008, 6（1）: e22.

［31］ Illingworth RS, Gruenewald-Schneider U, Webb S, et al. Orphan CpG islands identify numerous conserved promoters in the mammalian genome. PLoS Genet, 2010, 6（9）: e1001134.

［32］ Reik W, Dean W, Walter J. Epigenetic reprogramming in mammalian development. Science,

2001, 293 (5532): 1089 - 1093.

[33] Reik W, Walter J. Genomic imprinting: parental influence on the genome. Nat Rev Genet, 2001, 2 (1): 21 - 32.

[34] Riggs AD. X inactivation, differentiation, and DNA methylation. Cytogenet Cell Genet, 1975, 14 (1): 9 - 25.

[35] Robertson KD, Jones PA. The human ARF cell cycle regulatory gene promoter is a CpG island which can be silenced by DNA methylation and down-regulated by wild-type p53. Mol Cell Biol, 1998, 18 (11): 6457 - 6473.

[36] Robertson KD. DNA methylation, methyltransferases, and cancer. Oncogene, 2001, 20 (24): 3139 - 3155.

[37] Shukla S, Kavak E, Gregory M, et al. CTCF-promoted RNA polymerase II pausing links DNA methylation to splicing. Nature, 2011, 479 (7371): 74 - 79.

[38] Sánchez-Romero MA, Cota I, Casadesús J. DNA methylation in bacteria: from the methyl group to the methylome. Curr Opin Microbiol, 2015, 25: 9 - 16.

[39] Sharma S, Kelly TK, Jones PA. Epigenetics in cancer. Carcinogenesis, 2010, 31 (1): 27 - 36.

[40] Stroud H, Greenberg MV, Feng S, et al. Comprehensive analysis of silencing mutants reveals complex regulation of the Arabidopsis methylome. Cell, 2013, 152 (1/2): 352 - 364.

[41] Mikkelsen TS, Hanna J, Zhang X, et al. Dissecting direct reprogramming through integrative genomic analysis. Nature, 2008, 454 (7200): 49 - 55.

[42] Uhlmann K, Rohde K, Zeller C, et al. Distinct methylation profiles of glioma subtypes. Int J Cancer, 2003, 106 (1): 52 - 59.

[43] Vanyushin BF, Belozersky AN, Kokurina NA, et al. 5 - methylcytosine and 6 - methylamino-purine in bacterial DNA. Nature, 1968, 218 (5146): 1066 - 1067.

[44] Wyatt GR. Occurrence of 5 - methylcytosine in nucleic acids. Nature, 1950, 166 (4214): 237 - 238.

[45] Xiao CL, Zhu S, He M, et al. N6 - Methyladenine DNA Modification in the Human Genome. Mol Cell, 2018, 71 (2): 306 - 318. e7.

[46] Wang Y, Jorda M, Jones PL, et al. Functional CpG methylation system in a social insect. Science, 2006, 314 (5799): 645 - 647.

[47] Yin LJ, Zhang Y, Lv PP, et al. Insufficient maintenance DNA methylation is associated with abnormal embryonic development. BMC Med, 2012, 10: 26.

[48] Zhang G, Huang H, Liu D, et al. N6 - methyladenine DNA modification in Drosophila. Cell, 2015, 161 (4): 893 - 906.

[49] Zhang N. Epigenetic modulation of DNA methylation by nutrition and its mechanisms in animals. Anim Nutr, 2015, 1 (3): 144 - 151.

[50] 杨林林, 蒋涛, 隋亚鑫, 等. 标记免疫分析与临床, 2020, 27 (5): 898 - 904.

[51] 樊代明. 整合肿瘤学·基础卷. 西安: 世界图书出版西安有限公司, 2021.

[52] Almomani SN, Alsaleh AA, Weeks RJ, et al. Identification and validation of DNA methylation changes in pre-eclampsia. Placenta, 2021, 110: 16 - 23.

[53] Andersen GB, Tost J. A Summary of the biological processes, disease-associated changes, and clinical applications of DNA methylation. Methods Mol Biol, 2018, 1708: 3-30.

[54] Auclair G, Weber M. Mechanisms of DNA methylation and demethylation in mammals. Biochimie, 2012, 94 (11): 2202-2211.

[55] Maenohara S, Unoki M, Toh H, et al. Role of UHRF1 in de novo DNA methylation in oocytes and maintenance methylation in preimplantation embryos. PLoS Genet, 2017, 13 (10): e1007042.

[56] Denis H, Ndlovu MN, Fuks F. Regulation of mammalian DNA methyltransferases: a route to new mechanisms. EMBO Rep, 2011, 12 (7): 647-656.

[57] Elhamamsy AR. DNA methylation dynamics in plants and mammals: overview of regulation and dysregulation. Cell Biochem Funct, 2016, 34 (5): 289-298.

[58] Hernandez Cordero AI, Yang CX, Obeidat M, et al. DNA methylation is associated with airflow obstruction in patients living with HIV. Thorax, 2021, 76 (5): 448-455.

[59] Hsu W, Mercado AT, Hsiao G, et al. Detection and discrimination of maintenance and de novo CpG methylation events using Methyl Break. Biosens Bioelectron, 2017, 91: 658-663.

[60] Inoue F, Sone K, Toyohara Y, et al. Targeting epigenetic regulators for endometrial cancer therapy: its molecular biology and potential clinical applications. Int J Mol Sci, 2021, 22 (5): 2305.

[61] Kadayifci FZ, Zheng S, Pan YX. Molecular mechanisms underlying the link between diet and DNA methylation. Int J Mol Sci, 2018, 19 (12): 4055.

[62] Koch A, Joosten SC, Feng Z, et al. Analysis of DNA methylation in cancer: location revisited. Nat Rev Clin Oncol, 2018, 15 (7): 459-466.

[63] Kondo Y. Epigenetic cross-talk between DNA methylation and histone modifications in human cancers. Yonsei Med J, 2009, 50 (4): 455-463.

[64] Li E. Chromatin modification and epigenetic reprogramming in mammalian development. Nat Rev Genet, 2002, 3 (9): 662-673.

[65] Li W, Guo L, Tang W, et al. Identification of DNA methylation biomarkers for risk of liver metastasis in early-stage colorectal cancer. Clin Epigenetics, 2021, 13 (1): 126.

[66] Liu L, Chen Y, Liu T, et al. Genome-wide DNA methylation profiling and gut flora analysis in intestinal polyps patients. Eur J Gastroenterol Hepatol, 2021, 33 (8): 1071-1081.

[67] Liu P, Zhang J, Du D, et al. Altered DNA methylation pattern reveals epigenetic regulation of Hox genes in thoracic aortic dissection and serves as a biomarker in disease diagnosis. Clin Epigenetics, 2021, 13 (1): 124.

[68] Lu H, Liu X, Deng Y, et al. DNA methylation, a hand behind neurodegenerative diseases. Front Aging Neurosci, 2013, 5: 85.

[69] Lu J, Huang Y, Zhang X, et al. Noncoding RNAs involved in DNA methylation and histone methylation, and acetylation in diabetic vascular complications. Pharmacol Res, 2021, 170: 105520.

[70] Miousse IR, Kutanzi KR, Koturbash I. Effects of ionizing radiation on DNA methylation: from experimental biology to clinical applications. Int J Radiat Biol, 2017, 93 (5): 457-469.

[71] Page CM, Djordjilović V, Nøst TH, et al. Lifetime Ultraviolet Radiation Exposure and DNA

Methylation in Blood Leukocytes: The Norwegian Women and Cancer Study. Sci Rep, 2020, 10 (1): 4521.

[72] Sato S, Maekawa R, Yamagata Y, et al. Identification of uterine leiomyoma-specific marker genes based on DNA methylation and their clinical application. Sci Rep, 2016, 6: 30652.

[73] Sceusi EL, Loose DS, Wray CJ. Clinical implications of DNA methylation in hepatocellular carcinoma. HPB (Oxford), 2011, 13 (6): 369 – 376.

[74] Schröder R, Illert AL, Erbes T, et al. The epigenetics of breast cancer—Opportunities for diagnostics, risk stratification and therapy. Epigenetics, 2021: 1 – 13.

[75] Seong HJ, Han SW, Sul WJ. Prokaryotic DNA methylation and its functional roles. J Microbiol, 2021, 59 (3): 242 – 248.

[76] Tian R, Lv Y, Yang X, et al. DNA methyltransferase 1 inhibits O6 – methylguanine-DNAmethyl-transferase-mediated cell growth and metastasis of hypopharyngeal squamous carcinoma. Arch Oral Biol, 2021, 128: 105160.

[77] Willmer T, Johnson R, Louw J, et al. Blood-Based DNA Methylation Biomarkers for Type 2 Diabetes: Potential for Clinical Applications. Front Endocrinol (Lausanne), 2018, 9: 744.

[78] Yarychkivska O, Shahabuddin Z, Comfort N, et al. BAH domains and a histone-like motif in DNA methyltransferase 1 (DNMT1) regulate de novo and maintenance methylation in vivo. J Biol Chem, 2018, 293 (50): 19466 – 19475.

[79] Yi JM. DNA Methylation Change Profiling of Colorectal Disease: Screening towards Clinical Use. Life Basel, 2021, 11 (5): 412.

[80] Pensold D, Zimmer-Bensch G. DNMT1-dependent regulation of cortical interneuron function and survival. Neural Regen Res, 2021, 16 (12): 2405 – 2406.

[81] Baylin SB, Herman JG, Graff JR, et al. Alterations in DNA methylation: a fundamental aspect of neoplasia. Adv Cancer Res, 1998, 72: 141 – 196.

[82] Jones PA, Laird PW. Cancer epigenetics comes of age. Nat Genet, 1999, 21 (2): 163 – 167.

[83] Cooper DN, Krawczak M. Cytosine methylation and the fate of CpG dinucleotides in vertebrate genomes. Hum Genet, 1989, 83 (2): 181 – 188.

[84] Yoder JA, Walsh CP, Bestor TH. Cytosine methylation and the ecology of intragenomic parasites. Trends Genet, 1997, 13 (8): 335 – 340.

[85] Colot V, Rossignol JL. Eukaryotic DNA methylation as an evolutionary device. Bioessays, 1999, 21 (5): 402 – 411.

[86] Montagna M, Santacatterina M, Torri A, et al. Identification of a 3 kb Alu-mediated BRCA1 gene rearrangement in two breast/ovarian cancer families. Oncogene, 1999, 18 (28): 4160 – 4165.

[87] Kazazian HH Jr, Moran JV. The impact of L1 retrotransposons on the human genome. Nat Genet, 1998, 19 (1): 19 – 24.

[88] Kochanek S, Renz D, Doerfler W. Transcriptional silencing of human Alu sequences and inhibition of protein binding in the box B regulatory elements by 5' – CG – 3' methylation. FEBS Lett, 1995, 360 (2): 115 – 120.

[89] Chen RZ, Pettersson U, Beard C, et al. DNA hypomethylation leads to elevated mutation rates. Nature, 1998, 395 (6697): 89 – 93.

[90] Walsh CP, Chaillet JR, Bestor TH. Transcription of IAP endogenous retroviruses is constrained by cytosine methylation. Nat Genet, 1998, 20 (2): 116-117.

[91] O'Neill RJ, O'Neill MJ, Graves JA. Undermethylation associated with retroelement activation and chromosome remodelling in an interspecific mammalian hybrid. Nature, 1998, 393 (6680): 68-72.

[92] Florl AR, Löwer R, Schmitz-Dräger BJ, et al. DNA methylation and expression of LINE-1 and HERV-K provirus sequences in urothelial and renal cell carcinomas. Br J Cancer, 1999, 80 (9): 1312-1321.

[93] Grassi M, Girault JM, Wang WP, et al. Metastatic rat carcinoma cells express a new retrotransposon. Gene, 1999, 233 (1/2): 59-66.

[94] Puget N, Torchard D, Serova-Sinilnikova OM, et al. A 1-kb Alu-mediated germ-line deletion removing BRCA1 exon 17. Cancer Res, 1997, 57 (5): 828-831.

[95] Rouyer F, Simmler MC, Page DC, et al. A sex chromosome rearrangement in a human XX male caused by Alu-Alu recombination. Cell, 1987, 51 (3): 417-425.

[96] Small K, Iber J, Warren ST. Emerin deletion reveals a common X-chromosome inversion mediated by inverted repeats. Nat Genet, 1997, 16 (1): 96-99.

[97] Hsieh CL, Lieber MR. CpG methylated minichromosomes become inaccessible for V (D) J recombination after undergoing replication. EMBO J, 1992, 11 (1): 315-325.

[98] Pàldi A, Gyapay G, Jami J. Imprinted chromosomal regions of the human genome display sex-specific meiotic recombination frequencies. Curr Biol, 1995, 5 (9): 1030-1035.

[99] Miniou P, Jeanpierre M, Blanquet V, et al. Abnormal methylation pattern in constitutive and facultative (X inactive chromosome) heterochromatin of ICF patients. Hum Mol Genet, 1994, 3 (12): 2093-2102.

[100] Ji W, Hernandez R, Zhang XY, et al. DNA demethylation and pericentromeric rearrangements of chromosome 1. Mutat Res, 1997, 379 (1): 33-41.

[101] Jones PL, Veenstra GJ, Wade PA, et al. Methylated DNA and MeCP2 recruit histone deacetylase to repress transcription. Nat Genet, 1998, 19 (2): 187-191.

[102] Nan X, Ng HH, Johnson CA, et al. Transcriptional repression by the methyl-CpG-binding protein MeCP2 involves a histone deacetylase complex. Nature, 1998, 393 (6683): 386-389.

[103] Tate PH, Bird AP. Effects of DNA methylation on DNA-binding proteins and gene expression. Curr Opin Genet Dev, 1993, 3 (2): 226-231.

[104] Lewis JD, Meehan RR, Henzel WJ, et al. Purification, sequence, and cellular localization of a novel chromosomal protein that binds to methylated DNA. Cell, 1992, 69 (6): 905-914.

[105] Wakefield RI, Smith BO, Nan X, et al. The solution structure of the domain from MeCP2 that binds to methylated DNA. J Mol Biol, 1999, 291 (5): 1055-1065.

[106] Nan X, Campoy FJ, Bird A. MeCP2 is a transcriptional repressor with abundant binding sites in genomic chromatin. Cell, 1997, 88 (4): 471-481.

[107] Amir RE, Van den Veyver IB, Wan M, et al. Rett syndrome is caused by mutations in X-linked MECP2, encoding methyl-CpG-binding protein 2. Nat Genet, 1999, 23 (2): 185-188.

[108] Kaludov NK, Wolffe AP. MeCP2 driven transcriptional repression in vitro: selectivity for

methylated DNA, action at a distance and contacts with the basal transcription machinery. Nucleic Acids Res, 2000, 28 (9): 1921 – 1928.

[109] Nan X, Tate P, Li E, Bird A. DNA methylation specifies chromosomal localization of MeCP2. Mol Cell Biol, 1996, 16 (1): 414 – 421.

[110] Chandler SP, Guschin D, Landsberger N, et al. The methyl-CpG binding transcriptional repressor MeCP2 stably associates with nucleosomal DNA. Biochemistry, 1999, 38 (22): 7008 – 7018.

[111] Buschhausen G, Wittig B, Graessmann M, et al. Chromatin structure is required to block transcription of the methylated herpes simplex virus thymidine kinase gene. Proc Natl Acad Sci USA, 1987, 84 (5): 1177 – 1181.

[112] Kass SU, Landsberger N, Wolffe AP. DNA methylation directs a time-dependent repression of transcription initiation. Curr Biol, 1997, 7 (3): 157 – 165.

[113] Wade PA, Gegonne A, Jones PL, et al. Mi-2 complex couples DNA methylation to chromatin remodelling and histone deacetylation. Nat Genet, 1999, 23 (1): 62 – 66.

[114] Ng HH, Zhang Y, Hendrich B, et al. MBD2 is a transcriptional repressor belonging to the MeCP1 histone deacetylase complex. Nat Genet, 1999, 23 (1): 58 – 61.

[115] Tse C, Sera T, Wolffe AP, et al. Disruption of higher-order folding by core histone acetylation dramatically enhances transcription of nucleosomal arrays by RNA polymerase III. Mol Cell Biol, 1998, 18 (8): 4629 – 4638.

[116] Ng HH, Jeppesen P, Bird A. Active repression of methylated genes by the chromosomal protein MBD1. Mol Cell Biol, 2000, 20 (4): 1394 – 1406.

[117] Fujita N, Takebayashi S, Okumura K, et al. Methylation-mediated transcriptional silencing in euchromatin by methyl-CpG binding protein MBD1 isoforms. Mol Cell Biol, 1999, 19 (9): 6415 – 6426.

[118] Fuks F, Burgers WA, Brehm A, et al. DNA methyltransferase Dnmt1 associates with histone deacetylase activity. Nat Genet, 2000, 24 (1): 88 – 91.

[119] Jeddeloh JA, Stokes TL, Richards EJ. Maintenance of genomic methylation requires a SWI2/SNF2-like protein. Nat Genet, 1999, 22 (1): 94 – 97.

[120] Lister R, O' Malley RC, Tonti-Filippini J, et al. Highly integrated single-base resolution maps of the epigenome in Arabidopsis. Cell, 2008, 133 (3): 523 – 536.

[121] Meissner A, Gnirke A, Bell GW, et al. Reduced representation bisulfite sequencing for comparative high-resolution DNA methylation analysis. Nucleic Acids Res, 2005, 33 (18): 5868 – 5877.

[122] Miura F, Enomoto Y, Dairiki R, et al. Amplification-free whole-genome bisulfite sequencing by post-bisulfite adaptor tagging. Nucleic Acids Res, 2012, 40 (17): e136.

[123] Kobayashi H, Sakurai T, Imai M, et al. Contribution of intragenic DNA methylation in mouse gametic DNA methylomes to establish oocyte-specific heritable marks. PLoS Genet, 2012, 8 (1): e1002440.

[124] Chen G, Sharpe AL, Gallagher P, et al. Signatures of tunable superconductivity in a trilayer graphene moiré superlattice. Nature, 2019, 572 (7768): 215 – 219.

［125］Lister R, Pelizzola M, Dowen RH, et al. Human DNA methylomes at base resolution show widespread epigenomic differences. Nature, 2009, 462 (7271): 315 – 322.

［126］Smith ZD, Gu H, Bock C, et al. High-throughput bisulfite sequencing in mammalian genomes. Methods, 2009, 48 (3): 226 – 232.

［127］Xi Y, Li W. BSMAP: whole genome bisulfite sequence MAPping program. BMC Bioinformatics, 2009, 10: 232.

［128］Booth MJ, Branco MR, Ficz G, et al. Quantitative sequencing of 5-methylcytosine and 5-hydroxymethylcytosine at single-base resolution. Science, 2012, 336 (6083): 934 – 937.

［129］Yu M, Hon GC, Szulwach KE, et al. Base-resolution analysis of 5-hydroxymethylcytosine in the mammalian genome. Cell, 2012, 149 (6): 1368 – 1380.

［130］Fouse SD, Nagarajan RO, Costello JF. Genome-scale DNA methylation analysis. Epigenomics, 2010, 2 (1): 105 – 117.

［131］Hu M, Yao J, Cai L, et al. Distinct epigenetic changes in the stromal cells of breast cancers. Nat Genet, 2005, 37 (8): 899 – 905.

［132］Bloushtain-Qimron N, Yao J, Snyder EL, et al. Cell type-specific DNA methylation patterns in the human breast. Proc Natl Acad Sci USA, 2008, 105 (37): 14076 – 14081.

［133］Khulan B, Thompson RF, Ye K, et al. Comparative isoschizomer profiling of cytosine methylation: the HELP assay. Genome Res, 2006, 16 (8): 1046 – 1055.

［134］Down TA, Rakyan VK, Turner DJ, et al. A Bayesian deconvolution strategy for immunoprecipitation-based DNA methylome analysis. Nat Biotechnol, 2008, 26 (7): 779 – 785.

［135］Rauch TA, Zhong X, Wu X, et al. High-resolution mapping of DNA hypermethylation and hypomethylation in lung cancer. Proc Natl Acad Sci USA, 2008, 105 (1): 252 – 257.

［136］Wu H, Zhang Y. Reversing DNA methylation: mechanisms, genomics, and biological functions. Cell, 2014, 156 (1/2): 45 – 68.

［137］Wang RY, Ehrlich M. 5-methyl-dCTP deaminase induced by bacteriophage XP-12. J Virol, 1982, 42 (1): 42 – 48.

［138］Robertson KD. DNA methylation and human disease. Nat Rev Genet, 2005, 6 (8): 597 – 610.

［139］Izzo LT, Affronti HC, Wellen KE. The Bidirectional Relationship Between Cancer Epigenetics and Metabolism. Annu Rev Cancer Biol, 2021, 5 (1): 235 – 257.

［140］Wong CC, Qian Y, Yu J. Interplay between epigenetics and metabolism in oncogenesis: mechanisms and therapeutic approaches. Oncogene, 2017, 36 (24): 3359 – 3374.

［141］Cao J, Yan Q. Cancer Epigenetics, Tumor Immunity, and Immunotherapy. Trends Cancer, 2020, 6 (7): 580 – 592.

［142］Topper MJ, Vaz M, Marrone KA, et al. The emerging role of epigenetic therapeutics in immuno-oncology. Nat Rev Clin Oncol, 2020, 17 (2): 75 – 90.

［143］Darwiche N. Epigenetic mechanisms and the hallmarks of cancer: an intimate affair. Am J Cancer Res, 2020, 10 (7): 1954 – 1978.

［144］Lee DD, Komosa M, Nunes NM, et al. DNA methylation of the TERT promoter and its impact on human cancer. Curr Opin Genet Dev, 2020, 60: 17 – 24.

［145］Alhosin M, Sharif T, Mousli M, et al. Down-regulation of UHRF1, associated with re-expression of tumor suppressor genes, is acommon feature of natural compoundsexhibiting anti-cancer properties. J Exp Clin Cancer Res, 2011, 30 (1): 41.

[146] Alhosin M, Omran Z, Zamzami MA, et al. Signalling pathways in UHRF1-dependenregulation of tumor suppressor genes in cancer. J Exp Clin Cancer Res, 2016, 35 (1): 174.

[147] Butler LM, Dobrovic A, Bianco T, et al. Promoter region methylation does not account for the frequent loss of expression of the Fas gene in colorectal carcinoma. Br J Cancer, 2000, 82 (1): 131 - 135.

[148] Chen XY, Xiang HJ, Yu SY, et al. Research progress in the role and mechanism of Cadherin-11 in different diseases. J Cancer, 2021, 12 (4): 1190 - 1199.

[149] Decock A, Ongenaert M, Vandesompele J, et al. Neuroblastoma epigenetics: From candidate geneapproaches to genome-wide screenings. Epigenetics, 2011, 6 (8): 962 - 970.

[150] Hayslip J, Montero A. Tumor suppressor gene methylation in follicular lymphoma: a comprehensive review. Mol Cancer, 2006, 5: 44.

[151] Keshet I, Schlesinger Y, Farkash S, et al. Evidence for an instructive mechanism of de novo methylation in cancer cells. Nat Genet, 2006, 38 (2): 149 - 153.

[152] Kiss NB, Kogner P, Johnsen JI, et al. Quantitative global and gene-specific promoter methylation in relation to biological properties of neuroblastomas. BMC Med Genet, 2012, 13: 83.

[153] Jin SG, Xiong WY, Wu XW, et al. The DNA methylation landscape of human melanoma. Genomics, 2015, 106 (6): 322 - 330.

[154] Le X, Mu JH, Peng WY, et al. DNA methylation downregulated ZDHHC1 suppresses tumor growth by altering cellular metabolism and inducing oxidative/ER stress-mediated apoptosis and pyroptosis. Theranostics, 2020, 10 (21): 9495 - 9511.

[155] Llinàs-Arias P, Esteller M. Epigenetic inactivation of tumour suppressor coding and non-coding genes in human cancer: an update. Open Biol, 2017, 7 (9): 170152.

[156] Mamo M, Ye IC, DiGiacomo JW, et al. Hypoxia alters the response to Anti-EGFR therapy by regulating EGFR expression and downstream signaling in a DNA methylation-specific and HIF-dependent manner. Cancer Res, 2020, 80 (22): 4998 - 5010.

[157] Markopoulos GS, Roupakia E, Marcu KB, et al. Epigenetic regulation of inflammatory cytokine-induced epithelial-to-mesenchymal cell transition and cancer stem cell generation. Cells, 2019, 8 (10): 1143.

[158] Miyakuni K, Nishida J, Koinuma D, et al. Genome-wide analysis of DNA methylation identifies the apoptosis-related gene UQCRH as a tumor suppressor in renal cancer. Mol Oncol, 2021. DOI: 10. 1002/1878 - 0261.

[159] Montenegro MF, Sánchez-del-Campo L, Fernández-Pérez MP, et al. Targeting the epigenetic machinery of cancer cells. Oncogene, 2015, 34 (2): 135 - 143.

[160] Nakamura M, Shimada K, Konishit N. The role of HRK gene in human cancer. Oncogene, 2008, Suppl 1: S105 - 113.

[161] Nakagawa T, Zhu H, Morishima N, et al. Caspase-12 mediates endoplas-mic-reticulum-specific apoptosis and cytoxicity by amy-loid-beta. Nature, 2000, 403 (6765): 98 - 103. DOI: 10. 1038/47513.

［162］Scorrano L, Oakes SA, Opferman JT, et al. BAX and BAK regulation of endoplasmic reticulum Ca^{2+}: a control point for apoptosis. Science, 2003, 300, 135139.

［163］Soengas, MS, Capodieci P, Polsky D, et al. Inactivation of the apoptosis effector Apaf-1 in malignant melanoma. Nature, 2001, 409 (6817): 207 – 211.

［164］Teitz T, Wei T, Valentine MB, et al. Caspase 8 is deleted or silenced preferentially in childhood neuroblastomas with amplification of MYCN. Nat Med, 2000, 6 (5): 529 – 535.

［165］Teodoridis JM, Strathdee G, Brown R. Epigenetic silencing mediated by CpG island methylation: potential as a therapeutic target and as a biomarker. Drug Resist Updat, 2004, 7 (4/5): 267 – 278.

［166］Yoshikawa H, Matsubara K, Qian GS, et al. SOCS – 1, a negative regulator of the JAK/STAT pathway, is silenced by methylation in human hepatocellular carcinoma and shows growth-suppression activity. Nat Genet, 2001, 28 (1): 29 – 35.

［167］Zöchbauer-Müller S, Fong KM, Virmani AK, et al. Aberrant promoter methylation of multiple genes in non-small cell lung cancers. Cancer Res, 2003, 107 (3): 341 – 345.

［168］Ateeq B, Unterberger A, Szyf M, et al. Pharmacological inhibition of DNA methylation induces proinvasive and prometastatic genes in vitro and in vivo. Neoplasia, 2008, 10 (3): 266 – 278.

［169］Bin Y, Ding Y, Xiao WS, et al. RASSF1A: A promising target for the diagnosis and treatment of cancer. Clin Chim Acta, 2020, 504: 98 – 108.

［170］Casalino L, Verde P. Multifaceted Roles of DNA Methylation in Neoplastic Transformation, from Tumor Suppressors to EMT and Metastasis. Genes (Basel), 2020, 11 (8): 922.

［171］Cavallaro U, Christofori G. Multitasking in tumor progression: signaling functions of cell adhesion molecules. Ann NY Acad Sci, 2004, 1014: 58 – 66.

［172］Chatterjee A, Rodger EJ, Eccles MR. Epigenetic drivers of tumourigenesis and cancer metastasis. Semin Cancer Biol, 2018, 51: 149 – 159.

［173］Carmona FJ, Davalos V, Vidal E, et al. A comprehensive DNA methylation profile of epithelial-to-mesenchymal transition. Cancer Res, 2014, 74 (19): 5608 – 5619.

［174］Cardenas H, Vieth E, Lee J, et al. TGF-beta induces global changes in DNA methylation during the epithelial-to-mesenchymal transition in ovarian cancer cells. Epigenetics, 2014, 9 (11): 1461 – 1472.

［175］Chatterjee A, Stockwell PA, Rodger EJ, et al. scan_ tcga tools for integrated epigenomic and transcriptomic analysis of tumor subgroups. Epigenomics, 2016, 8 (10): 1315 – 1330.

［176］Ell B, Kang Y. Transcriptional control of cancer metastasis. Trends Cell Biol, 2013, 23 (12): 603 – 611.

［177］Gkountela S, Castro-Giner F, Szczerba BM, et al. Circulating Tumor Cell Clustering Shapes DNA Methylation to Enable Metastasis Seeding. Cell, 2019, 176 (1/2): 98 – 112. e14.

［178］Li J, Li Y, Li W, et al. Guide Positioning Sequencing identifies aberrant DNA methylation patterns that alter cell identity and tumor-immune surveillance networks. Genome Res, 2019, 29 (2): 270 – 280.

［179］Li Z, Wang D, Lu J, et al. Methylation of EZH2 by PRMT1 regulates its stability and promotes breast cancer metastasis. Cell Death Differ, 2020, 27 (12): 3226 – 3242.

［180］Ortega MA, Poirion O, Zhu X, et al. Using single-cell multiple omics approaches to resolve tumor heterogeneity. Clin Transl Med, 2017, 6（1）: 46.

［181］Rodger EJ, Chatterjee A, Stockwell PA, et al. Characterisation of DNA methylation changes in EBF3 and TBC1D16 associated with tumour progression and metastasis in multiple cancer types. Clin Epigenetics, 2019, 11（1）: 114.

［182］Shukeir N, Pakneshan P, Chen G, et al. Alteration of the methylation status of tumor-promoting genes decreases prostate cancer cell invasiveness and tumorigenesis in vitro and in vivo. Cancer Res, 2006, 66（18）: 9202 - 9210.

［183］Smith J, Sen S, Weeks RJ, et al. Promoter DNA Hypermethylation and Paradoxical Gene Activation. Trends Cancer, 2020, 6（5）: 392 - 406.

［184］Song MA, Tiirikainen M, Kwee S, et al. Elucidating the landscape of aberrant DNA methylation in hepatocellular carcinoma. PLoS One, 2013, 8（2）: e55761.

［185］Stefanska B, Huang J, Bhattacharyya B, et al. Definition of the landscape of promoter DNA hypomethylation in liver cancer. Cancer Res, 2011, 71（17）: 5891 - 5903.

［186］Teng IW, Hou PC, Lee KD, et al. Targeted methylation of two tumor suppressor genes is sufficient to transform mesenchymal stem cells into cancer stem/initiating cells. Cancer Res, 2011, 71（13）: 4653 - 4663.

［187］Vizoso M, Ferreira HJ, Lopez-Serra P, et al. Epigenetic activation of a cryptic TBC1D16 transcript enhances melanoma progression by targeting EGFR. Nat Med, 2015, 21（7）: 741 - 750.

［188］Wang L, Zhao Z, Meyer MB, et al. CARM1 Methylates Chromatin Remodeling Factor BAF155 to Enhance Tumor Progression and Metastasis. Cancer Cell, 2016, 30（1）: 179 - 180.

［189］Wang WL, Ding BS, Lou WY, et al. Promoter hypomethylation and miR - 145 - 5p downregulation- mediated HDAC11 overexpression promotes sorafenib resistance and metastasis of hepatocellular carcinoma cells. Front Cell Dev Biol, 2020, 8: 724.

［190］Yegnasubramanian S, Kowalski J, Gonzalgo ML, et al. Hypermethylation of CpG islands in primary and metastatic human prostate cancer. Cancer Res, 2004, 64（6）: 1975 - 1986.

［191］樊代明. 整合医学: 理论与实践. 西安: 世界图书出版西安有限公司, 2016.

［192］Chang HC, Cho CY, Hung WC. Downregulation of RECK by promoter methylation correlates with lymph node metastasis in non-small cell lung cancer. Cancer Sci, 2007, 98（2）: 169 - 173.

［193］Cui Y, Li J, Weng L, et al. Regulatory landscape and clinical implication of MBD3 in human malignant glioma. Oncotarget, 2016, 7（49）: 81698 - 81714.

［194］Dimova I, Popivanov G, Djonov V. Angiogenesis in cancer-general pathways and their therapeutic implications. J BUON, 2014, 19（1）: 15 - 21.

［195］Fan TP, Jaggar R, Bicknell R. Controlling the vasculature: angiogenesis, anti-angiogenesis and vascular targeting of gene therapy. Trends Pharmacol Sci, 1995, 16（2）: 57 - 66.

［196］Folkman J. Tumor angiogenesis: therapeutic implications. N Engl J Med, 1971, 285（21）: 1182 - 1186.

［197］Folkman J. Anti-angiogenesis: new concept for therapy of solid tumors. Ann Surg, 1972, 175（3）: 409 - 416.

［198］ Hanahan D, Folkman J. Patterns and emerging mechanisms of the angiogenic switch during tumorigenesis. Cell, 1996, 86 (3): 353 - 364.

［199］ Hegde M, Guruprasad KP, Ramachandra L, et al. Interleukin-6-mediated epigenetic control of the VEGFR2 gene induces disorganized angiogenesis in human breast tumor. J Biol Chem, 2020, 295 (34): 12086 - 12098.

［200］ Kim M, Long TI, Arakawa K, et al. DNA methylation as a biomarker for cardiovascular disease risk. PLoS One, 2010, 5 (3): e9692.

［201］ Kim Y, Nam HJ, Lee J, et al. Methylation-dependent regulation of HIF-1α stability restricts retinal and tumour angiogenesis. Nat Commun, 2016, 7: 10347.

［202］ Lindner DJ, Wu Y, Haney R, et al. Thrombospondin - 1 expression in melanoma is blocked by methylation and targeted reversal by 5 - Aza-deoxycytidine suppresses angiogenesis. Matrix Biol, 2013, 32 (2): 123 - 132.

［203］ Loginov VI, Dmitriev AA, Senchenko VN, et al. Tumor suppressor function of the SEMA3B gene in human lung and renal cancers. PLoS One, 2015, 10 (5): e0123369.

［204］ Patra SK, Bettuzzi S. Epigenetic DNA-methylation regulation of genes coding for lipid raft-associated components: a role for raft proteins in cell transformation and cancer progression. Oncol Rep, 2007, 17 (6): 1279 - 1290.

［205］ Pirola L, Ciesielski O, Balcerczyk A. The methylation status of the epigenome: its emerging role in the regulation of tumor angiogenesis and tumor growth, and potential for drug targeting. Cancers (Basel), 2018, 10 (8): 268.

［206］ Ribatti D, Tamma R. Epigenetic control of tumor angiogenesis. Microcirculation, 2020, 27 (3): e12602.

［207］ Tan HW, Xu YM, Qin SH, et al. Epigenetic regulation of angiogenesis in lung cancer. J Cell Physiol, 2021, 236 (5): 3194 - 3206.

［208］ Tessema M, Yu YY, Stidley CA, et al. Concomitant promoter methylation of multiple genes in lung adenocarcinomas from current, former and never smokers. Carcinogenesis, 2009, 30 (7): 1132 - 1138.

［209］ Yan MS, Matouk CC, Marsden PA. Epigenetics of the vascular endothelium. J Appl Physiol, 2010, 109 (3): 916 - 926.

［210］ Zetter BR. Angiogenesis and tumor metastasis. Annu Rev Med, 1998, 49: 407 - 424.

［211］ 郭梓, 莫朝晖. UHRF1 基因在甲基化调控与血管新生中的作用. 中华医学遗传学杂志, 2020, 37 (2): 200 - 204.

［212］ 王攀, 赵洪林, 任凡, 等. 表观遗传学在恶性肿瘤发生发展和治疗中的新进展. 中国肺癌杂志, 2020, 23 (2): 33 - 42.

［213］ 樊代明. 整合医学: 理论与实践⑦. 西安: 世界图书出版西安有限公司, 2021.

［214］ Almeida A, Kokalj-Vokac N, Lefrancois D, et al. Hypomethylation of classical satellite DNA and chromosome instability in lymphoblastoid cell lines. Hum Genet, 1993, 91 (6): 538 - 546.

［215］ Bian S, Hou Y, Zhou X, et al. Single-cell multiomics sequencing and analyses of human colorectal cancer. Science, 2018, 362 (6418): 1060 - 1063.

［216］ Cai L, Bai H, Duan J, et al. Epigenetic alterations are associated with tumor mutation burden in non-small cell lung cancer. J Immunother Cancer, 2019, 7 (1): 198.

[217] Cruickshanks HA, Vafadar-Isfahani N, Dunican DS, et al. Expression of a large LINE – 1 – driven antisense RNA is linked to epigenetic silencing of the metastasis suppressor gene TFPI – 2 in cancer. Nucleic Acids Res, 2013, 41 (14): 6857 – 6869.

[218] de Boer J, Hoeijmakers JH. Nucleotide excision repair and human syndromes. Carcinogenesis, 2000, 21 (3): 453 – 460.

[219] Eden A, Gaudet F, Waghmare A, et al. Chromosomal instability and tumors promoted by DNA hypomethylation. Science, 2003, 300 (5618): 455.

[220] Esteller M, Herman JG. Cancer as an epigenetic disease: DNA methylation and chromatin alterations in human tumours. J Pathol, 2002, 196 (1): 1 – 7.

[221] El-Osta A. The rise and fall of genomic methylation in cancer. Leukemia, 2004, 18 (2): 233 – 237.

[222] Gaudet F, Hodgson JG, Eden A, et al. Induction of tumors in mice by genomic hypomethylation. Science, 2003, 300 (5618): 489 – 492.

[223] Grady WM, Carethers M. Genomic and epigenetic instability in colorectal cancer pathogenesis. Gastroenterology, 2008, 135 (4): 1079 – 1099.

[224] Hinoue T, Weisenberger DJ, Lange CPE, et al. Genome-scale analysis of aberrant DNA methylation in colorectal cancer. Genome Res, 2012, 22 (2): 271 – 282.

[225] Hitchins MP, Rapkins RW, Kwok CT, et al. Dominantly inherited constitutional epigenetic silencing of MLH1 in a cancer-affected family is linked to a single nucleotide variant within the 5′ UTR. Cancer Cell, 2011, 20 (2): 200 – 213.

[226] Jerónimo C, Bastian PJ, Bjartell A, et al. Epigenetics in prostate cancer: biologic and clinical relevance. Eur Urol, 2011, 60 (4): 753 – 766.

[227] Kim J, Bretz CL, Lee S. Epigenetic instability of imprinted genes in human. Nucleic Acids Res, 2015, 43 (22): 10689 – 10699.

[228] Nishida N, Kudo M, Nishimura T, et al. Unique association between global DNA hypomethylation and chromosomal alterations in human hepatocellular carcinoma. PLoS One, 2013, 8 (9): e72312.

[229] Nowacka-Zawisza M, Wiśnik E. DNA methylation and histone modifications as epigenetic regulation in prostate cancer (Review). Oncol Rep, 2017, 38 (5): 2587 – 2596.

[230] Pfeifer GP. Defining Driver DNA Methylation Changes in Human Cancer. Int J Mol Sci, 2018, 19 (4): 1166.

[231] Sansregret L, Vanhaesebroeck B, Swanton C. Determinants and clinical implications of chromosomal instability in cancer. Nat Rev Clin Oncol, 2018, 15 (3): 139 – 150.

[232] Sato F, Harpaz N, Shibata D, et al. Hypermethylation of the p14 (ARF) gene in ulcerative colitis-associated colorectal carcinogenesis. Cancer Res, 2002, 62 (4): 1148 – 1151.

[233] Tubbs A, Nussenzweig A. Endogenous DNA damage as a source of genomic instability in cancer. Cell, 2017, 168 (4): 644 – 656.

[234] Toyota M, Ahuja A, Suzuki H, et al. Aberrant methylation in gastric cancer associated with the CpG island methylator phenotype. Cancer Res, 1999, 59 (21): 5438 – 5442.

［235］You JS, Jones PA. Cancer genetics and epigenetics: two sides of the same coin? Cancer Cell, 2012, 22 (1): 9 – 20.

［236］Zouridis H, Deng N, Ivanovaet T, et al. Methylation subtypes and large-scale epigenetic alterations in gastric cancer. Sci Transl Med, 2012, 4 (156): 156ra140.

［237］白坚石, 何忠效. DNA 甲基化作用对细胞癌变的影响. 生理科学进展, 2000, 31 (1): 50 – 52.

［238］Chan AO-O, Lam S-K., Wong BC-Y. et al. Promoter methylation of E-cadherin gene in gastric mucosa associated with Helicobacter pylori infection and in gastric cancer. Gut, 2003, 52: 502 – 506.

［239］Ernst PB, Gold BD. The disease spectrum of Helicobacter pylori: the immunopathogenesis of gastroduodenal ulcer and gastric cancer. Annu Rev Microbiol, 2000, 54: 615 – 640.

［240］Foran E, Garrity-Park MM, Mureau C, et al. Upregulation of DNA methyltransferase-mediated gene silencing, anchorage-independent growth, and migration of colon cancer cells by interleukin – 6. Mol Cancer Res, 2010, 8 (4): 471 – 481.

［241］Gasche JA, Hoffmann J, Boland CR, et al. Interleukin – 6 promotes tumorigenesis by altering DNA methylation in oral cancer cells. Int J Cancer, 2011, 129 (5): 1053 – 1063.

［242］Hattori N, Ushijima T. Epigenetic impact of infection on carcinogenesis: mechanisms and applications. Genome Med, 2016, 8 (1): 10.

［243］Hernandez-Vargas H, Lambert MP, Le Calvez-Kelm F, et al. Hepatocellular carcinoma displays distinct DNA methylation signatures with potential as clinical predictors. PLoS One, 2010, 5 (3): e9749.

［244］Kaneto H, Sasaki S, Yamamoto H, et al. Detection of hypermethylation of the p16 (INK4A) gene promoter in chronic hepatitis and cirrhosis associated with hepatitis B or C virus. Gut, 2001, 48 (3): 372 – 377.

［245］Kang GH, Lee HJ, Hwang KS, et al. Aberrant CpG island hypermethylation of chronic gastritis, in relation to aging, gender, intestinal metaplasia, and chronic inflammation. Am J Pathol, 2003, 163 (4): 1551 – 1556.

［246］Kinugawa Y, Uehara T, Sano K, et al. Methylation of tumor suppressor genes in autoimmune pancreatitis. Pancreas, 2017, 46 (5): 614 – 618.

［247］Kuper H, Adami HO, Trichopoulos D. Infections as a major preventable cause of human cancer. J Intern Med, 2000, 248 (3): 171 – 183.

［248］Lin CH, Hsieh SY, Sheen IS, et al. Genome-wide hypomethylation in hepatocellular carcinogenesis. Cancer Res, 2001, 61 (10): 4238 – 4243.

［249］Maeda M, Moro H, Ushijima T. Mechanisms for the induction of gastric cancer by Helicobacter pylori infection: aberrant DNA methylation pathway. Gastric Cancer, 2017, 20 (Suppl 1): 8 – 15.

［250］Maekita T, Nakazawa K, Mihara M, et al. High levels of aberrant DNA methylation in Helicobacter pylori-infected gastric mucosae and its possible association with gastric cancer risk. Clin Cancer Res, 2006, 12: 989 – 995.

［251］Maiuri AR, Li HD, Stein BD, et al. Inflammation-induced DNA methylation of DNA polymerase gamma alters the metabolic profile of colon tumors. Cancer Metab, 2018, 6: 9.

[252] Nakajima T, Maekita T, Oda I, et al. Higher methylation levels in gastric mucosae significantly correlate with higher risk of gastric cancers. Cancer Epidemiol Biomarkers Prev, 2006, 15 (11): 2317 – 2321.

[253] Nishida N, Nagasaka T, Nishimura T, et al. Aberrant methylation of multiple tumor suppressor genes in aging liver, chronic hepatitis, and hepatocellular carcinoma. Hepatology, 2008, 47 (3): 908 – 918.

[254] Niwa T, Tsukamoto T, Toyoda T, et al. Inflammatory processes triggered by Helicobacter pylori infection cause aberrant DNA methylation in gastric epithelial cells. Cancer Res, 2010, 70 (4): 1430 – 1440.

[255] Ponder BA. Cancer genetics. Nature, 2001, 411 (6835): 336 – 341.

[256] Sapienza C, Issa J-P. Diet, Nutrition, and Cancer Epigenetics. Annu Rev Nutr, 2016, 36: 665 – 681.

[257] Rokavec M, Öner MG, Hermeking H. lnflammation-induced epigenetic switches in cancer. Cell Mol Life Sci, 2016, 73 (1): 23 – 39.

[258] Takeshima H, Ikegami D, Wakabayashi M, et al. Induction of aberrant trimethylation of histone H3 lysine 27 by inflammation in mouse colonic epithelial cells. Carcinogenesis, 2012, 33 (12): 2384 – 2390.

[259] Tahara T, Shibata T, Nakamura M, et al. Increased number of CpG island hypermethylation in tumor suppressor genes of non-neoplastic gastric mucosa correlates with higher risk of gastric cancer. Digestion, 2010, 82 (1): 27 – 36.

[260] Yu LX, Ling Y, Wang HY. Role of nonresolving inflammation in hepatocellular carcinoma development and progression. NPJ Precis Oncol, 2018, 2 (1): 6.

[261] Ahuja N, Easwaran H, Baylin SB. Harnessing the potential of epigenetic therapy to target solid tumors. J Clin Invest, 2014, 124 (1): 56 – 63.

[262] Akhavan-Niaki H, Samadani AA. DNA methylation and cancer development: molecular mechanism. Cell Biochem Biophys, 2013, 67 (2): 501 – 513.

[263] BLUEPRINT consortium. Quantitative comparison of DNA methylation assays for biomarker development and clinical applications. Nat Biotechnol, 2016, 34 (7): 726 – 737.

[264] Church TR, Wandell M, Lofton-Day C, et al. Prospective evaluation of methylated SEPT9 in plasma for detection of asymptomatic colorectal cancer. Gut, 2014, 63 (2): 317 – 325.

[265] Clozel T, Yang S, Elstrom RL, et al. Mechanism-based epigenetic chemosensitization therapy of diffuse large B-cell lymphoma. Cancer Discov, 2013, 3 (9): 1002 – 1019.

[266] Cui M, Wen Z, Yang Z, et al. Estrogen regulates DNA methyltransferase 3B expression in Ishikawa endometrial adenocarcinoma cells. Mol Biol Rep, 2009, 36 (8): 2201 – 2207.

[267] Esteller M, Corn PG, Baylin SB, et al. A gene hypermethylation profile of human cancer. Cancer Res, 2001, 61 (8): 3225 – 3229.

[268] Esteller M. Epigenetics in cancer. N Engl J Med, 2008, 358 (11): 1148 – 1159.

[269] Feinberg AP, Tycko B. The history of cancer epigenetics. Nat Rev Cancer, 2004, 4 (2): 143 – 153.

［270］ Feinberg AP, Vogelstein B. Hypomethylation distinguishes genes of some human cancers from their normal counterparts. Nature, 1983, 301 (5895): 89 – 92.

［271］ Fleischer T, Frigessi A, Johnson KC, et al. Genome-wide DNA methylation profiles in progression to in situ and invasive carcinoma of the breast with impact on gene transcription and prognosis. Genome Biol, 2014, 15 (8): 435.

［272］ Fleischer T, Klajic J, Aure MR, et al. DNA methylation signature (SAM40) identifies subgroups of the Luminal A breast cancer samples with distinct survival. Oncotarget, 2017, 8 (1): 1074 – 1082.

［273］ Gnyszka A, Jastrzebski Z, Flis S. DNA methyltransferase inhibitors and their emerging role in epigenetic therapy of cancer. Anticancer Res, 2013, 33 (8): 2989 – 2996.

［274］ Gros C, Fahy J, Halby L, et al. DNA methylation inhibitors in cancer: recent and future approaches. Biochimie, 2012, 94 (11): 2280 – 2296.

［275］ Hegi ME, Diserens AC, Gorlia T, et al. MGMT gene silencing and benefit from temozolomide in glioblastoma. N Engl J Med, 2005, 352 (10): 997 – 1003.

［276］ Herceg Z. Epigenetics and cancer: towards an evaluation of the impact of environmental and dietary factors. Mutagenesis, 2007, 22 (2): 91 – 103.

［277］ Herman JG, Baylin SB. Gene silencing in cancer in association with promoter hypermethylation. N Engl J Med, 2003, 349 (21): 2042 – 2054.

［278］ Hinoue T, Weisenberger DJ, Lange CP, et al. Genome-scale analysis of aberrant DNA methylation in colorectal cancer. Genome Res, 2012, 22 (2): 271 – 282.

［279］ Laird PW. The power and the promise of DNA methylation markers. Nat Rev Cancer, 2003, 3 (4): 253 – 266.

［280］ Lamb YN, Dhillon S. EpiproColon® 2.0 CE: a blood-based screening test for colorectal cancer. Mol Diagn Ther, 2017, 21 (2): 225 – 232.

［281］ Liao YM, Song Y, Li YK, Du JH, Zhou Y. SOX17, β-catenin and CyclinD1 expression in the endometrioid adenocarcinoma and influence of 5 – AZA on expression. Cancer Gene Ther, 2020, 27 (3/4): 256 – 263.

［282］ Luker AJ, Graham LJ, Smith TM Jr, et al. The DNA methyltransferase inhibitor, guadecitabine, targets tumor-induced myelopoiesis and recovers T cell activity to slow tumor growth in combination with adoptive immunotherapy in a mouse model of breast cancer. BMC Immunol, 2020, 21 (1): 8.

［283］ Mitchell SM, Ross JP, Drew HR, et al. A panel of genes methylated with high frequency in colorectal cancer. BMC Cancer, 2014, 14: 54.

［284］ Ogino S, Kawasaki T, Kirkner GJ, et al. CpG island methylator phenotype-low (CIMP-low) in colorectal cancer: possible associations with male sex and KRAS mutations. J Mol Diagn, 2006, 8 (5): 582 – 588.

［285］ Ogino S, Nosho K, Kirkner GJ, et al. CpG island methylator phenotype, microsatellite instability, BRAF mutation and clinical outcome in colon cancer. Gut, 2009, 58 (1): 90 – 96.

［286］ Sharma D, Saxena NK, Davidson NE, et al. Restoration of tamoxifen sensitivity in estrogen receptor-negative breast cancer cells: tamoxifen-bound reactivated ER recruits distinctive corepressor complexes. Cancer Res, 2006, 66 (12): 6370 – 6378.

[287] Gao S, Chen S, Han D, et al. Chromatin binding of FOXA1 is promoted by LSD1-mediated demethylation in prostate cancer. Nat Genet, 2020, 52 (10): 1011 – 1017.

[288] Silva JM, Dominguez G, Garcia JM, et al. Presence of tumor DNA in plasma of breast cancer patients: clinicopathological correlations. Cancer Res, 1999, 59 (13): 3251 – 3256.

[289] Su Y, Hopfinger NR, Nguyen TD, et al. Epigenetic reprogramming of epithelial mesenchymal transition in triple negative breast cancer cells with DNA methyl-transferase and histone deacetylase inhibitors. J Exp Clin Cancer Res, 2018, 37 (1): 314.

[290] Treppendahl MB, Kristensen LS, Grønbæk K. Predicting response to epigenetic therapy. J Clin Invest, 2014, 124 (1): 47 – 55.

[291] Wang Q, Gun M, Hong X. Induced tamoxifen resistance is mediated by increased methylation of E-cadherin in estrogen receptor-expressing breast cancer cells. Sci Rep, 2019, 9 (1): 14140.

[292] Warton K, Mahon KL, Samimi G. Methylated circulating tumor DNA in blood: power in cancer prognosis and response. Endocr Relat Cancer, 2016, 23 (3): R157 – R171.

[293] Weller M, Stupp R, Reifenberger G, et al. MGMT promoter methylation in malignant gliomas: ready for personalized medicine? . Nat Rev Neurol, 2010, 6 (1): 39 – 51.

[294] Wong CM, Ng IO. Molecular pathogenesis of hepatocellular carcinoma. Liver Int, 2008, 28 (2): 160 – 174.

[295] Xiong Y, Dowdy SC, Podratz KC, et al. Histone deacetylase inhibitors decrease DNA methyltransferase – 3B messenger RNA stability and down-regulate de novo DNA methyltransferase activity in human endometrial cells. Cancer Res, 2005, 65 (7): 2684 – 2689.

[296] Yi JM, Dhir M, Guzzetta AA, et al. DNA methylation biomarker candidates for early detection of colon cancer. Tumour Biol, 2012, 33 (2): 363 – 372.

[297] Badeaux AI, Shi Y. Emerging roles for chromatin as a signal integration and storage platform. Nat Rev Mol Cell Biol, 2013, 14 (4): 211 – 224.

[298] Yerlikaya A, Kanbur E, Stanley BA, Tümer E. The Ubiquitin-Proteasome Pathway and Epigenetic Modifications in Cancer. Anticancer Agents Med Chem, 2021, 21 (1): 20 – 32.

[299] Zahnow CA, Topper M, Stone M, et al. Inhibitors of DNA Methylation, Histone Deacetylation, and Histone Demethylation: A Perfect Combination for Cancer Therapy. Adv Cancer Res, 2016, 130: 55 – 111.

[300] Zou C, Mallampalli RK. Regulation of histone modifying enzymes by the ubiquitin-proteasome system. Biochim Biophys Acta, 2014, 1843 (4): 694 – 702.

[301] Gkountela S, Castro-Giner F, Szczerba BM, et al. Circulating Tumor Cell Clustering Shapes DNA Methylation to Enable Metastasis Seeding. Cell, 2019, 176 (1/2): 98 – 112. e14.

[302] Nishiyama A, Nakanishi M. Navigating the DNA methylation landscape of cancer. Trends Genet, 2021, 37 (11): 1012 – 1027.

[303] Sun XW, Yi J, Yang J, et al. An integrated epigenomic-transcriptomic landscape of lung cancer reveals novel methylation driver genes of diagnostic and therapeutic relevance. Theranostics,

2021, 11 (11)：5346 – 5364.

[304] Szyf M. DNA methylation signatures for breast cancer classification and prognosis. Genome Med, 2012, 4 (3)：26.

[305] Waddington CH. The epigenotype. 1942. Int J Epidemiol, 2012, 41 (1)：10 – 13.

[306] 刁艳君，王娟，郝晓柯. ctDNA 甲基化检测在肿瘤诊疗中的价值. 中华检验医学杂志, 2019, 42 (1)：1 – 4.

[307] 王欣悦，孙奋勇. 循环肿瘤 DNA 甲基化用于肿瘤诊断和预后的研究进展. 中华检验医学杂志, 2021, 44 (5)：426 – 429.

[308] 樊代明. 整合肿瘤学·临床卷. 北京：科学出版社, 2021.

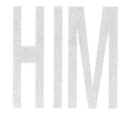

第三章　RNA 甲基化

◎刘　浩　周宇光　董丹红　孟令男

一、RNA 甲基化的简介

RNA 甲基化是 RNA 转录后修饰中最主要的表观遗传修饰之一，是近年来的研究前沿和热点。根据发生甲基化的位点不同，RNA 甲基化可以分为 m6A、m1A、m5C、m7G、Um 等几种类型。与 DNA 甲基化相似，RNA 甲基化也可在不改变碱基序列的情况下对基因转录后的表达水平进行调控。RNA 上的甲基化修饰数量大约是 DNA 上的 7 倍，但是我们对 RNA 甲基化的深入了解明显滞后。近年来，随着技术的进步，我们逐渐认识到 RNA 甲基化在肿瘤的发生发展中发挥重要作用。

研究表明，mRNA（messenger RNA）、tRNA（transferRNA）、rRNA（ribosomal RNA）、长链非编码 RNA（lncRNA）和非编码小 RNA［包括 miRNA（microRNA）、siRNA（small interfering RNA）、piRNA（piwi-interacting RNA）］等各类 RNA 上均存在不同的化学修饰。这些转录后的修饰分别由甲基化酶（Writer）和去甲基化酶（Eraser）在特定位点上通过酶促反应来增装或移除，而甲基化结合蛋白（Reader）可以读取修饰信息并为下游功能的执行传递信号。化学修饰具有多样性，且可发生在不同位点，从而影响 RNA 可变剪接、运输、折叠、稳定性等不同层面的功能。RNA 修饰可直接影响 RNA 的化学性质，包括所带电荷、碱基配对、二级结构和蛋白质—RNA 相互作用等，这些变化又通过控制 RNA 加工、定位、翻译和最终的衰变来调控基因表达。

m6A 是真核生物 RNA 中最丰富的表观转录组学修饰，约占 RNA 腺苷总和的 0.1% ~0.4%。N6 – 甲基腺嘌呤，是 RNA 中腺嘌呤第 6 位氮上发生的甲基化。这种修饰多发生在固定序列 RRACH 上（R = G 或 A，H = A、C 或 U），并且选择性分布于 mRNA 内部长外显子、3'UTR 区及终止密码子上。m6A 修饰于 20 世纪 70 年代发现，但限于当时实验技术的落后，人们无法对其进行更深入的研究。近年来研究者们发现，该修饰参与机体内众多生理病理反应的调控，是目前研究最集中、最深入的 RNA 修饰。与 DNA 甲基化相似，m6A 甲基化受甲基化酶和去甲基化酶的调控，且在不改变碱基序列的情况下调控基因的转录后表达水平，但其调控机制却远比 DNA 甲基化复杂得多。

近几年，RNA 甲基化修饰研究是一个发展极为迅速的领域，本文主要以细胞内 m6A（N6 - methyladenosine）、m1A（N1 - methyladenosine）、m5C（5 - methylcytosine）的 RNA 甲基化修饰为代表，对这些 RNA 甲基化修饰的分布特点、调控机制、生物学功能以及在疾病，尤其是肿瘤中的作用等进行介绍。

二、RNA 甲基化的调控机制

（一）RNA 甲基化相关蛋白的调控机制

生物体内几乎所有的小分子修饰过程都会呈现一个动态可逆的过程，RNA 甲基化修饰也不例外。目前已证实其双向可逆的存在形式主要由 3 类蛋白的相互作用决定，包括编码器（Writer）、解码器（Eraser）和读码器（Reader）。基本上所有类型的 RNA 甲基化修饰的调控机制都遵循这 3 类蛋白的动态作用。

1. m6A RNA 甲基化修饰

（1）编码器（Writer）

m6A 甲基化修饰的编码器即 RNA 甲基化酶，主要由两个复合物构成：m6A-METTL 复合物（MAC）和 m6A-METTL 相关复合物（MACOM）。研究证实，MAC 是直接发挥甲基化作用的亚复合物。而 MACOM 主要发挥定位及调节作用，且在不同部位、不同生理状态下有不同的表现。

MAC 由甲基化酶样蛋白 3（METTL3）和甲基化酶样蛋白 14（METTL14）组成，绝大多数情况下 m6A 修饰的编写过程直接由 MAC 二聚体完成。其中，METTL3 是发挥作用的主要成分，是最早发现具有甲基转移作用的酶，可将 S - 腺苷甲硫氨酸（SAM）分子上的一个甲基转移到腺苷上的第 6 个氮上。作为催化亚基，METTL3 可与 S - 腺苷甲硫氨酸甲基供体结合，在其他酶的辅助下完成甲基化过程。METTL3 在真核生物中高度保守，也是目前发现的唯一具有 SAM 结合活性的甲基化酶，敲除 *METTL3* 基因后 m6A 甲基化修饰基本上会全部丧失。METTL14 是另一种与 METTL3 高度同源的甲基化酶，本身不具有催化作用，但具有维持 MAC 络合物结构稳定性、维持以及变构增强 METTL3 活性的作用，其与 METTL3 相互作用可使复合物形成特定空腔，以与 RNA 底物结合，完成甲基转移过程。敲低 METTL14 也会显著降低 m6A 修饰水平。

MACOM 是一个高度可变的亚基，包括肾母细胞瘤 1 关联蛋白（WTAP）、CCCH 型锌指结构域蛋白 13（ZC3H13）等。目前认为在 MACOM 的作用下，MAC 可以被选择性地定位并与特定的 RNA 底物结合发挥甲基化作用。目前研究最多的是 WTAP，一般认为它是甲基化酶的第 3 个亚基。WTAP 不具有 SAM 结合活性和甲基转移催化活性，但与 MAC 结合后能将 MAC 定位在特定核内区域引导调控 MAC 与目标 RNA 的结合，从而起到调控 m6A 修饰的作用，且对于 MAC 的正确定位必不可少。WTAP 缺失会使 MAC 无法正确定位到靶标 RNA 处，从而抑制 METTL3 和 METTL14 复合物在核散斑上的定位，从而使 m6A 修饰水平显著降低。ZC3H13 与 WTAP 类似，在 MAC 的核定位中发挥作用，也有研究证明 ZC3H13 缺失时 m6A 修饰水平会出现大幅度降低。另外，还有一些特殊分子，如 RNA 结合基序蛋白 15/15B（RBM15/15B）、病毒样 m6A 甲基化酶相关蛋白（VIRMA）等，对于 MAC 在特殊位置或者特殊 RNA 中的定位有关。

（2）解码器（Eraser）

解码器即去甲基化酶，包括 AlkB 双加氧酶家族的两种蛋白 FTO（ALKBH9）和 ALKBH5。二者都能通过 α－酮戊二酸（αKG）结构域识别发生了 m6A 甲基化修饰的位点，然后在 Fe^{2+} 和 αKG 辅助因子结合的共同作用下完成对 m6A 的清除。FTO 即肥胖相关蛋白，顾名思义，FTO 最早被发现在小鼠的过度肥胖以及神经系统发育中起重要作用，但后来被发现具有 m6A 去甲基化作用。FTO 大多数位于核斑点，但也能出核对成熟的 mRNA 起作用。研究证明，敲除 ALKBH9 基因可以使 m6A 修饰水平显著升高，而过表达 ALKBH9 基因可以显著降低 m6A 甲基化修饰水平。ALKBH5 是另一种与 FTO 高度同源的去甲基化酶，其作用机制与 FTO 类似，但 ALKBH5 定位于核内，只对前体 mRNA 起催化活性作用。研究发现，沉默 ALKBH5 基因的小鼠模型会出现精子形成障碍，但不影响其他的身体健康状态，这可能涉及 ALKBH5 发挥作用位点的选择。关于去甲基化酶的选择性催化作用目前没有定论。另外，之前很多研究证明 FTO 可以通过影响 m6A 修饰水平从而影响很多生理病理过程，但最近发现 FTO 同时也是 m6Am（N6，2－O－二甲基腺苷）甲基化修饰的去甲基化酶，其对 m6Am 的去甲基化活性是 m6A 近 100 倍，而 m6A 和 m6Am 又由于结构相似而导致不容易被分别检测出来，所以之前的大量研究证明的 FTO 通过调节 m6A 来影响机体功能的结论就有待证实，可能是 FTO 通过影响 m6Am 进而对机体功能起调节作用。这个疑惑还需进一步的研究才能解开。近期还有研究发现 FTO 也可对 tRNA 上的 m1A 修饰发挥特定去甲基化作用。可见 FTO 对于 RNA 去甲基化具有一定的普遍性。

（3）读码器（Reader）

RNA 发生 m6A 甲基化修饰后，还需要相应的甲基化识别蛋白（Reader）与之结合，才能发挥相应作用。目前发现的甲基化识别蛋白包括：YTH 域蛋白家族、hnRNP 蛋白家族（HNRNP）及真核翻译起始因子 3（eIF3）等。

目前的研究多集中在 YTH 蛋白家族，包括 YTHDF1/2/3 和 YTHDC1/2，其中 YTHDF1/2/3 与 YTHDC2 均定位于细胞质中，YTHDC1 定位于细胞核中。YTH 蛋白家族具有高度同源的 YTH－521 B 结构域，也是发挥 m6A 结合功能的作用位置，当 m6A 与 YTH521－B 结构域接近时，可以形成多个包含碱基特异性氢键的"芳香笼"，使二者紧密结合，同时在 1 种或多种 YTH 蛋白的协同下招募 eIF3 或者剪接因子等，进而发挥不同 m6A 对 RNA 的翻译、运输、剪接或者降解等作用。

hnRNP 蛋白家族成员主要发挥 m6A 对 RNA 的可变剪接调控，主要包括 HNRNPA2B1、HNRNPC 和 HNRNPG。RNA 发生 m6A 甲基化修饰后其二级结构会发生一定的改变，研究发现该家族蛋白不具有直接与 m6A 修饰位点结合的结构域，但可识别发生了 m6A 二级结构改变的 RNA 并与之结合，从而发挥作用。

目前，研究者们还发现了一些其他的识别蛋白，包括 ELVA 样 RNA 结合蛋白 1（ELAVL1/HuR）、胰岛素样生长因子 2 mRNA 结合蛋白家族（IGF2BP2），但具体的机制尚不明确。

2. m5C RNA 甲基化修饰

（1）编码器（Writer）

m5C 甲基化修饰的甲基化酶包括 NSUN 蛋白家族和 DNMT2 蛋白。目前主要的研究集中在 NSun2 和 DnmT2 上。在 NSUN 家族中，近几年一直在发现新成员，是一类含有"Rossmann"折叠结构域的蛋白家族，能够将甲基供体 S - 腺苷 - L - 甲硫氨酸上的甲基转移到多种 RNA 的胞嘧啶残基上。NSun2（也称为 Trm4）主要通过 2 个半胱氨酸位点与胞嘧啶的嘧啶环共价结合，进而发生甲基化。NSun2 突变的小鼠表现出亮氨酸 tRNA C34 上显著的甲基化降低，从而导致小鼠不育。NSUN 家族的其他多种蛋白已被证明在不同 RNA 中发挥甲基化作用。而 DNA 甲基化酶 2（DNA methyltransferase 2，DnmT2）最早发现是 DNA 甲基化酶，最近发现其具有 RNA m5C 甲基化酶活性。DnmT2 表达降低会影响天冬氨酸、缬氨酸及甘氨酸转运 RNA 上部分 m5C 的修饰水平。

（2）解码器（Eraser）

m5C 甲基化修饰的去甲基化酶是 TET 蛋白家族。该家族包括 TET1、TET2、TET3，是一类具有连续催化 m5C 去甲基化活性的双加氧蛋白家族，拥有包括一个富含半胱氨酸的结构域、一个 α - 酮戊二酸和铁离子依赖性的结构域，TET1 和 TET3 还有一个高度保守的 CXXC 域，这几个结构域高度保守，是发挥催化作用的主要部位，可以将 m5C 催化为 5hmC，然后催化为 5fC，最后催化为 5caC，从而进一步完成去甲基化作用。TET 在 DNA 和 RNA 中具有类似的去甲基化活性。

（3）读码器（Reader）

目前唯一发现的 m5C 修饰的阅读蛋白是 ALYREF 蛋白。ALYREF 又称为 THOC4，最早是作为一种哺乳动物 mRNA 转运因子被研究的，后来发现在人宫颈癌细胞中发生 m5C 修饰的分组比未甲基化组的 ALYREF 表达水平显著增高。还有研究显示 ALYREF 发生 K171 突变时其表达水平会显著降低，并且会导致 m5C 修饰的部分功能降低。该研究还发现 ALYREF 与 NSun2 之间存在某种协同作用，当敲除 NSun2 时，ALYREF 表达水平会明显升高，这可能是机体为了保持 m5C 修饰功能平衡的一种机制。有关 ALYREF 阅读蛋白的具体机制以及体内的调节还有待进一步研究。

3. m1A 甲基化修饰

（1）编码器（Writer）

m1A 甲基化修饰在 mRNA 及其他 RNA 上虽有发现，但主要在 tRNA 上发挥作用。m1A 的甲基化酶是 TRM 家族蛋白。TRM 家族蛋白是一类具有 2 个亚基的酶蛋白，由 α2β2 异四聚体复合物形成的"Rossmann"折叠的 m1A 甲基化酶家族，以 S-腺苷甲硫氨酸作为甲基供体，将一个甲基转移到腺苷酸 1 号氮原子上。

（2）解码器（Eraser）

与 m6A 类似，m1A 最主要的去甲基化酶也是 AlkB 家族成员，一类具有 α-酮戊二酸依赖性和铁离子依赖性的双加氧酶超家族。该家族很多蛋白在不同 DNA 和 RNA 去甲基化都有重要的作用，其发挥去甲基化催化作用也是在 α-酮戊二酸结构域及铁离子参与下完成。m1A 的去甲基化酶包括 ALKBH3。研究发现敲除或过表达 ALKBH3 可以显著增加或者降低宫颈癌细胞 tRNA 中 m1A 的修饰水平。

（3）阅读器（Reader）

同为腺苷甲基化修饰，m1A 最主要的阅读蛋白也是 YTH 蛋白家族成员。具有 YTH-521B 结构域的蛋白家族对于腺苷甲基化都有与之结合发挥阅读蛋白功能的作用，其作用方式与 m6A 类似。

4. m7G 甲基化修饰

（1）编码器（Writer）

m7G 甲基化酶包括 TRM 家族蛋白、METTL1 和 WDR4（WD repeat domain 4）蛋白。TRM 家族中与 m7G 甲基化相关的蛋白包括 Trm8 和 Trm82，Trm8 和 Trm82 形成一个复合物，能催化 S-腺苷甲硫氨酸作为甲基供体，将一个甲基转移到鸟嘌呤 7 号位氮原子上。而 METTL1 和 WDR4 是协同发挥作用，二者也会形成复合物，METTL1 发挥主要的甲基转移作用。

（2）解码器（Eraser）

目前关于 m7G 去甲基化酶和阅读蛋白的研究不多。有研究显示 AlkB 家族蛋白也参与了 m7G 去甲基化作用，但是具体研究较少。

（3）读码器（Reader）

目前关于 RNA 甲基化修饰的研究还处于初始阶段，其他很多修饰（如 m3C、m1G 等）的相关研究较少，还需要进一步探索其具体的调控机制。

（二）机体对于 RNA 甲基化的调控

作为表观遗传学的一个重要组成部分，RNA 甲基化与机体多种生理病理作用相关。目前，大多数研究集中在 RNA 发生甲基化后对于生理病理调控机制的正向通路，但同时有很多研究发现，当机体发生特定的生理病理情况后，机体相应会发生 RNA 甲基化的改变。由于 RNA 甲基化在机体内是以动态可逆的形式存在，所以机体发生特定生理病理情况时会反向影响 RNA 甲基化的改变，这主要通过改变 RNA 甲基化酶、去甲基化酶以及结合蛋白的表达水平或者拮抗 RNA 甲基化相关修饰酶的作用来实现，但目前关于其中具体分子机制的研究很少。研究显示，人 RNA 螺旋酶 DDX3 在多种肿瘤细胞增殖、侵袭、转移和耐药中发挥重要作用，而 DDX3 一个重要作用就是增加 m6A 去甲基化酶的表达，从而使癌细胞 FOXM1 中 m6A 修饰水平升高，促进癌细胞耐药。有一项乳腺癌的研究表明，乙型肝炎病毒 X 互作蛋白（HBXIP）能阻碍 miRNA 上 let-7g 生成，从而调控 METTL3 表达水平提升，进而提高 HBXIP 转录 RNA 的 m6A 水平，最后提高 HBXIP，从而形成正反馈环，促进乳腺癌的发生发展。总之，目前的研究集中于 RNA 甲基化修饰酶对其向下通路的影响从而影响生理病理功能，但对于生理病理作用反馈调节甲基化修饰酶向上通路的研究极少，所以机体对于甲基化修饰的上游调控的具体分子机制尚不明确。

三、RNA 甲基化的生物学功能

（一）RNA 甲基化在 RNA 转录本中的作用

METTL3 和 FTO 参与调控 CCAAT 增强子结合蛋白（CEBP）家族的转录。METTL3 定位于 CEBPZ 的起始位点，为 METTL3 招募到染色质所必需。在急性髓系白血病（AML）中，CEBPA 被鉴定为与 FTO 呈正相关并调控其转录的唯一转录因子。

（二）RNA 甲基化在 RNA 加工中的作用

m6A 修饰启动 miRNA 生物发生并调控核 mRNA 加工。METTL3 通过微处理器蛋白 DGCR8 识别 pri-miRNA，并导致乳腺癌中成熟 miRNA 的升高和未加工的 pri-miRNA 的同时减少。METTL14 与 DGCR8 相互作用，调节 pri-miR-126，抑制肝细胞癌的转移潜能。FTO 通过与 METTL3 相互作用调节 poly（A）位点和 3'UTR 长度。敲除 YTHDC1 在卵母细胞中显示出大量的缺陷，并有助于广泛的选择性聚腺苷化和 3'UTR 长度的改变。

（三）RNA 甲基化在 RNA 剪接中的作用

m6A RNA 修饰在空间上与剪接增强子区域重叠，作为关键的 pre-mRNA 剪接调节因子，影响 RNA 的选择性剪接，抑制 m6A 甲基化酶影响基因表达和可变剪接模式。FTO 通过与 SRSF2 结合调控核 mRNA 的选择性剪接。FTO 和 ALKBH5 调控 m6A 在剪接位点附近，以控制外显子中 Run 相关转录因子 1（RUNX1T1）的剪接。FTO 去除 m6A 减少了 SRSF2 的补充，并促进第 6 外显子跳变，导致 RUNX1T1 亚型缩短。胰腺癌中 METTL3 缺失与 RNA 剪接相关，WTAP 可在一些参与 pre-mRNA 剪接的蛋白中富集。但有研究表明，在胚胎干细胞中，m6A 并不富集于选择性剪接外显子的末端，METTL3 不影响 pre-mRNA 剪接。

（四）RNA甲基化在RNA降解中的作用

m6A是细胞质mRNA稳定性的决定因素，并降低mRNA的稳定性。采用RNA降解监测系统，研究m6A修饰对RNA降解的影响。敲除METTL3使SOCS2的m6A修饰失效，并增强了SOCS2的表达。m6A介导的SOCS2降解也依赖于m6A"阅读器"YTHDF，加速m6A修饰的转录本或靶mRNA的降解。敲除m6A甲基化酶可减弱YTHDF2与靶mRNA的特异性结合，并增加其稳定性。m6A RNA甲基化还通过靶向IL-7/STAT5/SOCS通路控制T细胞稳态，并降低MYC/CEBPA转录本的稳定性。

（五）RNA甲基化在RNA翻译中的作用

m6A修饰发生在mRNA和非编码RNA（ncRNA）中，以调节其5'或3'UTR的基因表达。METTL3增强mRNA翻译，而缺失METTL3选择性抑制5'UTR mRNA翻译，降低膀胱癌中AFF4和MYC的翻译，但增加鼻咽癌中锌指蛋白750和成纤维细胞生长因子14的翻译。m6A修饰通过与起始因子eIF3、CBP80和eIF4E相互作用，以RNA无关的方式促进起始翻译。热休克蛋白（HSP70）的翻译改变了m6A转录组范围内的分布，并影响DNA修复。ABCF1敏感的转录本与mettl3修饰的mRNA有很大重叠，对m6A调控的mRNA翻译至关重要。另外，FMR1与成千上万的mRNA结合并负调控它们的翻译。YTHDF1促进蛋白合成中m6A修饰mRNA的翻译，而YTHDF3在m6A驱动的环状RNA（circRNA）翻译的初始阶段起作用。

（六）RNA甲基化与生长发育

m6A甲基化酶参与动物或植物生殖细胞成熟和着床前的胚胎发育，METTL3突变对胚胎是致命的。在雌性动物生殖细胞中，m6A甲基化酶促进卵母细胞发育和减数分裂。在小鼠和斑马鱼卵母细胞中，METTL3突变导致早期发育阶段的阻滞，抑制成熟，并导致母源-合子转化的缺陷。另一项研究发现，KIAA1429特异性缺陷导致卵母细胞的生发泡破裂（germinalvesicle breakdown，GVBD）失败，从而丧失恢复减数分裂的能力，Xu等在研究雄性动物生殖细胞时也发现，消融METTL3抑制精原细胞的分化，阻碍减数分裂的启动。从微观层面上，敲除METTL3或RBM15被证明会削弱xist介导的X染色体上基因的转录沉默。此外，m6A甲基化酶通过生殖细胞中特定基因的选择性剪接直接影响性别决定。对应于METTL3、METTL4、WTAP，哺乳动物中的KIAA1429、Rbm15/15B和Zc3h13、Ime4、dMETTL14、Virm、Fl（2）d、Nito和Flacc的同源物，以及新发现的一个独特的保守成分xio，在果蝇中形成一个功能性甲基化酶复合物，促进Sxl pre-mRNA剪接，表明该复合物在性别决定中起作用。突变体表现出对雄性的性别偏向，因为敲除这些甲基化酶抑制了雄性特异性致死（msl-2），防止雌性剂量补偿。此外，不稳定的METTL3和METTL14 mRNA编码胚胎干细胞的发育调节因子，帮助维持其自我更新能力。还有学者研究了 METTL3 通过靶向 SOCS3/JAK2/STAT3 通路控制多能性的功能。同样，WTAP、Virilizer、Hakai 和 Zc3h13 等调控亚基的缺失也会损害 ESC 的自我更新和诱导过早的 ESC 分化。值得注意的是，增加甲基化酶的表达可以促进 SC 重编程。

（七）RNA 甲基化与神经发育和调节

一系列的研究发现，METTL3 通过促进活性诱导的即时早期基因（IEG）的翻译效力来增强海马的长期记忆。IEG 是一种 DNA 结合蛋白（如 c-Fos、Egr1、Npas4），可激活下游神经营养因子，调节突触可塑性，因此与学习能力受损和记忆形成密切相关。Zhang 等推测，增强 METTL3 表达或 m6A 形成的药物可以提高学习能力，减缓衰老和（或）疾病相关的记忆丧失。另一项研究发现，metl14 对纹状体功能和学习表位的转录调控至关重要。纹状体和纹状体蝶神经细胞中 METTL14 的条件缺失增加神经元兴奋性，降低脉冲频率适应性，改变多巴胺信号，严重干扰纹状体介导的表现和学习。此外，成年神经元中 METTL3 的敲除不仅增加了恐惧记忆，还通过调节几个对神经元系统至关重要的基因，如神经递质受体、转运体和转录因子，改变了对恐惧条件应激的转录组反应。阿尔茨海默病（Alzheimer's disease，AD）小鼠模型的皮质和海马体中 METTL3 的表达显著升高，提示甲基化酶可能是治疗 AD 的潜在靶点。

结构和功能的调节还包括小脑发育和轴突再生。有些研究表明，m6A 甲基化酶 METTL3 的精确时空表达和新生小脑颗粒细胞（CGC）凋亡率降低，从而维持正常的浦肯野细胞数量、层状结构和胶质细胞纤维功能，以调控小鼠小脑发育及相关行为。此外，METTL14 在促进损伤诱导的蛋白合成、外周神经系统的功能性轴突再生和成年哺乳动物中枢神经系统的视网膜神经节神经元中都是必需的。从神经干细胞研究的角度来看，有些研究揭示了 m6A 甲基化酶在神经干细胞（NSC）中的关键作用。缺乏 METTL14 明显减少 NSC 增殖和诱导过早分化，表明 METTL14 可以提高 NSC 自我更新，确保神经干细胞的储备。沉默 METTL3 可诱导更多的 NSC 分化为胶质系，并抑制新神经元的形态成熟。METTL3 和 METTL14 调控细胞周期，维持神经干细胞，增强哺乳动物皮层神经发生的转录协调。

（八）RNA 甲基化与成骨分化

METTL3 有效特异性调节骨结构和功能的动态平衡，促进骨髓干细胞中脂肪细胞和成骨细胞的分化（BMSC）。一方面，METTL3 的表达与 bmsc 驱动的成骨相关。BMSC 中 METTL3 的条件缺失导致成骨分化潜能不强，骨量减少，骨形成受损。敲低 METTL3 降低骨形成相关基因（如 Runx2 和 Osterix）的表达，抑制 pre-miR-320 和 PI3K-Akt 通路。此外，碱性磷酸酶（ALP）活性、矿化结节的形成、Vegfa 及其剪接变异株 Vegfa-164 和 vegfa188 的表达也受到影响。另一方面，METTL3 的表达与 bmsc 驱动的脂肪形成呈负相关。骨髓间充质干细胞中 METTL3 的缺失增加了脂肪分化，导致高骨髓脂肪。一项研究解释了 METTL3 负调控骨髓间充质干细胞成脂分化。敲除 METTL3 以 m6A-YTHDF2 依赖的方式增加 JAK1/STAT5/C/EBPb 通路中 JAK1 蛋白的表达，随后介导成脂分化。这些病理改变导致了小鼠骨质疏松症的病理特征。相反，METTL3 的过表达降低了雌激素缺乏引起的骨质疏松症的概率。然而，Yu 等却得出了相反的结论。他们发现 METTL3 通过抑制 BMSC 的钙沉积和碱性磷酸酶活性，并减弱被普遍认为是成骨抑制因子的 NF-κB 的活性，在成骨过程中发挥抑制作用。除了成骨细胞介导的骨形成外，破骨细胞介导的骨吸收也是必要的。METTL3 敲低通过一个完整的机制抑制破骨细胞分化和骨吸收，包括降低参与破骨细胞分化的转录因子（如 c-Fos 和 Nfatc1）和骨吸收活性因子（Acp5 和 Ctsk）的表达水平，上调细胞融合特异性基因 *Atp6v0d2* 的表达，在细胞核内捕获 Traf6 转录本，并随后抑制 MAPK、NF-κB 和 PI3KAKT 信号通路的激活。对于骨附着肌，METTL3 促进增生性成肌细胞中成肌转录因子 MyoD mRNA 的表达，维持其在骨骼肌中的分化潜能。

（九）RNA 甲基化与新陈代谢

m6A 甲基化酶在营养生理和代谢中发挥重要作用，其调节昼夜节律相关代谢的能力尤为有趣。Fustin 等发现，敲除 *METTL3* 可以通过降低 RNA 处理效率来诱导昼夜节律的延长。然而，涉及昼夜节律中断的遗传扰动可能导致代谢性疾病，特别是血脂相关疾病，如高瘦素血症、高甘油三酯血症、肝脏脂肪变性、糖尿病和肥胖。肝脏 Bmal1 是哺乳动物昼夜节律调节网络的重要组成部分，其缺失会导致 ROS 积累和脂质代谢中断，但敲除 m6A 甲基化酶 METTL3，由于过氧化物酶体增殖激活物 a（PPaRa）、m6A 丰度、mRNA 寿命延长和表达增加，脂质积累可减少。此外，m6A 甲基化酶也可独立作用于脂质代谢。

有些研究表明，m6A 甲基化酶与脂肪形成呈负相关。WTAP 与 METTL3 和 METTL14 一起，通过在脂肪细胞的有丝分裂克隆扩增（MCE）过程中诱导细胞周期阻滞而损害脂肪形成，机制类似于破骨细胞的消耗。METTL3 的消耗将 Traf6 转录本困在细胞核中，并抑制炎症的 NF-κB 和 MAPK 信号通路，促进长链脂肪酸（LCFA）的吸收。在真菌的新陈代谢中也发现了类似的效果。*IME*4（*METTL3* 的同源基因）缺失导致过氧化物酶体功能障碍，过氧化物酶体是酵母中脂肪酸 β – 氧化的唯一位点。*IME*4 缺失除了直接影响单倍体细胞中三酰甘油（TAG）代谢外，还导致线粒体破碎和功能障碍，间接影响 TAG 代谢。

此外，RNA 甲基化还涉及碳水化合物代谢。由于糖尿病是一种常见的代谢性疾病，近年来对糖尿病中甲基化酶的研究较多，小鼠中 *METTL3* 的减少增加了胰岛素敏感性，降低了脂肪酸合成，并保护小鼠免受饮食引起的肥胖。此外，*METTL3* 基因敲低可通过改变 ICAM – 1 mRNA 的稳定性，抑制高糖引起的糖尿病性白内障病人的人晶状体上皮细胞（HLEC）的凋亡。与这些甲基化酶—疾病相互作用相比，METTL14 与胰腺 β 细胞的关系似乎最为密切。metl14 缺乏破坏胰腺 β 细胞稳态，具体表现为 β 细胞数量减少、细胞死亡增加、葡萄糖耐受不良、胰岛素敏感性增强、体重减轻（尽管脂肪细胞数量增加）。其他研究得出相同的结论，*METTL*14 通过胰岛素/IGF1 – AKT-PDX1 或 IRE1a/sXBP – 1 通路调控 β 细胞的功能。敲低 *METTL*3/14 抑制了 HepaRG 和 Huh – 7 细胞中药物代谢酶细胞色素 P450 的表达水平和活性。

（十）RNA 甲基化与心血管系统稳态

心血管系统由心脏和血管组成。近年来，有些研究试图解释 m6A 甲基化酶与心肌细胞生长的关系。然而，有趣的是，由于研究设计和建模方法不同，这些研究得出了相反的结论。

Dorn 等报道 METTL3 维持了心脏内稳态和心脏对压力超负荷应激的反应。心脏中 m6A 甲基化酶 METTL3 表达的增加导致自发的代偿性肥大，但不影响心脏功能，而 METTL3 敲除导致心脏衰竭的形态学和功能征象，这表明 METTL3 可能有能力阻止不适应的偏心重构。而 Kmietczyk 等研究表明，METTL3 显著降低肥厚标记物 Nppa 和 Nppb 的表达，从而阻止心肌细胞的病理性生长。METTL3 下调直接参与溶酶体生物发生和自噬的转录因子 EB（TFEB）的表达水平，进而抑制自噬，增加 H/R 处理心肌细胞的凋亡率。

血管生理是复杂的，涉及多个细胞中的多个分子。METTL14 选择性高甲基化血管系统保护蛋白 Klotho 的转录本，促进其降解，减弱 indoxyl sulfate 诱导的 Klotho 在血管钙化中的有害表达，从而降低血管修复功能。METTL14 在应激的人动脉平滑肌细胞（HASMC）中的强制表达具有相反作用，这可能预测 METTL14 在血管钙化相关疾病中的治疗潜力。然而，METTL14 似乎与炎症浸润和新生血管形成有关，从而导致人类腹主动脉瘤（AAA）破裂的更高风险。有研究表明，沉默 metle3 不仅降低了 vsmc 特异性标志物（α-SMA、SM22α、calponin 及 SM-MHC）的表达，还降低了旁泌因子（VEGF、HGF、TGF-β、GM-CSF、bFGF 及 SDF – 1）的表达，揭示 METTL3 在血管平滑肌分化中的积极作用。还有研究发现，WTAP 是 m6A 甲基化酶的组成成分，通过 m6A 修饰机械调节 p16，从而降低血管平滑肌细胞（VSMC）的活力、增殖和迁移潜能，从而防止内膜增生引起的动脉再狭窄。

此外，m6A 甲基化酶在造血细胞的生成和分化中发挥作用。METTL3 被报道在造血干细胞（hspc）命运决定中维持自我更新和分化的平衡。抑制动脉 – 内皮 Notch 活性，通过内皮 – 造血转换（endothelial - hematopoietic transition，EHT）促进 HSPC 的生成。在 HSPC 中，体外敲除 *METTL*3 或 *METTL*14 导致骨髓分化，而体外缺失则会阻碍星状细胞的分化，导致骨髓中星状细胞的积累和重构潜能的降低，可以解释为调控 HSPC 中不对称或对称的细胞分裂标记 MYC 的表达。此外，m6A 甲基化酶复合物促进了人类红细胞生成所需基因的翻译，包括编码组蛋白甲基化酶、核糖体成分和 poly（A）RNA 结合蛋白的基因。

（十一）RNA 甲基化与感染和免疫

最近有研究表明，m6A 甲基化酶在限制或调节病毒的生命周期中发挥不同的作用。有学者首先对 RNA 病毒进行研究，将其分为正意义的单链 RNA 病毒，如黄病毒科。寨卡病毒（ZIKV）的复制效率在 $METTL3$ 或 $METTL14$ 基因敲除后得到了提高，从而改变了宿主 mRNA 的格局。然而丙型肝炎病毒（HCV）的感染率增加，这不是通过病毒 RNA 复制，而是通过增加传染性病毒颗粒的产生。然而，在另一种在细胞质中复制的单链 RNA 病毒中，小核糖核酸病毒科肠道病毒 71（EV71）表现出相反的模式。$METTL3$ 增加了病毒 RNA 聚合酶 3D 的 $SUMO$ 化和泛素化，以促进病毒复制，并且通过相互作用，3D 将 $METTL3$ 招募到病毒 RNA 复制位点。甲型流感病毒（IAV）和呼吸道合胞病毒（RSV）的感染均以呼吸道症状为特征，$METTL3$ 的失活抑制了病毒的复制和发病机制。除了如上所述抑制病毒复制外，还可通过降低优先与甲基化 RRE 相互作用的 Rev 蛋白。病毒 RNA 的输出受到限制，$METTL3$ 或 $METTL14$ 的沉默降低了 HIV－1 Gag 的表达，这在病毒颗粒的组装中至关重要。在 DNA 病毒方面，$METTL14$ 不仅维持了潜在的 EB 病毒（EBV）转录本的表达，而且通过与病毒编码的潜在癌蛋白 EBNA3C 的直接相互作用，驱动 EB 病毒介导的肿瘤发生。$METTL14$ 在人巨细胞病毒（HCMV）的生长周期中也发挥了积极作用，如果没有 $METTL14$，干扰素 β 的积累会降低病毒蛋白的表达和繁殖。与 m6A 甲基化酶在 DNA 病毒感染、卡波西肉瘤相关疱疹病毒（KSHV）和猴病毒 40（SV40）中的作用一致。$METTL3$ 分别降低了主要的病毒裂解反激活因子 ORF50 的转录后积累，并增强了晚期 SV40 转录本的翻译。另一种 DNA 病毒，即乙型肝炎病毒（HBV）是一个例外。$METTL3$ 和 $METTL14$ 缺失导致 HBc 和 HBs 蛋白表达增加，从而促进感染的进展。这种甲基化酶在致病性感染中的调节作用不仅在人类中存在，在动物和植物中也存在。沉默 $METTL3$ 或 $METTL14$ 可以降低家蚕核多角体病毒（BmNPV）结构蛋白 VP39。此外，引起水稻产量下降的丝状植物病原真菌稻瘟病菌在缺失 PoIME（一种 m6A 甲基化酶）后，病斑面积密度下降，病斑数量减少。

除了直接作用于病毒外，m6A 甲基化酶还可以调节免疫应答。在抗病毒先天免疫中，$METTL3$ 缺失导致病毒感染后数百个干扰素刺激基因的模块化和高度特异性诱导，构成病原体防御的第一线之一。而在巨噬细胞极化中，$METTL3$ 起着双重调节作用，敲除 $METTL3$ 可以显著抑制 M1 巨噬细胞的极化，M1 巨噬细胞具有较高的杀菌和促炎活性，而 M2 巨噬细胞具有抗炎活性。$METTL3$ 还增强了树突状细胞中 CD40、CD80 和细胞因子 IL－12 转录产物的翻译，加强了 TLR4/NF-κB 信号通路诱导的细胞因子产生和树突状细胞（DC）的激活，进一步激发了 naive T 细胞的增殖和分化，这涉及适应性免疫。$METTL3$ 诱导编码 STAT 信号抑制蛋白的 SOCS 家族基因衰退，从而促进 Ⅱ－7 介导的 STAT5 激活与 T 细胞稳态增殖和分化。与这些观察结果一致的是，在 CD4＋调节性 T 细胞（Tregs）中，soc 通过靶向 IL－2－STAT5 信号通路来维持 Tregs 的抑制功能。

最近关于炎症的研究已经对 m6A 甲基化酶如何影响炎症得出了一些有趣的机制观点。METTL3 以微处理器蛋白 DiGeorge 临界区 8 依赖的方式培养pri-miR65－3p处理，诱导炎症疼痛和神经元敏化。同时抑制 MyD88S 的表达，MyD88 抑制炎性细胞因子的产生，进而促进 LPS 诱导的人牙髓细胞（HDPC）中炎性细胞因子的表达，以及 NF-κB 和 MAPK 信号通路相关标志物的表达。与此信号通路相对应的是，NF-κB 信号通路与细胞外基质 ECM 合成一起参与介导骨关节炎中 METTL3 的进展，而另一项研究表明，*METTL3* 敲低通过调节 MAPK 信号促进 LPS 诱导的炎症反应。在自身免疫性疾病中，虽然 *METTL3* 的过表达已被证明可减弱依赖 NF-κB 的巨噬细胞内 LPS 诱导的炎症反应，从而影响类风湿关节炎（RA）的进展，但 *METTL3* 对系统性红斑狼疮（SLE）的作用仍是一个有待研究的问题。

（十二）RNA 甲基化与肿瘤进展

近年来，m6A 甲基化酶在肿瘤学中的功能成为研究热点且获得了一定的突破。m6A 甲基化酶对不同肿瘤的增殖、侵袭和转移的作用差异很大。大多数发病率较高的肿瘤都有相应的研究，如消化系统肿瘤［包括胃癌（GC）、结直肠癌（CRC）、肝细胞癌（HCC）和胰腺癌（PAAD）］，以及肺癌（LCA）、子宫内膜癌、甲状腺癌、前列腺癌、骨肉瘤、黑色素瘤和卵巢癌等。体外实验证实，敲除 *METTL3* 可通过调控相关基因和通路的表达，抑制癌细胞的增殖、侵袭和迁移。一些研究甚至表明 *METTL3* 在体内具有促进肿瘤发生和转移的作用，包括 CRC、GC、HCC 和前列腺癌。有趣的是，在 GC、LCA 和卵巢癌，对 METTL3 的上皮—间质转化（EMT）控制似乎尤为重要。此外，在急性髓系白血病（AML）中，METTL3 缺失通过促进 HSPC 的终末期髓系分化和损害 AML 细胞生存来延迟疾病的发生，从而导致了有利的结果。除 *METTL3* 外，其他 m6A 甲基化酶成分 WTAP 和 KIAA1429 也分别在 GC 进展和 HCC 进展中发挥不良作用。*METTL14* 也在 CRC、HCC、AML、乳腺癌和子宫内膜癌中表达。虽然 *METTL3* 在 EMT 和 PI3K-Akt-mTOR 通路上的作用机制与在 GC 和 LCA 相似，但在肾细胞癌（RCC）中，敲除 *METTL3* 可显著促进细胞增殖、迁移和侵袭。因此，*METTL3* 的相反功能并不是唯一的，与它的对等物 metl14 在 GC 和 CRC 中的功能相似。有趣的是，在胶质瘤和乳腺癌中，m6A 甲基化酶的作用仍存在争议。有研究表明，*METTL3* 过表达可通过改变基因或蛋白的 mRNA 表达，显著抑制胶质瘤、乳腺癌或膀胱癌细胞的增殖、致瘤性和迁移能力。矛盾的是，其他研究表明，通过沉默 *METTL3* 或 *WTAP*（仅在胶质瘤中），可以实现类似的细胞生长和侵袭性抑制。由于 m6A 甲基化酶在癌细胞的增殖、侵袭和迁移中起至关重要的作用，其水平可用于判断肿瘤的分期和预后。生存分析表明，METTL3 是 CRC、GC、胰腺癌、HCC 和甲状腺癌病人预后不良的预后因素。Hua 等指出，高水平的 *METTL3* 与肿瘤 TMN 分级和 FIGO 分期显著相关。相反，与上述功能相对应，高表达 *METTL3* 的 RCC 病人的生存时间明显更长。WTAP 的表达是 HCC、GC、RCC 和高级别浆液性卵巢癌病人生存的独立预测因子。

高 WTAP 水平也与膀胱癌术后复发风险增加和胶质瘤分级增加密切相关。然而，*METTL*14 在 HCC、CRC 和 GC 中起相反作用。换句话说，*METTL*14 下调显示了不良的临床结局。在治疗方面，*METTL*3 沉默的 GSC 和胰腺癌细胞对照射的敏感性增强，而 *METTL*3 缺失的细胞诱导非小细胞肺癌（NSCLC）和 PAAD 化疗药物对吉西他滨、5 - 氟尿嘧啶、顺铂等产生耐药性。

四、RNA 甲基化的检测方法

在检测 RNA 中发现的甲基化类型之前，有许多成熟的 RNA 纯化方法。mRNA 纯化的一个典型工作流程包括总 RNA 的初始分离，然后使用 oligoDT，通过其多聚（a）尾巴纯化 mRNA，或通过其他可用的策略耗尽核糖体 RNA。由于 mRNA 只占总 RNA 的 1% ~5%，而其他 RNA 种类可以被严重甲基化，因此通常需要几轮纯化才能从 mRNA 中获得可靠、一致的数据。随着高通量测序技术（next generation sequencing，NGS）的发展以及液相色谱灵敏度的提高，才在此基础上发展了多种 m6A 检测方法。

根据下游方案，通过分光光度法测量，可能只需要 50 ng 的 mRNA。RNA 的质量对于获取高质量数据至关重要，通常使用琼脂糖凝胶电泳或微流控分析，如安捷伦生物分析仪（安捷伦，SantaCLARA，USA）。随后对 RNA 的特征和分析取决于修饰的类型（图 3 - 1）、修饰的丰度，以及对其序列的已知信息。

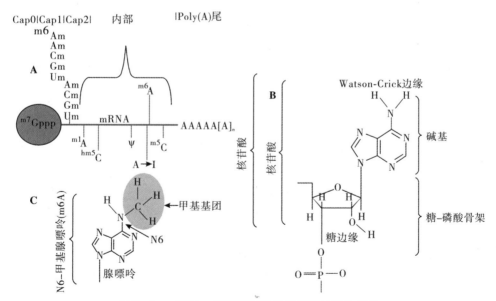

图 3 - 1　mRNA、核苷酸和修饰核苷酸的结构基础

（一）放射性同位素掺入分析

最早关于 RNA 甲基化的工作是通过将放射性同位素合并到 RNA 中来进行

的。用氚（3H）标记甲基供体 s－腺苷－蛋氨酸，当放射性甲基被添加到核苷上时，可以通过闪烁来测量甲基化酶的活性。将这种简单的分析与各种生化工具相结合，早期识别甲基化酶活性，初始识别 m6A 复合物，以及总结表征各种酶的特性。然而，该方法的使用在需要序列上下文或在体外 RNA 的分析中是有限的。

（二）薄色层分离法（LC-MS）

1957 年，戴维斯和艾伦发表了他们的论文色谱分析，分析了之前丢弃的 RNA 制备组分的"第 5 个核糖核苷谱"。随着时间的推移，这些论文色谱分析发展为二维薄层色谱（2D-TLC），能够识别 RNA 中存在的大部分修饰核苷酸。通过在二维空间中分离 RNA，核苷酸根据其电荷和疏水性分散在典型的纤维素底物上，这两个属性受到甲基化的影响。然后，该模式可以用紫外线或用放射性同位素预先标记 RNA 进行成像。在分离 RNA、mRNA 和单个 mRNA 方面的许多进展使该方法能够检测内部 m6A 和帽邻修饰 Nm 和 m6Am，从而产生了一种灵敏、定量和可重复的策略。

现代的方法要求 RNA 的制备时使目的核苷酸暴露在转录本的 5'端。例如，用 RNAseT1 消化 mRNA，在每个鸟嘌呤后切割，暴露鸟嘌呤后的所有核苷酸，从而将典型 m6A 基序中发现的腺苷暴露于 5'端标记。5'最多的核苷酸可以用 γ－32P-ATP 的放射性磷酸基标记。然后这些可以在 2D-TLC 上分离，得到的点可以通过放射自显影成像和定量。完整 mRNA 的 5'端酶封和去磷酸化显示了紧邻 5'帽的核苷酸，使 cap1 结构的分析成为可能。

在序列信息已知的情况下，位点特异性切割和放射性标记，然后连接辅助提取和薄层色谱（SCARLET）可以用来分析已知位点甲基化的化学计量学（修饰核苷酸与未修饰核苷酸的比值）。在这里，一个与靶位点互补的 2'－核糖甲基化单链 DNA（ssDNA）探针被用于直接指导 RNase H 介导的裂解，暴露核苷酸用于随后的 2D-TLC 分析。2D-TLC 已被用于鉴定和表征各种甲基化核苷酸的位置，并被用于首次绘制牛催乳素 mRNA 中 m6A 的定位。这些研究将 m6A 修饰定位到真核 mRNA 的 3'端，报道了反向遗传学方法敲除导致的表型异常，并指出了它们在发育决策中的作用。

由于所需的 mRNA 数量有限，以及化学计量学信息的保存，最近的研究使用 2D-TLC 结合其他方法，以详细分析内部和帽相邻核苷酸的甲基化状态。然而，基于 2D-TLC 的方法经常被避免，因为使用放射性同位素和对降解的敏感性，它们也需要一种方法来揭示修饰的核苷酸，因此将错过已知上下文或序列之外的修改，或者无法确保只暴露感兴趣的核苷酸，如 cap2 核苷酸。2D-TLC 提供了极好的化学计量信息，但只提供了甲基化状态的一般转录视图，并且对序列特异性知之甚少。

（三）质谱法

结合基于生物物理性质的分离，质谱法（MS）可以通过与已知标准相比的质－电荷比来识别核苷酸。在许多方面，质谱鉴定在原则上类似于基于色谱的方法，但不需要放射性同位素或特定暴露感兴趣的核苷酸进行标记。该方法可以检测糖和核苷酸的 Waston-Crick 边缘的甲基化。质谱还可以分析在各种 RNA 片段上发现的甲基化，包括在 2D-TLC 中通常无法获得的 cap2 结构。通过现有的测序信息增强，MS 已被用于绘制修饰转移 RNA（tRNA）。利用质谱分析 mRNA 可以帮助测量 Cap1 和 Cap2 的结构。然而，基于 MS 的方法的一个主要缺点是需要非常大量的 RNA，并且需要现有的测序信息，以生成信息最丰富的结果。

（四）m6A-seq 和 MeRIP-seq

第一个内部 m6A 甲基化核苷酸的全转录组图谱于 2012 年发表。虽然这些方法在过去几年中得到了优化，但这些原则基本保持不变。抗体可用于大多数碱基修饰，对其进行测序的策略大多遵循已建立的"甲基化 RNA 免疫沉淀测序"（或"MeRIP-seq"）。前两种方法分别为 m6A-seq 和 MeRIP-seq，设计用于检测 mRNA 和长非编码 RNA 中的 N6 – 腺苷甲基化，但可应用于使用可用抗体的任何修饰；在 poly（A）RNA 分离后，RNA 被剪切到 100 bp 长度，然后与 N6 – 甲基腺苷（m6A）抗体免疫沉淀。沉淀的组分可以用标准的 RNA 测序方法进行测序。在下游的生物信息学过程中，这些片段与转录组对齐。免疫沉淀后富集的区域被认为包含一个甲基化的核苷酸。该方法首先对 mRNA 进行片段化，接下来使用带有 m6A 抗体的免疫磁珠对发生 m6A 甲基化的 mRNA 片段进行富集，然后将富集到的 mRNA 片段纯化后构建高通量测序文库进行上机测序。另外需要单独构建一个普通的转录组文库作为对照。最后将 2 个测序文库放在一起进行生物信息学分析，得到 m6A 甲基化程度较高的区域，也叫作 m6A 峰。这种方法的优点是方便、快捷、成本低廉，可以对发生高甲基化的 mRNA 区域进行定性分析。但是，MeRIP-seq 只能鉴定 m6A 高甲基化的区域，并不能做到单碱基的分辨。所以，建议标本用肝脏、脑等转录较为活跃的组织，如果是细胞样本，建议 1×10^9 的细胞量（约为 8 板细胞以上）。最后总 RNA 含量推荐在 800 μg 以上，mRNA 富集在 10 ~ 30 μg 以上才会进入下游实验。

（五）miCLIP-seq

虽然这些早期的方法能够实现甲基化 mRNA 的转录特异性鉴定，但它们大约 100 ~ 200 个核苷酸的分辨率较低，需要大量的输入 RNA。此外，如果抗体表现出非特异性结合就会产生假阳性。例如，与 poly（a）拉伸而不是修饰的 m6A 位点。为了解决这些问题，最近的方法使用紫外交联的方法进行免疫共沉淀。该方法光激活邻近的核糖核苷酸（PA-m6A-seq）或任何附近的核苷酸（miCLIP42），以便在下游文库制备过程中诱导可检测的突变或截断。第一步依旧是对富集完的 mRNA 进行片段化。第二步，使用带有 m6A 抗体免疫磁珠与带有 m6A 的 mRNA 片段进行结合。第三步，使用紫外交联进行免疫共沉淀后，在 mRNA 片段的 3'端连上接头序列，在 5'端加上 P32 放射性标记后进行移膜。第四步，根据放射性标记进行切膜回收后，对 mRNA 片段进行反转录和纯化回收。第五步，对反转录组的 cDNA 进行环化。第六步，对环化的 cDNA 进行复线性化，然后构建测序文库上机测序。在这里采用 P32 放射性标记属于非必须选项。这些策略显著提高了从沉淀组分测序中获得的分辨率，尽管它们仍然不能产生通过基于色谱的方法获得的定量化学计量信息。例如，抗体已被这种使用通用方法生成 m6A、m1A 和 m5C 的转录组"MeRIP"图，尽管围绕所使用抗体特异性的问题仍然是一个争论点。

五、RNA 甲基化的生理作用

中心法则决定了生物体从遗传物质 DNA 到表观性状（表型）的基本流向，也是生物体存在的基础。除此之外，环境因素也被证明会对表观性状产生影响，这是因为环境会影响部分细胞、组织或器官的某些 DNA 到蛋白质流向过程中的某些环节。研究者们发现，表观遗传学也是遗传表现的重要组成部分，而遗传物质上的小分子修饰就是表观遗传学的重要表现形式。生物体内几乎所有小分子修饰都具有可逆调节的特性，包括本章的 RNA 甲基化，也包括磷酸化、乙酰化等修饰。目前已被学界公认生物体在特定生理病理条件下，机体内不同时间、空间条件下的小分子修饰都会呈现特定的情况，进而对该生理或者病理进程产生正向或者负向作用。

就 RNA 甲基化而言，RNA 甲基化相关调控蛋白的表达水平直接决定了 RNA 甲基化修饰水平的高低，而 RNA 甲基化修饰水平的正常与否直接影响各种 RNA（如 mRNA、tRNA 和 rRNA 等）的剪接、转运和降解等过程，进而对各类蛋白的表达水平起到决定性影响，不同蛋白的不同表达水平在各类生理病理作用中均发挥极其重要的作用。可以说，RNA 甲基化在机体很多生理过程中都发挥重要作用。

（一）RNA 甲基化修饰在干细胞发育及分化中的作用

大量研究表明，在各类干细胞的形成、分化、自我更新或分化方向选择等进程中，以最常见的 m6A 甲基化为主的 RNA 甲基化修饰发挥重要作用。因为有些干细胞的活动十分频繁且复杂，使 m6A 甲基化等修饰也呈现变化频繁的状态。

1. RNA 甲基化在胚胎干细胞发育分化中的作用

胚胎干细胞（embryonic stem cell，ESC）由早期胚胎或原始性腺发育产生，置于体外培养不仅具有无限增殖、自我更新和多向分化的特性，而且具有分化成为机体几乎所有类型干细胞和组织细胞的潜能，是机体最具潜能的多能干细胞。胚胎干细胞的研究在很长一段时间内都是生物工程领域的热门。大量对人或小鼠胚胎干细胞的研究显示，胚胎干细胞中存在广泛分布的 RNA 甲基化，后者对干细胞分化多能性有重要影响。作为 m6A-METTL 甲基化复合物（MAC）的重要组成成分，METTL3 对 mRNA 中甲基化修饰进而影响 ESC 发育分化方面的影响很重要。研究发现敲除小鼠干细胞 METTL3 后，小鼠 ESC 失去自我更新能力。该研究指出 m6A 在降低 ESC 发育相关因子 mRNA 稳定性上起一定作用，对于维持 ESC 的基态起重要作用。还有研究发现，由于 METTL3 缺失导致的 m6A 修饰水平的降低会导致小鼠 ESC 细胞严重的分化紊乱、基因表达调控失衡，甚至出现胚胎死亡。研究证实 m6A 可降低 ESC 多能性因子的表达，起到 ESC 分化分子开关的作用，促进 ESC 由幼稚型进化为初始态，从而获得多能性功能。研究指出，在小鼠胚胎干细胞中，处于不同时期 ESC 中的 m5C 修饰水平及位置有显著差异。

2. RNA 甲基化在造血干细胞发育分化中的作用

造血干细胞（hematopoietic stem cell，HSC）在成人体内主要是存在于骨髓中的干细胞，在胎儿期造血干细胞来源比较多样。其具有自我更新并分化为各类血细胞前体细胞的能力，最终生成各种血细胞，包括红细胞、白细胞和血小板等。由于受伤等因素，人体血液系统属于新旧细胞代谢较为频繁的系统，所以人体造血功能极其重要。研究提示，RNA 甲基化在造血干细胞功能中发挥重要作用。m6A 在造血干细胞中的作用与 ESC 中不同，有学者敲除了人 HSC 中甲基化酶基因 *METTL3*，使 m6A 修饰水平显著降低，但这却使 HSC 自我更新水平降低，促进了 HSC 的多能分化，过表达 *METTL3* 的结果正好相反，降低了分化功能同时促进自我增生更新。这个结果与 ESC 中的研究正好相反。

3. RNA 甲基化在骨髓间充质干细胞发育分化中的作用

骨髓间充质干细胞（bone marrow mesenchymal stem cell，BMSC）是存在于骨髓基质中的一种可以分化成包括软骨、脂肪、神经及成骨细胞在内的多种中胚层细胞的多能干细胞。其对骨髓中的造血干细胞具有结构上的支持功能，并且能分泌多种生长因子促进造血功能，如 IL－6、IL－11、LIF 等。大量研究发现，m6A 主要的作用是参与 BMSC 的分化方向选择。研究显示，BMSC 中甲状旁腺激素受体 1（Pth1r）的 mRNA 发生 m6A 修饰后，才能促使其与甲状旁腺激素（PTH）结合并发挥功能，促使下游信号通路正常运行，使 BMSC 成骨分化。而当 METTL3 缺失时，Pthr1 的 mRNA 上 m6A 修饰降低导致 BMSC 朝着成脂方向分化。

4. RNA 甲基化在神经干细胞发育分化中的作用

神经干细胞（adult neural stem cell，aNSC）是一种存在于神经系统中具有分化为各类神经元、星型胶质细胞和少突胶质细胞的多能干细胞，具有分裂潜能及自我更新能力。在脑或脊髓中的不同生命期，神经干细胞的存在方式以及分化的细胞类型有较大差别，如成人体内主要存在的神经母细胞。与造血功能类似，神经系统也由于高效的工作和新陈代谢而对干细胞的消耗较高，在该过程中 RNA 甲基化修饰发挥了重要作用。有研究发现，人 aNSC 中 *Zeste* 基因增强子同源物基因 2（*Ezh*2）的 mRNA 发生 m6A 甲基化后，能够降低 *aNSC* 的早期分化水平，保证成体后能形成更多神经元的分化能力，当 *METTL3* 敲除后 aNSC 早期会呈现更多分化胶质细胞的早期分化状态，说明 m6A 甲基化对神经干细胞具有调控分化选择的能力。

（二）RNA 甲基化修饰在神经系统发育及分化中的作用

前文已经提及 RNA 甲基化在成体神经干细胞分化中发挥重要作用，另外 RNA

甲基化在机体神经系统早期分化发育过程中的作用也非常重要。

1. RNA 甲基化修饰在神经系统分化中的作用

研究显示，RNA 甲基化修饰在小鼠胚胎期神经系统的早期分化中起重要作用。有研究发现，敲除小鼠早期胚胎神经系统中的 METTL3 或者 METTL14 后，小鼠脑中 m6A 水平显著下调，导致脑中胶质细胞生长周期变长，且小鼠出生后依然有神经系统发生现象的产生。有研究指出，敲除 METTL3 还会影响小鼠小脑内神经元细胞的分化和成熟过程中多种相关基因的表达水平，导致小鼠神经元细胞的不足及小脑发育异常，从而引发小鼠出生后死亡。

2. RNA 甲基化修饰在神经系统发育中的作用

有研究指出，多个 RNA 甲基化相关酶，包括 METTL3、METTL14、WTAP、FTO 及 ALKBH5，在小鼠脑发育过程中其表达水平会随小鼠小脑发育而出现明显下降。该研究发现，敲除的 ALKBH5 小鼠在脑发育早期相比野生组会出现显著升高的小脑颗粒细胞的增殖分化异常，部分神经细胞分化比例完全紊乱。在同样的实验条件下，当小鼠脑发育达到一定程度后，却没有类似的差异，提示 m6A 修饰可能在脑分化发育早期发挥作用，而当发育到一定阶段后作用会下降。敲除小鼠神经系统中 METTL14 会严重影响小鼠大脑皮质的发育。小鼠脑中 YTHDF2 缺失会导致 m6A 水平升高，造成神经干细胞大量缺失，使小鼠大脑皮层发育缓慢。

除了 m6A，少数研究发现 m5C 甲基化酶 NSUN2 在神经系统发育中也有一定作用。研究发现，NSUN2 的表达水平改变引起的 m5C 修饰水平改变与神经细胞迁移有关，并且在血管生成素的协同下会影响成体神经干细胞的分化。另有研究发现，NSUN2 功能缺失会导致 m5C 修饰水平降低，进而影响人和小鼠身体发育畸形，认知运动功能缺陷和神经系统发育缺陷。

（三）RNA 甲基化在调控生殖系统发育中的作用

大量研究表明，RNA 甲基化在小鼠等哺乳动物生殖系统的早期分化发育及成体生殖系统正常功能的维持方面发挥重要作用，一旦甲基化相关蛋白表达水平发生变化，生殖系统功能也会产生较大的影响。由于雄性生殖系统和雌性有功能上的较大区别，我们在下文分开阐述。

1. RNA 甲基化在雄性生殖系统中的作用

RNA 甲基化对雄性哺乳动物生殖系统的影响，主要体现在对早期发育分化、睾丸发育、精子形成、精子质量等方面的影响。RNA 甲基化修饰利用基因编辑技术，模仿小鼠特异性敲除 METTL3 基因的模型研究 m6A 对于小鼠早期胚胎发育的影响，发现 METTL3 功能缺失会导致小鼠早期精原细胞分化受阻，减数分裂被抑制，从而导致小鼠不育。在小鼠生殖细胞中敲除 METTL3 或 METTL14 会导致精原干细胞 m6A 修饰水平降低，从而引起细胞增殖和分化相关基因的 mRNA 的翻译异常，导致精原细胞无法再生而逐渐耗尽。在成熟雄性小鼠中，ALKBH5 功能缺失会导致小鼠生精异常、睾丸变小以及精子活力异常等情况。敲除结合蛋白基因 *YTHDC*2 也会导致小鼠睾丸变小、生精异常。

2. RNA 甲基化在雌性生殖系统中的作用

目前的研究已广泛认同，RNA 甲基化在哺乳动物性别决定、配子减数分裂过程中具有重要的生物学功能。研究发现，*YTHDF*2 敲除小鼠会出现卵母细胞发育异常，会抑制卵母细胞的正常成熟过程，从而导致小鼠特异性不孕。有研究指出，m6A 修饰不足的果蝇会出现不能飞行，且生育能力会显著下降，并且与果蝇的性别决定有关。还有研究显示，FTO 低表达导致的 m6A 高修饰水平可能对女性提前发生异常的卵巢功能衰竭有一定的影响。还有研究指出，复发性流产病人其胚胎绒毛膜细胞中整体 mRNA 的 m6A 修饰水平显著低于正常妊娠组，提示 RNA 甲基化可能对复发性流产也有一定的作用。

（四）RNA 甲基化参与调控基因翻译

前文提到 RNA 甲基化通过结合蛋白识别结合甲基化位点，进而引起其他生化进程发挥效能，而 RNA 甲基化发挥的效能一般与发生甲基化的 RNA 直接相关，会影响该 RNA 的下游进程，比如影响 RNA 的活力、转运、降解、翻译等，这些都比较明确。另外，还有研究发现 RNA 甲基化对翻译的启动有重要作用，mRNA 的 UTR 区域的 m6A 修饰可以促进 5'帽子结构依赖的蛋白的翻译过程，mRNA 5'UTR 端 m6A 修饰可以直接与真核起始因子 3（eIF3）结合，在没有帽子结构结合因子 eIF4E 的参与下招募 43S 复合物启动翻译过程。这表明，不同的细胞条件会导致 m6A 在转录过程中的重新分配，从而使 mRNA 5'UTR 区 m6Am 的增加。*P*21 基因是一个与细胞周期有关的基因，*P*21 在细胞周期、DNA 修复、DNA 复制等方面发挥重要作用，对它的研究多集中在其与癌症息息相关的抑癌作用上面。*P*21 的表达水平在氧化应激诱导引起的细胞凋亡中起重要作用。有研究发现，*P*21 的 mRNA 上不同甲基化位点会协同影响 mRNA 的翻译，进而影响 *P*21 的翻译。该研究发现，在 *P*21 的 mRNA 的 3'UTR 区的 m6A 修饰和 m5C 的修饰水平会相互促进、相互影响，呈现显著正相关，并且两种修饰可以联合影响 *P*21 的翻译。该研究指出，提高或者降低 *METTL*3 或 *METTL*14 都会导致 *P*21 的 3'UTR 区的 m6A，从而使 m5C 发生改变。反之亦然。两种修饰相互促进都处于升高状态时，*P*21 mRNA 的翻译水平也会发生显著升高。

（五）RNA 甲基化参与调控 DNA 损伤修复

DNA 作为生命遗传信息的重要载体，可以被体外和体内多种条件影响而产生 DNA 损伤。机体针对 DNA 损伤进化出了一套修复损伤的机制——DNA 损伤修复。DNA 损伤会被该机制及时修复或者移除，使遗传信息维持准确。如果机体缺少这个修复功能，就会导致细胞死亡或者基因突变。研究发现，对细胞进行紫外线照射会使细胞对照射产生的 DNA 损伤做出一个短暂且迅速的 m6A 修饰水平改变，而且多发生在转录本的多聚 A 尾。当敲除 *METTL3* 时，这个短暂的 m6A 修饰水平出现显著降低，从而使细胞无法修复紫外线照射导致的基因突变，并且使细胞对紫外线照射的敏感性提高，更容易受损伤。这说明 m6A 在调控修复紫外线照射引起的 DNA 损伤中具有重要作用。DNA 损伤修复系统需要多种 DNA 聚合酶的参与。进一步的研究还发现，在 DNA 损伤修复中发挥重要功能的 DNA 聚合酶 κ，其在快速识别并结合 DNA 损伤位点的过程中，*METTL3* 的存在至关重要。当 *METTL3* 表达水平稍微下降，便会对紫外线照射的 DNA 损伤修复产生很严重的负面作用。可见 *METTL3* 催化的 m6A 修饰在 DNA 损伤修复中的重要作用。

（六）RNA 甲基化参与调控上皮间充质转化

上皮—间质转化（epithelial-mesenchymal transformation，EMT）是指上皮细胞通过特定程序转化为具有间质表型细胞的生物学过程。在胚胎发育、慢性炎症、组织重建、癌症转移和多种纤维化疾病中发挥重要作用，其主要的特征包括细胞黏附分子（如 E - 钙黏素、细胞角蛋白）表达的降低。细胞骨架转化为波形蛋白为主的细胞骨架，形态上转化为具有间充质细胞的特征。发生 EMT 的上皮细胞失去了细胞极性，也失去了与基底膜的连接等上皮表型，获得了较高的迁移与侵袭、抗凋亡和降解细胞外基质的能力等间质表型。EMT 是上皮细胞来源的恶性肿瘤细胞获得迁移和侵袭能力的重要生物学过程，而上皮细胞钙黏蛋白缺失被广泛认为是 EMT 过程中机体最重要的生物学改变。最近有研究显示，EMT 过程中部分 mRNA 中 m6A 水平会上升，METTL3 功能缺失会下调 m6A 修饰水平从而抑制癌细胞的转移侵袭，阻碍 EMT 进程。锌指结构蛋白 Snail 被公认是 EMT 过程中一个很重要的转录因子。有研究发现，Snail 经 m6A 调控从而参与 EMT 调控。癌细胞中位于 Snail CD 区的 m6A 修饰可以诱导 Snail mRNA 的翻译。功能性缺失和获得实验证实，YTHDF1 可以上调具有 m6A 的 Snail mRNA 的翻译。该研究指出，METTL3 和 YTHDF1 表达水平的上调可以作为肝癌病人总生存期的一个预后判断指标。

（七）RNA 甲基化参与调控自噬和脂肪生成

"自噬"是由 Ashford 和 Porter 在 1962 年发现细胞内有"自己吃自己"的现象而命名的，是指从粗面内质网的无核糖体附着区脱落的双层膜包裹部分胞质和细胞内需降解的细胞器、蛋白质等成分形成自噬体，并与溶酶体融合形成自噬溶酶体，降解其所包裹的内容物，以实现细胞本身的代谢需要和某些细胞器的更新。研究发现，自噬会发生在机体的饥饿应答时，通过自噬分解部分细胞内大分子产生其他代谢所需的原料，所以在某些方面自噬会和脂肪形成呈现对立的生理状态。有研究显示，在小鼠心肌细胞缺血再灌注治疗时，m6A 修饰水平会上升。H/R 治疗心肌细胞中 *METTL3* 基因沉默会促进自噬潮形成，同时抑制细胞凋亡；*METTL3* 超表达，或者抑制去甲基化酶 ALKBH5 的表达会得到相反的结果，表明 *METTL3* 应该对自噬有负调控作用。Wang 等发现 mRNA 上 m6A 修饰通过调控 Atg5 和 Atg7

从而起到调控自噬和脂肪形成的作用。研究发现，Atg5 和 Atg7 转录本的降低依赖于 m6A 修饰水平，阻碍了自噬体形成，从而抑制自噬和脂肪形成。研究人员还发现 Atg5 和 Atg7 都是阅读蛋白 YTHDF2 的结合位点。FTO 沉默后，Atg5 和 Atg7 转录本在 YTHDF2 捕获后表现出更高的 m6A 修饰水平，从而导致 mRNA 降解的增加，蛋白翻译水平的降低。敲除 FTO 后得到了基本相同的结果。这些研究说明 RNA 甲基化修饰在自噬和脂肪形成中扮演重要角色。

（八）RNA 甲基化参与调控生物钟

生物钟调控现象是较早期发现的 m6A 生物学功能。哺乳动物的生物钟现象是一个普遍存在的生物学现象，它是生物体内的一种无形的"时钟"，实际上是生物体生命活动的内在节律性，是由生物体内的时间结构序所决定的。通过研究生物钟，目前已产生了时辰生物学、时辰药理学和时辰治疗学等新学科。生物钟是由一个负反馈通路决定的，该通路中部分生物钟相关基因转录的蛋白抑制其他相关基因的转录从而使机体记住这个"时钟"。研究发现，多数生物钟相关基因的转录本中含有 m6A 修饰。条件性敲低 METTL3 降低了生物钟基因 PER2 和 ARNTL 转录本的 m6A 修饰，会抑制转录本的及时出核，不能及时表达，导致该期生物钟时间上的推迟，从而延长动物的昼夜交替周期。

（九）RNA 甲基化调控病毒感染

目前在全球范围内病毒感染仍是个难以攻克的课题，近几年的几次大流行病都是病毒感染导致，如严重急性呼吸综合征（SARS）、埃博拉出血热及新冠肺炎等。病毒因其非细胞结构的特点导致其防治极其困难。m6A 不仅存在于宿主 RNA 上，很多病毒 mRNA 上也存在 m6A 修饰，并且对病毒感染机体发挥特定作用。研究发现，病毒感染发生时宿主和病毒 mRNA 上的 m6A 修饰总量均会出现大量增加。该研究发现沉默甲基化酶 METTL3、METTL14 会增强病毒感染性，而沉默去甲基化酶 ALKBH5 会出现相反结果，证实病毒感染会促进 T 细胞中 RNA 甲基化修饰水平，从而促进病毒复制。

（十）RNA 甲基化参与调控皮肤形成

皮肤是人体一个特殊的器官，它是人体最大的器官，主要承担着保护身体、排汗、感觉冷热和压力等作用。哺乳动物早期皮肤形成比较复杂，研究发现，m6A 修饰在小鼠胚胎皮肤形成过程中具有重要作用。有研究指出，小鼠胚胎皮肤形成过程中 RNA 甲基化修饰水平很高，在 11 420 个转录本中单 m6A 一种修饰就多达 157 641 个 m6A 位点，并且这个数字在其他研究中也有较高近似值的重复性。该研究指出，多种条件性降低 METTL3 的表达水平会导致处理组与对照组的转录组数据产生严重紊乱，有些转录本的表达翻译水平升高，而另一些转录本则降低，从而导致早期胚胎的皮肤形成过程陷入紊乱，最终引起明显的缺陷。其复杂机制目前仍不完全明确。

（十一）RNA 甲基化参与调控基因出核

中心法则指出了遗传信息从 DNA 传递给 RNA，再从 RNA 传递给蛋白质，即完成遗传信息的转录和翻译过程。最初研究者们认为，这个过程在生物体内是不可逆的，后来发现这个过程中每一步都存在可逆性。中心法则基本概念的两个步骤是 DNA 在细胞核内由多种酶作用而解螺旋，生成单链 RNA，然后单链 RNA 从核孔进入胞质中在核糖体的参与下完成 RNA 到蛋白质的翻译过程，从而使蛋白质发挥具体的功能。本文主要讲述 m5C 对于单链 RNA 出核过程的作用。NSUN2 作为目前研究最多的 m5C 甲基化酶，其催化活性主要依赖于 C271 和 C321 位点。研究发现，NSUN2 功能缺失会导致 mRNA 核输出的抑制，进一步研究发现，m5C 结合蛋白 ALYREF 第 171 位赖氨酸可以与 m5C 结合，促进 mRNA 的出核及表达。

（十二）RNA 甲基化参与调控胚胎发育中母体 mRNA 的稳定

母体的胚胎发育进程无论是对于母体还是胚胎都是一个复杂的生理过程，其中伴随的生化过程十分繁复。在这一过程中时时都伴随着 RNA 甲基化的修饰，从前文也可看出这个过程中存在着众多器官系统的发育分化，众多器官的形成，其间的 RNA 甲基化也十分复杂。众所周知，胚胎的正常发育离不开母体各类激素及营养的参与，所以母体在胚胎发育不同时期各种激素的稳定也尤为重要，有一类常见的胎停就是由于母体的激素紊乱，导致母体免疫系统无法成功识别胎儿而对其进行进攻所导致。在这些过程中，母体的 RNA 甲基化修饰也发挥着重要作用。有研究发现，胚胎发育时 m5C 通过新发现的结合蛋白 Ybx1 招募 Poly（A）结合蛋白 Pabpc1a，从而维持母体 mRNA 的稳定，保证母体接合峰的有序转化。这一分子机制的发现，为全面分析斑马鱼胚胎发育过程中 mRNA 调控不同方向和细胞分化提供了重要依据，但目前在其他脊椎动物中的研究尚不明确。

六、RNA 甲基化的病理作用

大多数已知的 mRNA 修饰酶在正常生长期间均是核内酶，表明 m6A 修饰能够从生命的起始阶段就对 mRNA 的生成产生影响。m6A RNA 甲基化是真核生物 mRNA 中最丰富的表观遗传修饰，参与哺乳动物发育和疾病发生的多个关键过程。通过对参与介导 m6A 修饰的任一组分进行基因功能缺失实验的研究发现，m6A 不仅能够影响细胞分化和胚胎发育等多种生理功能，对基因的表达也发挥关键调控作用。因此，一旦参与 m6A 修饰的酶出现异常，将会引起一系列疾病，包括肿瘤、神经性疾病、胚胎发育迟缓。m6A 修饰的异常调节通过影响肿瘤相关基因的表达在多种类型的肿瘤中均扮演重要角色，m6A 修饰对肿瘤发生发展既可发挥促进作用，也可发挥抑制作用。首先，这是因为 m6A 修饰的靶基因具有多样性，所以其靶基因既可以是癌基因也可以是抑癌基因。其次，参与 m6A 调控通路的"Writer"或"Eraser"的不同，会对 m6A 水平的升高或降低产生不同的影响。再次，m6A 修饰后可通过招募不同的"Reader"影响其目标 mRNA 在肿瘤发生发展中发挥不同作用。m6A 修饰的 mRNA 与细胞转化和肿瘤之间存在关联，主要是 m6A 的甲基化酶（METTL3、METTL14 和 WTAP）、去甲基化酶（FTO 和 ALKBH5）及甲基化结合蛋白（YTHDF1 和 YTHDF2）与肿瘤的关联。

下文将阐述近年在血液系统、消化系统、生殖系统、神经系统和呼吸系统等人体相关的多种肿瘤相关疾病发病机制中 m6A 修饰失调的相关分子机制，提供疾病潜在治疗靶点和预防的新思路。

（一）m6A RNA 甲基化与疾病

1. m6A RNA 甲基化与胚胎发育异常

胚胎发育是一个受基因严密调控的过程，配子的生成、合子的形成及发育过程中任一环节受到干扰都会影响胚胎的正常发育，出现畸形，甚至死亡。m6A 修饰在生命的起始阶段就能影响 mRNA 的生成，所以 m6A 修饰一旦出现异常，势必导致胚胎发育异常。在斑马鱼胚胎中敲除 YTHDF2，会减缓 m6A 修饰的母本转录本的降解过程，并阻滞合子基因组的激活，胚胎无法实现母本—合子的转变，从而导致斑马鱼幼虫的发育延迟。在 METTL3 敲除小鼠的胚胎干细胞和"幼稚"胚胎干细胞中，由于无法进行 m6A 修饰而无法充分终止其"幼稚"状态，导致早期胚胎死亡。在缺失 YTHDF2 基因的小鼠中，由于无法调节参与卵母细胞成熟过程相关基因的转录，最终导致雌鼠不孕。在果蝇中，m6A 修饰缺失的果蝇无法飞行且生育力下降，还伴有神经、性别决定和剂量补偿缺陷。有研究发现，去甲基化酶 ALKBH5 在小鼠的睾丸中高表达，对于精子发生和小鼠生育不可或缺，ALKBH5 缺陷型雄性小鼠的 mRNA 中 m6A 水平增高，影响减数分裂中期阶段精母细胞的凋亡进程，导致其受精能力受损。由此可见，m6A 的修饰异常可通过影响雌雄配子的形成，或是限制合子基因的激活，从而导致胚胎的异常发育，并影响子代个体的正常功能。

2. m6A 修饰与肿瘤治疗

已知 m6A 修饰调控紊乱在肿瘤发生发展中扮演重要角色。RNA 甲基化和去甲基化修饰是一个可逆的过程，并且结构高度保守，说明改变 RNA 表观遗传学修饰有可能为肿瘤有效治疗带来新希望。例如，促进或抑制 m6A 修饰过程的某些关键酶将改变细胞内 m6A 修饰水平，以干预肿瘤进程。Huang 等发现非甾体抗炎药甲氯芬那酸（MA）高选择性地抑制 FTO 去甲基化功能，该研究实现了 RNA 去甲基化的选择性化学干预。MA 的乙酯衍生物 MA2 已经被美国食品药品监督管理局（FDA）批准应用于临床治疗，并在胶质瘤模型中表现出较好的疗效。MA2 治疗能抑制 GBM 进展，并延长 GSC 移植小鼠的生存期。其他研究还报道了 FTO 抑制剂，如 Rhein、NCDPCB、CHTB、10X3 等。异柠檬酸脱氢酶（isocitrate dehydrogenase，IDH）在 GBM 和 ALL 中存在很高的突变率，它的突变使 a-KG 转变为羟基戊二酸（2HG）。长期以来，R－2HG 被认为是促癌代谢物。但临床数据表明，具有 IDH

突变的 GBM 病人的生存期比 IDH 野生型病人更长，并且在 ALL 病人中也观察到类似现象。Su 等的研究表明，R－2HG 在 GBM 和 ALL 中发挥抗肿瘤作用。R－2HG 抑制 27 种不含 IDH 突变的 ALL 细胞的增殖和活力。给荷瘤小鼠注射 R－2HG 并利用转基因的方法导入可诱导表达的 DH1 突变基因，发现对于注射 R－2HG 敏感细胞系的小鼠，两者均能显著延长生存期。FTO 的表达量与细胞对 R－2HG 的敏感度呈正比，其机制是通过 FTO/m6A/MYC/CEBPA/FTO 正反馈回路。研究发现，单独使用 FTO 抑制剂或 R－2HG，以及它们分别与其他化疗药物联合使用，对 IDH 突变型和野生型白血病的治疗都有更好的疗效。

3. m6A RNA 甲基化与血液系统肿瘤

血液不仅可以给机体运输营养物质，还是机体的重要免疫保护屏障。所有的血细胞都来源于造血干细胞（hematopoietic stem/progenitor cell，HSPC）。有研究发现，甲基化酶复合物 METTL3 和 METTL14 及 RNA 结合蛋白 RBM15 在髓系白血病中呈高表达，且与髓系白血病病人的不良预后具有相关性。研究证明，m6A 甲基化酶 METTL3 能够控制正常造血细胞和白血病细胞的髓样分化。该研究发现，与健康人的 HSPC 相比，METTL3 mRNA 和蛋白在急性髓细胞性白血病（acute myeloid leukemia，AML）细胞中的表达量均升高，而且在人类髓样白血病细胞系中敲除 METTL3 可诱导这些细胞的分化和凋亡。在人急性髓性白血病 MOLM－13 细胞系中，m6A 修饰能够增加 c-MYC、BCL2 和 PTEN mRNA 的表达，敲除 METTL3 可增加磷酸化 AKT 的表达，这为 METTL3 靶向治疗髓系白血病提供了坚实的理论依据。m6A RNA 甲基化与血液系统相关肿瘤密切相关。METTL3 和 METTL14 在髓系白血病（AML）中高表达，m6A 水平升高易导致白血病发生，与病人预后不良有关。骨髓生成和白血病发生依靠 SPI1－METTL14－MYB／MYC 信号轴，METTL14 抑制造血干/祖细胞分化并促进 AML 生成，在正常造血干/祖细胞（HSPC）和携带 t（11q23），t（15；17）或 t（8；21）的 AML 中高表达，但在骨髓分化期间下调。METTL14 沉默促进正常 HSPC 和 AML 细胞末端骨髓分化并抑制 AML 细胞存活和增殖。METTL14 通过 m6A 修饰调节其 mRNA 靶标［v-myb 禽成纤维细胞病病毒致癌基因同系物（MYB）和 v-myc 禽骨髓增生症病毒癌基因同系物（MYC）］而发挥致癌作用，而 METTL14 蛋白本身受 SPI1 负调节。Hsp90 的一种新型客户蛋白，WTAP 可阻止 AML 细胞分化并导致异常增殖。WTAP 是 AML 的一种新型致癌蛋白，但具体机制不明。WTAP 在弥漫性大 B 细胞淋巴瘤（DLBCL）组织中明显上调，与 BCL6 和 Hsp90 形成复合物，促进 DLBCL 细胞增殖和抗凋亡能力。抗肿瘤药物依托泊苷作用于敲低 WTAP 的 DLBCL 细胞系后，细胞凋亡率明显提高，因此 WTAP 下调能改善 DLBCL 化疗的疗效。FTO 靶向 AML 的一组基因［锚蛋白重复序列和 SOCS 盒蛋白基因 2（ASB2）和视黄酸受体 α（RARA）］，在 t（11q23）/MLL 重排，t（15；17）/PML-RARA、FLT3－ITD 和（或）NPM1 突变的 AML 中高表达，从而抑制全反式视黄酸（ATRA）诱导的 AML 细胞分化。通过降低这些 mRNA m6A 水平来增强基因介导的细胞转化和白血病发生。*ASB*2 和 *RARA* 是 AML 中 FTO 的重要功能靶基因。体内外研究发现，R－2－羟基戊二酸（R－2HG）通过抑制白血病细胞增殖活力、促进细胞周期停滞和细胞凋亡而发挥广泛抗白血病活性。R－2HG 靶向 FTO /m6A /MYC /CEBPA 信号通路抑制 FTO 活性，增加细胞 RNA 的 m6A 修饰，从而降低 MYC /CEBPA 转录本的稳定性，导致相关途径抑制，发挥抗白血病和脑肿瘤作用。造血干细胞不仅可以维持血液系统的长期稳定，也是骨髓移植治疗恶性血液疾病的核心组分。但是，造血干细胞的来源是制约这一治疗手段的最大困境。研究发现，在斑马鱼的血液－血管系统中有 m6A 甲基化酶 METTL3 的特异性表达，而在缺失 METTL3 的胚胎中，血管的内皮特性明显增强，动脉内皮发育相关的基因，尤其是 *notch*1a 的 mRNA 水平显著升高，m6A 修饰水平显著降低，造血干细胞无法正常产生，内皮－造血转化（EHT）过程发生了阻断。该研究首次揭示了 mRNA 的 m6A 甲基化修饰在脊椎动物造血干细胞命运决定中的调控机制，而且这一结果在小鼠中也得到了验证，这些研究证明了在脊椎动物中 m6A 对造血干细胞命运决定的调控功能具有保守性，这一发现可为将来在体外诱导扩增造血干细胞提供强有力的理论指导。

4. m6A RNA 甲基化与消化系统相关肿瘤

肝癌是男性肿瘤中继肺癌之后的第二大肿瘤死因，其预后差的主要原因是术后高复发率和转移率。研究表明，肝癌中 METTL3 和 YTHDF1 水平较高，且与较差的总体生存率相关。Snail 是上皮－间质转化（EMT）的关键转录因子，Snail 编码区（CDS）中的 m6A 可以通过招募 YTHDF1 触发肿瘤细胞中 Snail mRNA 的翻译，进而调控肝癌细胞的 EMT。另外，当降低 METTL3 的水平时，低水平的 m6A 可阻碍肿瘤细胞发生 EMT。还有研究发现，在 HCC 组织中 KIAA1429 的表达也较高，KIAA1429 通过增强 ID2 的 m6A 修饰抑制 ID2 mRNA 的表达，促进肿瘤细胞的侵袭与转移。在随后的研究中，WTAP 的表达升高也被认为与 HCC 的发生发展相关，并可作为 HCC 生存的独立预测因子。WTAP 上调导致 ETS1 发生 m6A 修饰，随后通过 HuR 相关方式导致 ETS1 的表观沉默。此外，WTAP 的沉默可通过 ETSl-p21/ p27 轴使 HCC 细胞阻滞于 G2/M 期。最新研究发现，YTHDF2 可直接结合 EGFR 3' UTR 的 m6A 修饰位点，促进 EGFR mRNA 在 HCC 细胞中的降解，发挥抑癌作用。m6A 修饰相关的酶及结合蛋白在消化系统肿瘤中发挥正向调节作用。METTL3 在 HCC 和多种实体瘤中明显上调，通过 m6A-YTHDF2 依赖的 mRNA 降解机制抑制细胞因子信号传导抑制因子 2（SOCS2）表达，有助于 HCC 进展，而 METTL3 敲除明显减少 HCC 细胞体外增殖、迁移、集落形成和体内致瘤性及肺转移。YTHDF1 在 HCC 中明显上调，与病理学阶段呈正相关。HCC 病人预后不良也与 METTL3、YTHDF1 和 YTHDF2 有关。YTHDF2 作为一种 m6A 阅读蛋白，可能与 HCC 进展密切相关，这在未来有待深入研究，将有助于发现潜在的治疗靶点以优化肝癌的诊疗策略。

WTAP 在胆管癌中明显上调，调节胆管癌细胞的迁移、侵袭和运动性。WTAP 高核表达预测胰腺导管腺癌（PDAC）病人预后不良。与正常组织相比，胰腺癌组织 YTHDF2 的 mRNA 和蛋白表达水平均上调，晚期病人更甚。YTHDF2 敲低明显增加总 YAP 表达，抑制了 TGF-β/ Smad 的信号传导。YTHDF2 通过 YAP 信号传导调节胰腺癌细胞的 EMT。碳酸酐酶 IV（CA4）靶向 WTAP-WT1－TBL1 轴抑制 Wnt 信号通路，可诱导 WTAP 降解，抑制结直肠癌（CRC）的发展。c-Myc 可驱动 CRC 中 YTHDF1 相关轴显著性，敲低 YTHDF1 可抑制癌细胞增殖，使癌细胞对氟尿嘧啶和奥沙利铂等抗癌药物的敏感性增加。CA4 甲基化可作为 CRC 复发的独立生物标志。FTO 高表达促进胃癌（GC）细胞系增殖、迁移和侵袭，与病人预后不良显著相关。胃癌组织中 YTHDF2 的 mRNA 水平明显高于正常组织，敲除 YTHDF2 可抑制 MGC－803 胃癌细胞增殖并促进其凋亡。但其中 FTO 和 YTHDF2 对胃癌细胞的相互作用关系仍有待进一步研究。

5. m6A RNA 甲基化与生殖系统相关肿瘤

m6A RNA 甲基化调控因子在生殖系统相关肿瘤发生发展中发挥双向调控作用。子宫内膜癌 METTL14 关键组分中存在热点 R298P 突变，约 70% 子宫内膜肿瘤存在 m6A mRNA 甲基化减少现象，这可能与 METTL14 突变或 METTL3 表达降低有关。m6A mRNA 甲基化减少导致 AKT 负调控因子 PHLPP2 表达降低和正调控因子 mTORC2 表达升高，可能通过激活 AKT 途径增加子宫内膜癌细胞增殖和致瘤性，是 AKT 信号传导调节因子。雌激素通过 PI3K /AKT 和 MAPK 信号通路调节 FTO，通过 mTOR 信号通路诱导 FTO 核定位，增强癌细胞的增殖和侵袭活性。其中，FTO 表达差异有统计学意义。

宫颈鳞状细胞癌（CSCC）组织 FTO 的 mRNA 水平高于相邻正常组织。FTO 通过使 mRNA 去甲基化调节 β－连环蛋白表达，增强化学－放射疗法抗性，进而增加切除修复交叉互补组 1（ERCC1）的活性。FTO 及其底物 m6A 在化学放疗抗性调节中具有关键功能，对总体存活具有预后价值。

乳腺癌病人死亡的主要原因为复发和转移。在乳腺肿瘤进展过程中，随着肿瘤细胞的不断增殖，肿瘤细胞与其周围间质血管间的距离增加会导致肿瘤内部发生缺氧，同时肿瘤异常活跃的代谢会加重缺氧，缺氧会促进 ALKBH5 的表达，从而抑制 NANOG mRNA 的甲基化，使 NANOG 水平升高，促进乳腺癌干细胞（breast cancer stem cell，BCSC）的富集，BCSC 可通过自我更新进行无限增殖并形成继发性肿瘤，在乳腺癌的转移中扮演重要角色。抑制 ALKBH5 可通过减少 BCSC 的富集抑制肿瘤发生，可能是预防乳腺癌转移的重要手段。有研究发现，乳腺癌中乙型肝炎病毒 X 蛋白结合蛋白（HBXIP）可通过抑制 miRNA let－7g 上调 METTL3 的表达。有趣的是，METTL3 的表达会进一步增加 HBXIP 表达，形成 HBXIP/let－7g/METTL3/HBXIP 的正反馈回路，从而增进乳腺癌细胞的增殖。还有研究发现，抑癌基因的过早聚腺苷化（premature polyadenylation，PPA）会抑制抑癌基因的功能。

PPA 激活的乳腺癌细胞中 MAGI3 外显子内 m6A 水平低于未转化的乳腺细胞，这一现象在 *LATS*1 和 *BRCA*1 等多个基因中也得到证实。PPA 对抑癌基因的截短效应或与 m6A 修饰存在联系，但其机制仍有待深入研究。最新研究发现，乳腺癌中 FTO 的表达较高且与较低的生存率相关，FTO 可作用于促凋亡基因 *BNIP*3 的 3' UTR，通过使其 m6A 去甲基诱导 BNIP3 的降解，进而促进乳腺癌细胞的增殖、集落形成和转移。这一发现提示，FTO 可能成为治疗乳腺癌的新靶点。缺氧诱导因子（HIF）通过诱导 ALKBH5 介导 NANOG mRNA 的 m6A 去甲基化，诱导乳腺癌干细胞（BCSC）表型，导致 BCSC 在缺氧肿瘤微环境中富集。HIF 还通过 ZNF217 和 ALKBH5 介导乳腺癌细胞去 RNA 甲基化，调节多能因子表达。免疫缺陷小鼠模型中，敲低 MDBA-MB-231 乳腺癌细胞的 ALKBH5 后肺转移显著减少。FTO 在乳腺癌细胞中过表达，可促进糖酵解，其机制与 PI3K/AKT 信号通路有关。随着对 m6A 与乳腺癌发生发展机制的进一步研究，将会为乳腺癌的临床诊疗提供更多选择。miR-493-3p 可介导 YTHDF2 下调，提高 m6A 水平，抑制前列腺癌。

6. m6A RNA 甲基化与神经系统相关肿瘤

神经干细胞（NSC）不仅存在于胚胎中，在成人的大脑中也存在，它们通过自我更新维持细胞族群，并能分化成各类神经细胞。所以，了解脑内 NSC 的自我更新过程以实现对其的控制，对使用 NSC 代替疗法治疗神经系统疾病的再生治疗具有重要意义。肿瘤干细胞（cancer stem cell，CSC）是肿瘤组织中一群数量极其稀少，但具有极强致瘤能力的细胞。它们的重要特征是通过自我更新和无限增殖维持肿瘤细胞群的生命力，CSC 被认为是临床上放化疗耐药和肿瘤复发的关键因素。GBM 是一种恶性程度极高的脑瘤，大部分病人进展迅速，预后差，并表现出一定的放疗耐受性。研究表明，m6A 修饰参与调控胶质母细胞瘤干细胞（glioblastoma stem-like cell，GSC）的自我更新和肿瘤分化。RNA 去甲基化酶 ALKBH5 在 GSC 中高表达，与胶质瘤不良预后有关，过表达 ALKBH5 促进 GSC 自我更新和增殖。对比 sh-ALKBH5 和 sh-control 细胞系的芯片及 MeRIP-seq 实验数据，发现 *FOXM*1 是 ALKBH5 的主要靶基因，ALKBH5 靶向 *FOXMl* 的作用依赖于 *FOXM*1 的反义非编码 RNA（FOXM1-AS），证明 lncRNA 参与 mRNA 的 m6A 修饰。Cui 等发现，过表达 METTL3 蛋白或者敲减 FTO 后抑制 GSC 自我更新和增殖及促进 GSC 分化。反之，敲减 METTL3 或 METTL14 蛋白诱导 GSC 癌基因 *ADAM*19、*EPHA*3 和 *KLF*4 mRNA 的表达，促进 GSC 的生长和自我更新。体内实验证明，敲减 FTO 蛋白抑制肿瘤生长和延长 GSC 成瘤小鼠的寿命。另一项研究的结论则相反，认为 METTL3 促进 GBM 进展、GSC 干性维持并与 GBM 放疗抵抗有关，METTL3 通过 m6A 修饰提高靶基因 *SOX*2 mRNA 的稳定性。WTAP 在胶质瘤组织中过表达，与胶质瘤分级和病人术后生存率低密切相关。miR-29a 过表达下调 *Quaking* 基因异构体 6（QKI-6），抑制胶质瘤干细胞中 WTAP 表达和磷酸肌醇 3-激酶/AKT 及细胞外信号相关激酶通路，从而抑制细胞增殖、迁移和侵袭，促进细胞凋亡。ALKBH5 高表达维持叉头框蛋白 M1（FOXM1）表达和细胞增殖程序，发挥 GSC 致瘤性。FOXM1 的长反义非编码 RNA（FOXM1 - AS）促进 ALKBH5 去甲基化 FOXM1 新生转录物，加强 ALKBH5 与 FOXM1 新生转录物，FOXM1 mRNA 前体与 RNA 结合蛋白 HuR 三者之间的相互作用，从而维持 FOXM1 表达。WTAP 和 ALKBH5 促进 GSC 的发生发展，m6A 修饰相关酶及结合蛋白在神经系统相关肿瘤中的作用有待进一步研究。这些发现可能将促进神经系统疾病的干细胞治疗和基因靶向治疗。未来的研究重点集中在提高 m6A 修饰的特异性，将全基因组水平上的研究转移到单个基因水平的研究上去，实现对单个基因 mRNA 修饰及其与组蛋白修饰间的调节，从而开启或关闭人脑疾病中表达异常的特定基因，以提高人脑疾病的靶向治疗效果。

7. m6A RNA 甲基化与呼吸系统肿瘤

肺癌作为全球范围内发病率和病死率最高的恶性肿瘤，一直是研究的热点。LIU 等通过癌症基因组图谱（The Cancer Genome Atlas，TCGA）数据库对 13 种常见的 m6A RNA 修饰调控因子进行分析，寻找其与肿瘤发生发展及预后的联系。他们发现在肺腺癌和肺鳞状细胞癌中，大多数被研究基因的表达水平都发生了显著改变。值得注意的是，METTL3 可以促进 *BRD*4、*EGFR*、*TAZ*、*MAPKAPK*2 和 *DNMT3A* 等多个癌基因在人肺癌细胞中的表达谱。其中，在肺腺癌中，METTL3 通过与 eIF3 形成 mRNA 环来促进核糖体循环，进而增强癌基因 *BRD*4 的翻译，说明 METTL3 不仅可以催化 m6A，而且还可作为"Reader"参与靶 mRNA 的甲基化后调控。而 METTL3 的耗竭会导致肿瘤细胞凋亡增加，抑制肿瘤细胞增殖和侵袭，削弱肿瘤细胞的生存能力。另一项研究发现，在肺鳞状细胞癌中 FTO 高表达，FTO 可抑制 m6A 的甲基化并增强 mRNA 的稳定性，进而促进癌基因 *MZF*1 的表达，发挥致癌功能。此外，Li 等发现 FTO 在肺癌细胞的另一个靶点是泛素特异性蛋白酶 7（USP7），FTO 通过降低 USP7 的 m6A 水平并提高其 mRNA 稳定性促进肺癌细胞增殖。另外，在肺癌中还发现 YTHDF2 的上调，YTHDF2 可通过促进 6 - 磷酸葡萄糖酸脱氢酶（6PGD）mRNA 的翻译促进肿瘤生长。FTO 是肺鳞状细胞癌（lung squamous cell carcinoma，LUSC）的预后因素和导致 LUSC m6A 异常修饰的主要失调因子。FTO 通过降低转录因子髓样锌指蛋白 1（MZF1）基因 mRNA 稳定性和 m6A 水平，增强 MZF1 表达，从而发挥致癌功能。*FTO* 基因敲低可有效抑制细胞增殖和侵袭，同时促进 L78 和 NCI-II520 细胞凋亡。*FTO* 在 LUSC 的发生发展及预后中发挥正向作用。随着 m6A 修饰在肺癌发生发展中机制研究的不断深入，或可为肺癌的诊疗提供可靠的诊断及预后指标，并为肺癌临床治疗方案的优化提供帮助。

8. m6A RNA 甲基化与代表性年龄相关疾病

m6A 修饰调控的年龄相关疾病以肿瘤为主，但也见于其他年龄相关疾病，如糖尿病和阿尔茨海默病等。鉴定结合并调节重要功能表达的 m6A 修饰调控因子至关重要。在老年性肿瘤中，METTL14 上调，通过 SPI1 - METTL14 - MYB /MYC 信号轴调节白血病的发生发展；弥漫性大 B 细胞淋巴瘤（DLBCL）组织中，WTAP 上调，与 BCL6 和 Hsp90 形成复合物促进 DLBCL 细胞增殖和抗凋亡能力；METTL3 和 YTHDF2 通过 m6A-YTHDF2 依赖性机制调控肝细胞癌发生；WTAP 通过 WTAP-WT1－TBL1 轴调节结直肠癌发生发展；YTHDF2 通过 YAP 和 TGF-β／Smad 信号调节胰腺导管腺癌；FTO 通过 PI3K／AKT 和 MAPK 信号通路调节子宫内膜癌发生发展，同时通过 PI3K／AKT 信号通路调节乳腺癌；YTHDF2 下调通过 miR－493－3p 信号调节前列腺癌；ALKBH5 通过 FOXM1 轴调节胶质母细胞瘤；FTO 在糖尿病和阿尔茨海默病病人中均上调。2 型糖尿病病人 METTL3、METTL14、WTAP 和 FTO mRNA 表达水平升高，m6A 含量降低。高糖上调 FTO 蛋白，而对 METTL3 和 METTL14 无明显影响，故甲基化酶表达的上调可能是由 m6A 含量降低引起的。*FTO* 基因与体重指数及糖尿病发生相关，高体重指数及糖尿病病人患痴呆和阿尔茨海默病的风险升高。在骨髓间充质干细胞条件性敲除 *METTL3* 诱导小鼠骨质疏松症模型中，*METTL3* 功能丧失导致骨形成受损、成骨分化能力不足和骨髓肥胖增加。m6A RNA 图谱显示，细胞衰老过程中整体 RNA 甲基化水平下降，蛋白质编码 mRNA 修饰占主导地位。经过 m6A 修饰的转录本往往比未经过修饰的转录本表达更高，m6A 负调控酪蛋白激酶 1，控制昼夜节律、细胞增殖和生存。NSUN2 介导的 m5C 与 METTL3／METTL14 介导的 m6A 甲基化协同增强了衰老相关基因 *p21* 表达，导致 *p21* 在氧化应激诱导的细胞衰老中表达升高，m6A 和 m5C 联合修饰协同影响蛋白表达模式。细胞衰老是一种对细胞产生永久增殖抑制作用以对抗各种压力的反应，其中 RNA 整体甲基化水平下降，可能与细胞抵抗癌变的机制相关。

9. m6A RNA 甲基化与心血管系统疾病

（1）m6A RNA 甲基化与心肌肥厚

心脏包括长寿命的心肌细胞，在压力超负荷或心肌梗死等应激刺激的作用下可发生肥大性生长。这种肥大反应最初是一种适应性过程，可以产生足够的收缩力来应对壁张力的增加或工作量的增加，但最终可能导致心力衰竭。心肌肥大是由心肌细胞中基因表达增加和选择蛋白产生所介导的。已往许多研究都集中在信号转导途径上，这些途径导致促营养转录因子的激活，转录因子选择性的增加心脏中的基因表达。尽管我们对肥大期间基因表达的转录控制已经有较为清晰的认知，但目前研究发现，蛋白质表达的转录后调节是调节心肌细胞肥大的关键，如 RNA 剪接因子和 miRNA 介导的基因沉默是基因转录后调节的直接改变机制，可直接改变心脏中的蛋白质水平。m6A 甲基化在植物、酵母、果蝇和哺乳动物中发挥重要和多样的生物学功能。例如，敲除 *METTL3* 或 *METTL3* 缺失会影响 m6A 水平，从而调控植物生长、酵母减数分裂、体重和代谢、突触信号、昼夜节律和干细胞自我更新及分化。m6A 修饰是 RNA 表观遗传学领域的一部分，是一个刚刚开始在心脏研究中探索的领域。m6A mRNA 修饰为基因转录后调控的发展提供了新的视野。心肌细胞中的全基因组 m6A 测序分析结果证明，心肌细胞中 m6A 的修饰在肥大条件下会发生动态变化。METTL3 是一种关键的 RNA 修饰蛋白，通过催化 m6A 甲基化特定的 mRNA 亚群致使心肌细胞肥大；增强 METTL3G m6A 途径足以在没有额外刺激的情况下诱导心肌细胞肥大，并且抑制 METTL3 可以在体外有效阻断肥大的发生。增加的 m6A 导致心肌细胞适应性生长，而减少的 m6A 诱导偏心和有害的心肌细胞几何形状。因此，改变 METTL3 水平影响 m6A 的代谢，可诱导自发性心肌细胞重塑。这表明 METTL3 能够控制心肌细胞中的基因表达程序，该程序负责调节心脏重塑和功能，提示 METTL3 可能是病理性心脏重塑的潜在治疗靶点。考虑到驱动心脏肥大的多信号转导机制的复杂性和交叉性，METTL3 作为通过 mRNA 加工的转录后调节的大信号分子子集的主控制器，可以进一步解释应激反应如何诱导心肌细胞的转录后水平失调。此外，由于 m6A 表观遗传标记是可逆的，同时特定的去甲基化酶可能具有不同的特异性，因此它们的活性也可以通过心肌细胞中的肥大信号来控制。

（2）m6A RNA 甲基化与心肌缺血再灌注损伤

目前的治疗方法在缺血性心脏病和缺血后不良心脏重塑方面的疗效有限。虽然已经在心力衰竭的背景下研究了多种转录因子和转录共激活因子，但可影响关键蛋白表达和心脏功能的 mRNA 转录后调节仍在初始探索阶段。最近研究表明，m6A 是 mRNA 稳定性、蛋白质表达和其他几种细胞过程的关键调节因子。m6A 水平在哺乳动物中发挥多种生物学功能，如胚胎干细胞维持和分化、转录剪接、核 RNA 输出、蛋白质翻译控制、细胞命运测定、昼夜节律修饰、热休克反应、减数分裂进展和神经元功能等。m6A 修饰 mRNA 降解增加的关系最为密切。在缺血再灌注过程中发生氧化应激、炎症、能量代谢障碍，从而造成心肌损伤，m6A RNA 甲基化可能与心肌缺血再灌注损伤中这些病理刺激密切相关。METTL3 是甲基化酶并选择性结合含 m6A 的心肌正常 RNA 以调节 mRNA 稳定性，进而影响后续代谢水平。通过测量心肌梗死病人和心肌正常病人 10 对心脏组织基因的表达水平发现，与心肌正常病人相比，METTL3 在心肌梗死病人的心脏组织中表达显著上调。METTL3 的上调损害自噬通量并促进缺氧/复氧处理的心肌细胞凋亡。METTL3 的敲减增强了缺氧/复氧处理的心肌细胞活力。缺血再灌注后野生型小鼠心肌 METTL3 蛋白水平显著增加，心肌细胞活性降低。RNA 去甲基化酶 ALKBH5 的过表达可逆转 METTL3 对缺氧/复氧及缺血再灌注处理的心肌细胞损伤。

（3）m6A RNA 甲基化与心力衰竭

保持生理状态的心肌细胞几何形状对于维持心脏功能至关重要。心肌细胞最初在血流动力学应激后以同心方式生长，但在心肌病扩张和心力衰竭期间偏心伸长。FTO 是 m6A 去甲基化酶的重要成员，在调节 mRNA 中的转录组 m6A 修饰中具有关键作用，并且是与代谢紊乱（如糖尿病和肥胖）相关的 m6A 调节剂之一，在心肌重塑和再生方面也发挥重要作用。FTO 在人体组织器官中表达广泛，除了胚胎中的脑和肝组织外，心室的表达水平也较高。研究发现，FTO 与多种心脏缺陷有关，包括肥厚性心肌病、室间隔和房室缺陷、心律失常和冠心病。FTO 在哺乳动物心力衰竭的心脏和缺氧心肌细胞中表达降低，从而增加 RNA 中的 m6A 水平并降低心肌细胞的收缩功能，可能与 FTO 的丧失引起异常的钙稳态和肌节动力学有关。在缺氧的心肌细胞或衰竭的小鼠心肌中过表达 FTO，减少了缺血诱导的心脏重塑、心脏收缩蛋白表达的丢失和心脏收缩功能的丧失，提示 FTO 可能是心力衰竭新的治疗靶点。进一步研究表明，FTO 的心脏保护机制是通过介导缺血下心脏收缩转录物的选择性去甲基化，增加 mRNA 的稳定性和蛋白质表达而实现的。此外，在心肌梗死的小鼠模型中 FTO 过表达减少了心肌纤维化，并促进新生血管生成。综上所述，FTO 依赖性心脏 m6A 甲基化在维持心力衰竭期间心脏收缩功能中发挥了重要作用。

（4）m6A RNA 甲基化调节心脏疾病的潜在机制

在胚胎发育和哺乳动物的神经元成熟过程中，m6A 水平显著增加。最近的研究表明，m6A 使胚胎干细胞中的发育调节剂不稳定，且生物钟的速度也受 m6A 依赖性 RNA 加工的调节，而生物钟的调节与心脏疾病密切相关。因此，m6A RNA 甲基化与心脏疾病是否通过调节生物钟而相互影响尚待阐明。另有研究发现，m6A 介导的关键转录物降解在控制 T 细胞稳态中发挥重要作用，METTL3 缺失的小鼠 T 细胞稳态和分化受到了破坏，而左心室 T 细胞募集参与心力衰竭的发生发展。因此，METTL3 是否可以通过调节 T 细胞稳态从而调控心力衰竭有待进一步研究。2 型糖尿病是一个复杂的代谢疾病，其特征为高血糖症和异常脂肪血症，高葡萄糖刺激增强 FTO 表达，导致 m6A 降低和 FOXO1 表达升高。FOXO1 为叉头家族的成员，为胰岛素和胰岛素样生长因子 1 信号传导途径的重要转录因子，在糖脂代谢和心血管内皮细胞发育过程中具有重要调节作用。因此，m6A 相关去甲基酶 FTO 与 FOXO1 相互作用可能为糖尿病心肌病的防治提供新思路。

10. m6A RNA 甲基化与免疫疾病

辅助性 T 细胞是人体内一类重要的免疫细胞，在人体免疫监视和免疫防御过程中发挥重要作用。辅助性 T 细胞在不同的微环境作用下可分化为不同的效应亚群，正是这些不同效应亚群 T 细胞共同决定了 T 细胞对疾病的防御能力。研究发现，在小鼠中，mRNA 的 m6A 修饰能够通过调控 IL－7/STAT5/SOCS 途径来调控 T 细胞状态，而 T 细胞中 METTL3 的缺失能够破坏 T 细胞的稳态和分化。在小鼠淋巴细胞过继转移模型中，METTL3 缺陷型 T 细胞因无法实现稳态扩增而只能处于幼稚状态长达 12 周，编码 STAT 信号传导抑制蛋白的 SOCS1、SOCS3 和 CISH 的 SOCS 家族基因的 mRNA 均含 m6A 位点。在 METTL3 缺失的幼稚 T 细胞中其 mRNA 降解变慢，最终导致 SOCS1、SOCS3 和 CISH 的 mRNA 和蛋白质表达水平增加，进而抑制 IL－7 介导的 STAT5 活化和 T 细胞稳态增殖和分化，从而实现了预防肠炎的效果。由于 METTL3 缺陷型 T 细胞丧失了分化能力，因此 METTL3 缺陷型 T 细胞不会引发自身免疫疾病的发生。RNA 解旋酶 DDX46 可通过其保守的 CCGGUU 元件与编码参加抗病毒反应的信号分子 Mavs、Traf3 和 Traf6 转录物结合。感染病毒后，DDX46 募集 m6A 去甲基化酶 ALKBH5，促进已发生 m6A 修饰的抗病毒转录物的去甲基化，导致这些抗病毒转录物无法翻译产生 I 型干扰素，从而无法启动体内抗病毒天然免疫应答。这些发现有望为今后开发治疗自身免疫疾病的新方法和理解抗病毒天然免疫的分子机制提出新思路。

在表观遗传学治疗肿瘤研究领域，DNA 甲基化酶抑制剂和组蛋白去乙酰化酶抑制剂已应用于临床治疗，但有关调控 RNA 甲基化修饰的小分子药物的研究刚刚起步。目前仅报道了几个 FTO 等修饰酶的选择性抑制剂，治疗效果需要更多临床研究验证。未来需要研发更多靶向 m6A 调控蛋白的小分子抑制剂，并将这些抑制剂和其他治疗药物联合应用，期望实现最优的治疗效果。随着 RNA 甲基化研究的不断深入，相信 m6A 靶向小分子药物在肿瘤新药研究中将发挥重要作用。

（二）m5C RNA 甲基化与疾病

现有研究发现，特定基因的 m5C 甲基化及 m5C 甲基化酶的异常与神经/心肌等细胞分化异常、生殖系统缺陷等疾病的发生及肿瘤的发生发展密切相关。

1. m5C RNA 甲基化与神经系统

m5C 甲基化酶 NSUN2 和 NSUN3 的突变或缺失可导致神经系统的缺陷。NSUN2 基因突变与常染色体隐性智力障碍有关。在小鼠脑中发现，NSUN2 定位于小脑浦肯野细胞的核仁，突变的 NSUN2 因无法定位到核仁而无法发挥正常作用。进一步研究发现，NSUN2 缺失小鼠脑内 tRNA 甲基化水平降低、大脑皮层增厚、中间神经元祖细胞数量增多，而上层神经元减少，推测在神经发育过程中 NSUN2 缺失可能因无法产生足够的分化神经元而导致后脑体积减小；NSUN2 缺失的人神经上皮干细胞迁移能力明显减弱，也充分提示 NSUN2 依赖性的 tRNA 甲基化对于在脑发育过程中的神经祖细胞分化和迁移具有重要作用。此外，还发现小鼠胚胎干细胞中的 NSUN3 失活可进一步导致神经外胚层谱系的分化受损。

2. m5C RNA 甲基化与心血管系统

m5C 甲基化酶在心血管系统的病理过程和异常分化中也起重要作用。血管内皮炎症是动脉硬化、高血压、感染性休克、自身免疫性疾病和缺血/再灌注损伤等疾病的关键事件，而细胞间黏附分子 1（ICAM - 1）的上调是内皮炎症和免疫应答的关键因素。Luo 等的研究发现，NSUN2 介导的 ICAM - 1mRNA 甲基化，可在翻译水平上调 ICAM - 1 的表达；而沉默 NSUN2 可同时降低 ICAM - 1 的甲基化程度和蛋白水平；进一步研究表明，NSUN2 能够通过上调 ICAM - 1 介导 TNF-α 或同型半胱氨酸诱导的内皮炎症反应，促进白细胞与内皮细胞的黏附。因此，NSUN2 是血管内皮炎症和动脉硬化等疾病的促进因素。当然，这种甲基化异常出现的原因尚待进一步研究。NSUN4 的心脏条件性敲除可引起线粒体功能障碍导致的心肌病，这凸显了其在线粒体核糖体组装调节中的关键作用。另外，在 Dnmt2 缺陷小鼠中也可检测到心脏肥大的相关表型。

3. m5C RNA 甲基化与生殖系统

m5C 甲基化酶还与生殖系统异常相关。在小鼠的前向遗传筛选中发现，NSUN7 外显子 7 突变可因终止密码子过早出现而致蛋白质的严重截短，进而引起精子运动性降低所致的男性生育能力受损。

4. m5C RNA 甲基化与肿瘤

m5C 甲基化酶 NSUN2、NSUN1 和 NSUN6 在肿瘤的发展中也起重要作用。与人正常组织和细胞相比，NSUN2 和 NSUN1 在多种肿瘤组织中表达升高，被认为是有效的肿瘤预后标志物。在乳腺癌细胞中，NSUN6 可与适应蛋白 LLGL2 和 lncRNA MAYA 形成复合物，该复合物通过甲基化 MST1，使激酶 Hippo/MST1 失活，导致 MST1 底物 YAP1 重新定位至细胞核，激活下游促进肿瘤转移的相关基因。

m5C 是指胞嘧啶的第 5 位碳原子发生了甲基化，其修饰水平远远低于 m6A。m5C 修饰在转录组中具有保守、组织特异性和动态特征，集中于 CG 富集区域和邻近的翻译起始位点下游的区域。该修饰主要发生在 tRNA 和 rRNA 且通常与蛋白质的翻译过程有关，而这些过程都与疾病过程密切相关。催化 tRNA 中 m5C 修饰的 RNA 甲基化酶主要是 NOP2/Sun RNA 甲基化酶家族成员 2（NSUN2）和 tRNA 天冬氨酸甲基化酶 1（TRDMT1）。

Li 等研究发现 NSUN2 催化的 m5C 修饰与 METTL3/METTL14 催化的 m6A 修饰能够协同上调 p21 的表达，即 MET-TL3/METTL14 催化的 m6A 可以促进 NSUN2 对 m5C 的甲基化。同样，NSUN2 对 m5C 的甲基化也促进了 m6A 修饰，这两个甲基化修饰之间的相互作用促进了氧化应激诱导的衰老细胞中 p21 的表达，而 p21 是一种重要的抑癌基因，与 HCC 或其他各类肿瘤的恶性转化密切相关。各类的甲基化酶可以催化多种编码或非编码的 RNA 发生甲基化，据此推测 NSUN2、METTL3/METTL14 的相互作用一定不限于调控 p21 的表达，从而影响到肿瘤的发展。当前的多数研究只限于一种甲基化模式发生后的效应或定位于某一个特定参与甲基化过程的酶，而这种研究 2 种或多种甲基化修饰之间协同调控发挥相应作用的思路是较为新颖的。

（三）m1A RNA 甲基化与疾病

m1A 修饰即 RNA 腺苷上的 N1-甲基化，它发生在 Watson-Crick 边缘可能会影响 RNA 碱基配对过程，该修饰增加 tRNA 结构稳定性并诱导正确的 tRNA 折叠。m1A RNA 在生理条件下带有正电荷，影响了被修饰的 RNA 和相关蛋白质的相互作用。在细胞核中，通过 tRNA m1A 甲基化酶复合物 TRMT6/61A 可对特异性 pre-mRNA 进行 m1A 修饰，并分别被 AlkB 同源蛋白 ALKBH1 和 ALKBH3 清除。由于 m1A 是在 mRNA 和 tRNA 中新发现的修饰，其功能尚未被广泛研究。据报道，m1A 去甲基化酶 ALKBH3 在 HCC 中过表达，并且与 HCC 的分化程度以及 TNM 分期密切相关。ALKBH3 敲减可能通过 p21/p27 介导使细胞周期停滞在 G1 期，从而抑制 HCC 细胞增殖。该项研究结果揭示 m1A 去甲基化酶 ALKBH3 在 HCC 中的重要作用，可作为诊断治疗 HCC 的新型靶点。而另一个去甲基化酶 ALKBH1 在 HCC 领域则鲜有报道，但已有研究指出，ALKBH1 作为 RNA 去甲基化酶介导从 tRNA 中的 m1A 中去除甲基，通过调节 tRNAiMet 的细胞水平和其他 ALKBH1 靶 tRNA 与多核糖体的结合来调节翻译起始和延伸，从而影响蛋白质合成。这一发现揭示，通过可逆 tRNA 甲基化控制翻译的新途径和机制，若将该转录后调节机制应用于 HCC 领域，并与 DNA、组蛋白甲基化的调控转录机制互相补充，可能是在整体转录水平阐明 HCC 进程的方式之一。

（四）其他 RNA 甲基化与疾病

尽管已鉴定的 RNA 常见修饰只有 m6A、m5C 和 m1A，但事实上远不止这些。最近，He 等鉴定了一种新的 mRNA 修饰——胞苷乙酰化（ac4C），ac4C 修饰能够增加转录本的稳定性和翻译效率。该修饰过程由 N - 乙酰转移酶 10（NAT10）催化产生。已知 NAT10 是一种核仁乙酰转移酶，在 HCC 细胞的细胞核、细胞质和细胞膜中均表达。与核表达的 NAT10 相比，胞质中的 NAT10 与 HCC 病人的预后不良密切相关。随着各种技术的成熟，越来越多新的 mRNA 修饰方式会被发现，探究这些新修饰方式的调节过程并与 HCC 病理生理过程相联系，将完善 RNA 甲基化修饰在肝细胞癌发病机制中的潜在作用。已鉴定胞质中的 NAT10 参与催化 RNA 的 ac4C 修饰，且 NAT10 与 HCC 病人的预后不良密切相关，通过用定位在细胞质和膜中的 NAT10 缺失突变体找到 NAT10 的两个潜在核定位信号是残基 68 ~ 75 和 989 ~ 1 018，细胞质和膜性 NAT10 突变体（Flag-NAT10 - D3）与细胞质中的 α - 微管蛋白和细胞膜上的整合素共同定位且 NAT10 - D3 促进 α - 微管蛋白乙酰化并稳定微管的结构，因而 Flag-NAT10 - D3 可以促进 HCC 细胞的迁移和侵袭，这是 NAT10 影响 HCC 转移及预后不良的有力证据。先前的研究表明，NAT10 将肿瘤抑制因子 p53 乙酰化并调节 p53 活化，而 HCC 中的 p53 基因经常发生突变并与 HCC 的发生和发展相关。Li 等在此基础上探究了 NAT10 在 HCC 中的作用，发现 NAT10 在 HCC 组织中经常上调，与 HCC 病人的短存活率相关，这主要是由于 NAT10 与 HCC 中的鼠双微体 2 同系物（MDM2）相互作用上调突变的 p53 水平，从而促进带有突变的 HCC 细胞过度增殖。阻断 NAT10 和 p53 之间的相互作用，有利于治疗 p53 突变的 HCC。尽管这些新鉴定的 RNA 甲基化没有在 HCC 领域进行广泛的研究，但总体的研究思路与 m6A 修饰相一致。

七、RNA 甲基化的临床应用

关于 RNA 甲基化在疾病中的作用的直接研究还很少，但甲基化酶、去甲基化酶和其他相关因素已被证明具有疾病相关性。虽然 RNA 甲基化研究仍处于早期阶段，但 RNA 甲基化的破坏与许多疾病条件有关，提示 RNA 甲基化是疾病进展过程中重要的发病机制和独立因素。

前期大量的基础研究证实，RNA 甲基化与癌症的发生发展有着密切的关系。对于胶质母细胞瘤（GBM），有研究表明，降低 mRNA m6A 的水平对于维持胶质母细胞瘤干细胞样细胞（GSC）的生长、自我更新和肿瘤发展至关重要，因为下调 METTL3 或 METTL14 的表达可以降低其靶基因 ADAM19 的 mRNA m6A 水平，促进 ADAM19 的表达。ADAM19 是一种金属蛋白酶分解蛋白基因，在胶质母细胞瘤细胞中表达升高，促进胶质母细胞瘤细胞的生长和侵袭性。在结直肠癌（CRC）中，丝氨酸蛋白酶是微环境中的重要组成部分，可以通过受体的蛋白水解选择性地激活蛋白酶激活受体 2（PAR2）。有研究揭示 PAR2 激活通过 NOP2/SunRNA 甲基化酶家族降低 miR－125b 的水平，该 RNA 甲基化酶家族是成员 2（NSun2）介导的 pre-miR－125b2 甲基化。NSun2 被发现可以甲基化 miR－125b 的前体，干扰其加工，并降低成熟的 miR－125b 的水平。miR－125b 的下调增加了其靶基因 grb2 相关结合蛋白 2（Gab2）的表达，从而显著促进癌细胞迁移，这提供了一种新的表观遗传机制，通过 miRNA 上的 m6A 修饰促进癌症转移。在乳腺癌中，乳腺癌细胞暴露于缺氧可以刺激缺氧诱导因子（HIF）－1α 和 HIF－2α 依赖的 ALKBH5 表达，ALKBH5 诱导 m6A 去甲基化和 NANOG mRNA 去甲基化和稳定。在乳腺癌的发展过程中，癌蛋白乙型肝炎病毒与相互作用蛋白（HBXIP）和 METTL3 之间仍然存在着一致的自然联系。在机制上，HBXIP 通过抑制 miRNAlet－7g 上调乳腺癌细胞中的 METTL3，miRNAlet－7g 通过靶向其 3' UTR 下调 METTL3 的表达。然后 METTL3 通过 m6A 修饰促进 HBXIP 基因的表达，形成 HBXIP/let－7g/METTL3/HBXIP 的正反馈回路，导致乳腺癌细胞增殖加速。最近的研究显示，与正常造血细胞相比，白血病细胞显示 METTL3 的丰度更高。利用 miCLIP 结合核糖体谱分析，METTL3 增强了人类急性髓系白血病靶细胞中的骨髓细胞瘤病（MYC）、B 细胞淋巴瘤 2（BCL2）、磷酸酶和紧张蛋白同源物（PTEN）基因，从而促进这些 mRNA 的翻译。这些数据表明，AML 细胞通过特定转录本的 m6A RNA 甲基化来调节其翻译状态，以保留多能性并抑制细胞分化。人髓系白血病细胞系中 METTL3 的缺失可诱导细胞分化和凋亡，并延缓受体小鼠体内白血病的进展。与 METTL3 一致的是，METTL14 在携带 t（11q23）、t（15；17）或 t（8；21）的 AML 细胞中也高表达，并在髓系分化过程中下调。在机制上，METTL14 通过 m6A 修饰调节其 mRNA 靶点来发挥其致癌作用，而该蛋白本身受到脾脏病灶形成病毒前病毒整合致癌基因（SPI1）的负调控，共同形成 SPI1/METTL14/MYB，MYC 等骨髓生成和白血病生成中的信号轴。这突出了 METTL14 和 m6A 修饰在正常和恶性造血系统疾病中的关键作用。在宫颈鳞状细胞癌病人的肿瘤组织中 FTO 表达显著升高，且这些病人对放化疗产生了耐受。有研究表明，与全血细胞相比，循环肿瘤细胞（CTC）中 m6A RNA 甲基化显著增加，这是肺癌病人 CTC 中 RNA 甲基化研究的第一步。本研究结果可能有助于今后揭示癌症的转移机制。值得注意的是，早期检测和鉴定 CTC 中 m6A 表达的上调，有助于监测和预防明显的转移性疾病的发展。此外，m6A RNA 甲基化代表了全新的治疗靶点。所有内源性 FTO 高表达水平的 AML 亚型，如携带 t (11q23)、t (15；17)、NPM1 突变和（或）FLT3 - ITD 的 AML 比其他 AML 亚型对 ATRA 治疗更敏感。这是合理的假设，这些亚型的 AML 细胞的增殖更依赖于 FTO 信号，因此它们更响应 ATRA 治疗，ATRA 可以释放 ASB2 和 RARA 的表达/功能——FTO 的两个负面目标，从而触发细胞分化。例如，有学者阐明，MA2 抑制胶质母细胞瘤的进展，延长 GSC 移植动物的寿命，这表明 m6A 甲基化可能是抗胶质母细胞瘤治疗的一个有前途的靶点。m6A 调节复合物的细胞成分本身也可以作为癌症治疗的新选择。例如，研究人员试图设计一种模拟关键 METTL14 结构域的肽，并研究它是否在 HCC 中有潜在的治疗作用。这些结果均显示，RNA 甲基化能够影响肿瘤的发生发展，但机制较为复杂，研究也尚浅。m6A RNA 甲基化与临床特征之间的相关性，包括预测无治疗生存期（TFS）和癌症总生存期（OS），仍值得进一步研究。

目前，有一些抑制剂研发工作在开展中。麦氯芬酸（MA）是美国食品药品监督管理局（FDA）批准的非甾体抗炎药，主要以抑制前列腺素合成及对环氧合酶和脂氧合酶的特异性抑制而闻名。有趣的是，最近发现的 FTO 抑制剂也来自双环氧合酶/脂氧合酶抑制剂。有研究表明，MA 与 FTO 特异性结合竞争含有 m6A 的核酸，用 MA 甲酯形式（MA2）处理 HeLa 细胞，导致 mRNA 中 m6A 修饰水平升高。MA 作为 FTO 的高选择性抑制剂的鉴定肯定会有助于对我们已知药物资源中现有的特定抑制剂的研究。对 MA2 的研究已经为癌症的治疗靶点提供了可能性。虽然已经有文献报道 m6A 去甲基酶的小分子药物的存在，但无论是其特异性或有效性都不能很好地达到精准治疗的目的。目前研究力度不足，需要更多基础研究以获得抑制剂化合物库进行机制研究和相关实验。

如上所述，RNA 甲基化研究的快速发展有助于揭示癌症起始和进展的潜在机制。但 m6A 修饰在癌症中的潜在机制和癌症治疗还有待进一步探索，任重道远。

八、RNA 甲基化与磷酸化、乙酰化、泛素化和糖基化的关系

中心法则确定了机体内基因发挥遗传效应的基础路径，确定了从 DNA 到 RNA 再到蛋白质的基本过程。机体内广泛存在各类 RNA，而主要对蛋白质表达起直接作用的是各类基因转录的 mRNA。mRNA 上广泛存在 RNA 甲基化对于 mRNA 能否翻译为蛋白质或者翻译后蛋白质的量有直接影响。机体内各类生理病理过程离不开各种 RNA 的翻译，离不开各种蛋白质的协同。一个简单的生理过程可能需要极其复杂繁多的蛋白质翻译，而 RNA 的甲基化充斥其中。作为上游信号，RNA 甲基化对下游蛋白质的表达等起重要作用，这个下游就包括其他"四化"：磷酸化、糖基化、乙酰化、泛素化。单独来讲，目前对于任何修饰类型的研究都没有全面的描述，RNA 甲基化目前的研究也还有很多方面无法解释，与其他"四化"的关系

的研究目前更是处于初始阶段，没有系统完整的分析，只有个别研究同时涉及发现 RNA 甲基化与其他"四化"之间存在相关性，这样的相关性发挥着对机体重要的调控作用。生物体 5 种常见的修饰是非常复杂多变的，本文只能单独从个别研究中"管中窥豹"，感受 RNA 甲基化修饰与其他"四化"之间复杂的关系。

（一）RNA 甲基化与磷酸化

就目前来说，甲基化和磷酸化作为相对研究更深入、更全面的修饰方式，关于二者之间关系的研究也是目前最多最普遍的。

ERK 是一种具有 CD 域的蛋白家族。ERK 可以特异性对 S/T-P 氨基酸基序产生磷酸化作用，可以与含有 D 结构域的蛋白结合，使其连接上磷酸基团从而发生磷酸化作用。研究发现，ERK 会与 METTL3 氨基酸位置 S43、S50、S525 磷酸化，会将 WTAP 的 S306、S341 磷酸化，从而增加 RNA 甲基化酶复合物 METTL3 – METTL14 – WTAP 的活性和结构稳定性。USP5 是一种去泛素蛋白。ERK 激活的同时还会促使 USP5 入核，与发生了磷酸化的 METTL3 甲基化酶复合物互相作用，从而降低 METTL3 的泛素化，进一步增加甲基化酶复合物的结构稳定性，从而导致 m6A 甲基化水平升高。该研究发现，在这种作用机制下，m6A 甲基化水平升高会提高小鼠胚胎干细胞的多能性，促进小鼠干细胞分化。同时，此作用机制也促进了黑色素瘤的发生发展。作者还对 ERK 进行了敲低实验，发现 m6A 水平降低。当加入 USP5 抑制剂时，METTL3 蛋白水平发生显著降低，同时黑色素瘤增长速度显著减慢。应用 CRISPR 使 METTL3 的 3 个磷酸化位点变异也能产生相似的结果。该研究揭示了 RNA 甲基化和磷酸化、泛素化之间不可缺少的相对影响。YTHDF2 是目前研究比较多的 m6A 阅读蛋白。研究发现，人前列腺癌细胞系 YTHDF2 和 METTL3 的表达显著提升，m6A 甲基化水平出现明显升高，进而促进癌细胞的增殖和转移。机制研究发现，细胞系中敲低的 YTHDF2 后，AKT 蛋白上 S473 和 T308 两个位点上的磷酸化水平会显著降低，同样的结果在沉默 METTL3 时也会出现。进一步研究发现，敲低 YTHDF2 时 LHPP 和 NKX3 – 1 的 mRNA 和蛋白水平均会显著升高。LHPP 此前被发现在肝细胞癌中可以通过抑制 AKT 的 S473 位点磷酸化降低 AKT 毒性，进而发挥一定的抑癌作用，而 NKX3 – 1 此前也已被报道是一种 AKT 磷酸化主要的抑制剂。此研究确认了 LHPP 和 NKX3 – 1 在前列腺癌中也通过抑制 AKT 磷酸化降低 AKT 的癌症毒性。还有研究发现，METTL3 和 YTHDF2 会使 LHPP 和 NKX3 – 1 的 mRNA 上 m6A 甲基化水平升高，促进了二者 mRNA 的降解，导致 AKT 磷酸化水平持续处于较高水平，从而促进癌细胞的增殖转移。当敲低 METTL3 或者 YTHDF2 时，整个通路水平都会降低。

PTEN 目前已被证实通过酪氨酸、色氨酸、苏氨酸的去磷酸化参与很多细胞活动。HBV 感染会相应调控 METTL3/METTL14、FTO 及 YTH 的表达水平，在协同作用下提高 PTEN mRNA 的 m6A 修饰水平，使 PTEN mRNA 稳定性降低，进而降低

PTEN 的 RNA 和蛋白水平。IRF-3 上具有 2 个磷酸化位点，即 S396 和 S97。S396 位点磷酸化可以对 IRF-3 活性产生正向作用，而 S97 磷酸化决定了 IRF-3 的核输入。PTEN mRNA 在 m6A 甲基化作用下去磷酸化功能降低，导致 S97 磷酸化水平居高不下，抑制了 IRF-3 的核输入，导致下游 INF-β 的 mRNA 水平下降，从而抑制了其下游 INF（α/β）信号通路。该机制作为 HBV 感染对机体的免疫逃避机制，在 HBV 感染引发的肝细胞癌发生过程中发挥重要作用。

在猪和小鼠的研究中发现，FTO 通过影响 JAK2 mRNA 上的 m6A 甲基化水平，影响 JAK2 mRNA 的表达，进而影响 STAT3 Y705 位点上的磷酸化水平，磷酸化的 STAT3 可以移位到核内激活 C/EBPβ 的转录，从而影响脂肪形成。当敲低 FTO 时，猪和小鼠细胞内的 JAK2 mRNA 水平降低，STAT3 磷酸化水平降低，C/EBPβ 的转录水平也会下降，脂肪形成受到了一定的抑制，与对照组产生显著差异。FTO 发生突变失去活性时，会出现与敲低 FTO 相似的结果。

（二）RNA 甲基化与糖基化

TET 蛋白家族是目前发现的 RNA m5C 修饰主要的去甲基化酶。有研究发现在人胚肾 HEK293T 细胞系中 TET 蛋白家族 3 个主要成员的蛋白表达水平与 O-糖基转移酶 OGT 均存在相互影响，其中 TET2 和 TET3 表现出更高的相关性。当 TET2 上发生突变导致其 CD 功能结构域缺失时，这种相关性随之消失。研究进一步得出了 TET2 和 TET3 与 OGT 的活性及磷酸化水平是正向关系。但由于 TET 也是 DNA 上 m5C 修饰的酶，该研究主要是从 TET 的 DNA 甲基化作用出发做出的探索，对于其可能在 RNA 上的关系没有深入挖掘。

抑癌基因 *TP*53 的功能丧失在将近一半的癌症中均有表现。而 R273H 是 *TP*53 中比较常见的与癌症有关的变异，目前发现该位点变异与 *TP*53 抑癌功能丧失、促进肿瘤发生、治疗效果及耐药性都有一定关系。研究发现，在出现了 TP53 R273H 变异的结直肠癌细胞中，葡萄糖神经酰胺合酶催化的神经酰胺糖基化与肿瘤细胞耐药性存在显著的相关性。Gb3 和 cSrc 是 β 联蛋白信号通路中的调节因子，该研究发现神经酰胺糖基化水平能够调控小鼠肿瘤细胞中 Gb3 的表达水平。而在神经酰胺糖基化应答时 Gb3 可以与 cSrc 互相作用影响 cSrc 的水平，并与之形成复合物进而影响下游 β 联蛋白的转录表达，下游的 β 联蛋白的 mRNA 水平受 RNA m6A 甲基化调控，与上游信号协同影响肿瘤细胞的耐药性。

（三）RNA 甲基化与乙酰化

研究发现小鼠胚胎心脏中加入去乙酰化酶抑制剂 TSA 或 VPA 时，会提高 m6A 相关甲基化酶 METTL3、METTL14 和 METTL16 的表达水平。研究发现小鼠胚胎细胞中细胞分化时对照组和加入了去乙酰化酶抑制剂组结果一样，METTL3 和 METTL14 表达水平降低，而 METTL16 表达水平升高。该研究发现，加入去乙酰化酶抑制剂治疗心肌损伤的实验中，加入去乙酰酶抑制剂会导致 α 联蛋白水平升高，从而导致 METTL3 和 METTL14 水平上升，m6A 甲基化水平升高，发挥一定的治疗作用，这个效果在胚胎不同发育时期会有较大差别。该研究证明去乙酰化酶间接对 RNA 甲基化产生一定影响，且协同发挥一定作用。

有研究发现，在胃癌发生发展过程中，METTL3 启动子区存在丰富的 H3K27ac 乙酰化，使 METTL3 处于高表达水平，而 H3K27ac 已被证实是由 P300/CBP 复合物催化乙酰化，而在胃癌中 P300 的 mRNA 水平也会发生显著上调。当在细胞系中加入 C646 这种靶向 P300 的乙酰化酶抑制剂后，H3K27ac 乙酰化水平和 METTL3 的表达水平都出现显著降低。直接敲低 P300 时也会出现一样的结果，这说明由 P300 催化的 H3K27ac 乙酰化水平与 METTL3 催化的甲基化作用显著相关。当 METTL3 表达水平降低时，会影响 HDGF mRNA 的翻译水平，进而对胃癌的发生产生影响，并且可以作为预后的一个指标。该研究证明，胃癌发生过程中 H3K27ac 乙酰化与 m6A 甲基化之间存在一定的正向协同作用，共同促进癌症发生。

有一项由亚砷酸盐导致的人角化细胞转化的研究发现，p53 的活性与角化细胞转化直接相关。HaCaT-T 细胞实验发现，p53 在角化细胞转化过程中的失活伴随着 p53 K382 位点的乙酰化，并且该位点的乙酰化水平与 METTL3 催化 m6A 甲基化水平呈现负相关。此前已有研究发现 K382 位点的乙酰化与 p53 的活性存在关系。敲低 METTL3 时 K382 乙酰化水平会显著上升。该研究进一步确定了该过程的具体通路，角化细胞转化过程中 METTL3、METTL14 和 WTAP 水平上升，导致 PRDM2、MDM2 和 YY1 mRNA 上 m6A 水平上升，分别导致了 PRDM2 mRNA 的降解和 MDM2/YY1 mRNA 稳定性更高，这些协同作用导致了 p53 出核的增加，从而降低了 p53 的 K382 位点的乙酰化水平，导致了 p53 的失活和角化细胞转化过程的促进。这些结果说明亚砷酸盐通过提高 m6A 甲基化水平从而降低 p53 乙酰化，抑制 p53 活性，促进角化细胞转化。该研究也涉及了 m6A 与 p53 上磷酸化位点的协同作用。

（四）RNA 甲基化与泛素化

circNDUFB2 是一种环状 RNA，一项在非小细胞肺癌中的研究发现 circNDUFB2 与癌症的发生发展有关。他们发现在 NSCLC 细胞中 circNDUFB2 RNA 水平比正常细胞低。在 circNDUFB2 上分布着丰富的 m6A 修饰，这些修饰使 circNDUFB2 维持更稳定的环状并且促进了 circNDUFB2 的出核。研究发现 IGF2BP 可以与 circNDUFB2 上的 m6A 修饰位点结合互相作用，敲低 METTL3/METTL14 会显著降低 circNDUFB2 上 m6A 的水平，影响其与 IGF2BP 的连接。研究还发现 circNDUFB2 发生甲基化与 IGF2BP 连接后使 IGF2BP 发生了泛素化。TRIM25 是属于 E3 泛素连接酶家族的一种 RNA 连接蛋白，它可以催化泛素蛋白链与底物结合催化底物的降解。该研究指出，IGF2BP 与发生甲基化的 circNDUFB2 结合后可以招募 TRIM25 使 IGF2BP 发生泛素化，泛素化可促进 IGF2BP 的降解，在这个过程中发生了 m6A 甲基化的 circNDUFB2 起到了支架作用。当敲低 METTL3/METTL14 时该过程被部分抑制，泛素化水平降低。IGF2BP 降解会促进 NSCLC 的发生发展。同时该研究还发现

circNDUFB2 另一条与免疫应答的相关通路协同促进了肿瘤发展，这个过程涉及 circNDUFB2 甲基化通过 RIG-1 与 STAT 1/2 和 IRF 3/7 磷酸化相关联的通路。

TRIM7 也属于 E3 泛素连接酶家族，BRMS1 是一种肿瘤抑制因子。BRMS1 与 TRIM7 之间存在一定相关性，它们共同促进骨肉瘤的发生发展及化疗敏感性。研究发现骨肉瘤细胞中 TRIM7 mRNA 的 3'UTR 区广泛存在 m6A 修饰，该修饰对于维持 TRIM7 mRNA 的稳定性发挥作用。敲低 METTL3 或 METTL14 均降低了 TRIM7 mRNA 的甲基化水平，进而降低了 TRIM7 的 mRNA 和蛋白质水平，敲低阅读蛋白 YTHDF2 显著提高了 m6A 的水平。TRIM7 发生甲基化后，可以介导 BRMS1 K184 位点上的泛素化过程。TRIM7 过表达显著提升了 BMRS1 的泛素化水平。TRIM7 过表达提高的 BRMS1 高泛素化水平可以促进 Twist1 和 Vimentin 波形蛋白的表达，降低 E-钙黏素的表达，进而促进骨肉瘤的入侵和转移，这一过程可以被过表达 BMRS1 逆转。BRMS1 的泛素化也与化疗耐药相关。该研究发现，BRMS1 的正常表达与阿霉素和氨甲蝶呤的治疗显著相关。敲低 TRIM7 可以使细胞对 ADR 和 MTX 治疗更敏感，而敲低 BRMS1 则会出现相反的结果。

九、总结与展望

RNA 是 DNA 和蛋白质之间的中间分子，通过以 mRNA 的形式携带基因信息和表达功能蛋白，或者以非编码 RNA 的形式参与 mRNA 的表达、剪接、稳定和翻译，将基因中包含的遗传信息与其在功能蛋白质中的表达联系起来。RNA 甲基化是对 RNA 的一种可逆的翻译后修饰，为基因表达调控的发展图景增添了一个新的维度。RNA 有 100 多种化学改性，其中甲基化是主要类型。随着 RNA 检测和测序技术的进步，我们发现 RNA 在细胞分化、血管生成、免疫应答、炎症反应及肿瘤发生发展等多种生物学过程中发挥着重要作用。然而，现在的 RNA 甲基化的测序方案与以前的测序技术有很大的不同。虽然我们已经建立了一些 RNA 甲基化的数据库、Web 服务器和软件以及计算模型，但由于缺乏有效和精确的处理方法，大多数 RNA 甲基化的功能及其在生物过程和人类疾病中的变化在很大程度上是未知的。

目前有大量研究证明，甲基化可通过修饰 RNA 参与各项生命活动，如脂质代谢、基因表达、免疫应答等，尤其是通过修饰非编码 RNA 在肿瘤发生、转移和耐药中发挥重要作用。根据发生甲基化的位点的不同，RNA 甲基化可以分为 m6A、m1A、m5C、m7G、Um 等几种类型。RNA 甲基化修饰主要有 3 种酶参与完成，包括甲基化酶、去甲基化酶和甲基化识别酶，并且在昼夜节律调控、基因表达、细胞分化、胚胎发育、应激反应及肿瘤的发生中发挥作用。其中 m6A 甲基化是真核生物中最常见的 RNA 修饰方式之一，主要见于 mRNA。相当一部分 m6A 甲基化位点在 5'端、终止密码子和转录本 3'端的近端区域富集，而针对 miRNA 的位点在 3'端和 5'端表明 m6A 甲基化和 miRNA 目标命中位点之间存在潜在的联系，因此可能调节 miRNA 相关的途径。更具体地说，生物信息学分析表明，miRNA miR－145 可能作用于 YTHDF2 MRNA 的 3'UTR 区域，这是一个 m6A 阅读蛋白，有助于识别 miRNA m6A 位点来介导 miRNA 降解。另一项研究表明，通过调节 METTL3 甲基化酶与含有 miRNA 靶向位点的 mRNA 的结合，调控 miRNA 的表达或序列可以改变 m6A 的修饰水平从而调节 m6A mRNA 的形成。研究发现，敲除 m6A/脱甲基酶 FTO 会影响某些 miRNA 的稳态水平。因此，RNA 甲基化和 miRNA 之间关系的预测在其生物发生和其他领域有很大的意义。这将有助于更好地理解 miRNA 和 RNA 甲基化的复杂调节作用。此外，大多数研究集中在 m6A 甲基化和 miRNA 之间的联系，它还可以进一步扩展到其他类型的 RNA 甲基化。

异常的 m6A 修饰模式与各种人类疾病有关，包括不孕症、各种类型的癌症、肥胖、糖尿病、抑郁症和神经发育障碍等。例如，IDH1/2 的 m6A 超甲基化被发现在肿瘤进展中发挥重要作用，最终可导致急性髓系白血病。RUNX1T1 的 m6A 低甲基化也被发现参与了肥胖的疾病进展。因此，不同基因中不同的甲基化状态可能导致不同的表型。但仅从实验方面找到不同疾病中不同类型的 RNA 甲基化的病理学是非常困难的，且成本高昂。因此，RNA 甲基化－疾病关联的预测在生物学、医学等领域具有重要意义。基于网络或机器学习模型，可以量化 RNA 甲基化位点与疾病之间的关联概率，并选择具有较高可信度的 RNA 甲基化位点—疾病关联，对其进行进一步的生物学实验验证。因此，这有助于在转录组水平上理解 RNA 甲基化的生物发生、调控和功能，以及人类疾病分子机制，有助于发现生物疾病诊断、治疗、预后和预防的生物标志物和药物。

预测 RNA 甲基化与疾病或 miRNA 之间关联的第一步是精确识别 RNA 甲基化位点。然后，需要建立一些注释的 RNA 甲基化序列的数据库提供 RNA 甲基化位点的综合信息或显示和收集实验证实的 RNA 甲基化—疾病关联，供进一步分析。更具体地说，可以建立一些基于网络的模型或机器学习模型来预测疾病与基于这些数据库的预测站点之间的关联。近年来，科学家们专注于建立基于序列或高通量测序数据的计算模型来预测 RNA 甲基化位点的研究，这被证明比生物方法更具时间和成本效益。

在本章中，我们总结了已知的 RNA 甲基化类型、RNA 甲基化的生物学功能、RNA 甲基化相关疾病、RNA 甲基化的检测技术等。考虑到 RNA 中发现的甲基化核苷酸的多样性，可能需要一段时间才能形成单一的金标准策略，该策略允许保留给定修饰的所有所需特征、序列和化学计量信息。最有可能的候选者似乎是纳米孔测序技术，该技术利用电荷的变化来识别穿过底物中蛋白质或石墨烯纳米孔的核苷酸。由于这些方法不需要转化为 DNA，并且利用它们如何影响通过底物的电荷来分析核苷酸，因此纳米孔测序也能够区分修饰的碱基和未修饰的对映体。虽然这项技术正在迅速发展，但目前缺乏读取深度和对高计算能力的要求似乎是更广泛应用这项技术分析多种哺乳动物转录组的主要限制因素。鉴于甲基化核苷酸可作为许多非侵袭性组织的生物标记物，了解其临床作用可能是未来研究的主要特点。因此，能够快速识别疾病中发现的修饰类型的新技术的开发对于将超转录组学应用于医学和工业可能至关重要。

拓展阅读

［1］Lewis CJ, Pan T, Kalsotra A. RNA modifications and structures cooperate to guide RNA-protein interactions. Nat Rev Mol Cell Biol, 2017, 18（3）：202－210.

［2］Roundtree IA, Evans ME, Pan T, et al. Dynamic RNA modifications in gene expression regulation. Cell, 2017, 169（7）：1187－1200.

［3］Ontiveros RJ, Stoute J, Liu KF. The chemical diversity of RNA modifications. Biochem J, 2019, 476（8）：1227－1245.

［4］Jackman JE, Alfonzo JD. Transfer RNA modifications：nature's combinatorial chemistry playground. Wiley Interdiscip Rev RNA, 2013, 4（1）：35－48.

［5］Frye M, Harada B T, Behm M, et al. RNA modifications modulate gene expression during development. Science, 2018, 361（6409）：1346－1349.

［6］Fu Y, Dominissini D, Rechavi G, et al. Gene expression regulation mediated through reversible m6A RNA methylation. Nat Rev Genet, 2014, 15（5）：293－306.

［7］Wang X, Feng J, Xue Y, et al. Structural basis of N（6）-adenosine methylation by the METTL3-METTL14 complex. Nature, 2016, 534（7608）：575－578.

［8］Wang P, Doxtader KA, Nam Y. Structural basis for cooperative function of Mettl3 and Mettl14 methyltransferases. Mol Cell, 2016, 63（2）：306－317.

［9］Ping XL, Sun BF, Wang L, et al. Mammalian WTAP is a regulatory subunit of the RNA N6-methyladenosine methyltransferase. Cell Res, 2014, 24（2）：177－189.

［10］Schwartz S, Mumbach MR, Jovanovic M, et al. Perturbation of m6A writers reveals two distinct classes of mRNA methylation at internal and 5' sites. Cell Rep, 2014, 8（1）：284－296.

［11］Patil DP, Chen CK, Pickering BF, et al. m（6）A RNA methylation promotes XIST-mediated transcriptional repression. Nature, 2016, 537（7620）：369－373.

［12］Knuckles P, Lence T, Haussmann IU, et al. Zc3h13/Flacc is required for adenosine methylation by bridging the mRNA-binding factor Rbm15/Spenito to the m（6）A machinery component Wtap/Fl（2）d. Genes Dev, 2018, 32（5/6）：415－429.

［13］Pendleton KE, Chen B, Liu K, et al. The U6 snRNA m（6）A Methyltransferase METTL16 Regulates SAM Synthetase Intron Retention. Cell, 2017, 169（5）：824－835. e14.

［14］Shriwas O, Priyadarshini M, Samal SK, et al. DDX3 modulates cisplatin resistance in OSCC through ALKBH5-mediated m（6）A-demethylation of FOXM1 and NANOG. Apoptosis, 2020, 25（3/4）：233－246.

［15］Cai X, Wang X, Cao C, et al. HBXIP-elevated methyltransferase METTL3 promotes the progression of breast cancer via inhibiting tumor suppressor let-7g. Cancer Lett, 2018, 415：11－19.

［16］Luo M. Chemical and biochemical perspectives of protein lysine methylation. Chem Rev, 2018,

118（14）：6656－6705.

［17］ Yang Y, Hsu PJ, Chen YS, et al. Dynamic transcriptomic m6A decoration: writers, erasers, readers and functions in RNA metabolism. Cell Res, 2018, 28（6）：616－624.

［18］ Liu J, Yue Y, Han D, et al. A METTL3－METTL14 complex mediates mammalian nuclear RNA N6-adenosine methylation. Nat Chem Biol, 2014, 10（2）：93－95.

［19］ Wang Y, Li Y, Toth JI, et al. N6－methyladenosine modification destabilizes developmental regulators in embryonic stem cells. Nat Cell Biol, 2014, 16（2）：191－198.

［20］ Geula S, Moshitch-Moshkovitz S, Dominissini D, et al. Stem cells. m6A mRNA methylation facilitates resolution of naïve pluripotency toward differentiation. Science, 2015, 347（6225）：1002－1006.

［21］ Zaccara S, Ries RJ, Jaffrey SR. Reading, writing and erasing mRNA methylation. Nat Rev Mol Cell Biol, 2019, 20（10）：608－624.

［22］ Li Y, Wu K, Quan W, et al. The dynamics of FTO binding and demethylation from the m6A motifs. RNA Biol, 2019, 16（9）：1179－1189.

［23］ Schöller E, Weichmann F, Treiber T, et al. Interactions, localization, and phosphorylation of the m6A generating METTL3-METTL14-WTAP complex. RNA, 2018, 24（4）：499－512.

［24］ Wen J, Lv R, Ma H, et al. Zc3h13 Regulates Nuclear RNA m6A Methylation and Mouse Embryonic Stem Cell Self-Renewal. Mol Cell, 2018, 69（6）：1028－1038. e6.

［25］ Yue Y, Liu J, Cui X, et al. VIRMA mediates preferential m6A mRNA methylation in 3′UTR and near stop codon and associates with alternative polyadenylation. Cell Discov, 2018, 4：10.

［26］ Fedeles BI, Singh V, Delaney JC, et al. The AlkB Family of Fe（II）/α-Ketoglutarate-dependent Dioxygenases: Repairing Nucleic Acid Alkylation Damage and Beyond. J Biol Chem, 2015, 290（34）：20734－20742.

［27］ Speakman JR. The Fat Mass and Obesity Related（FTO）gene: Mechanisms of Impact on Obesity and Energy Balance. Curr Obes Rep, 2015, 4（1）：73－91.

［28］ Flores-Dorantes MT, Díaz-López YE, Gutiérrez-Aguilar R. Environment and Gene Association With Obesity and Their Impact on Neurodegenerative and Neurodevelopmental Diseases. Front Neurosci, 2020, 14：863.

［29］ Wei J, Liu F, Lu Z, et al. Differential m6A, m6Am, and m1A demethylation mediated by FTO in the cell nucleus and cytoplasm. Mol Cell, 2018, 71（6）：973－985. e5.

［30］ Jia G, Fu Y, Zhao X, et al. N6-methyladenosine in nuclear RNA is a major substrate of the obesity-associated FTO. Nat Chem Biol, 2011, 7（12）：885－887.

［31］ Zheng G, Dahl JA, Niu Y, et al. ALKBH5 is a mammalian RNA demethylase that impacts RNA metabolism and mouse fertility. Mol Cell, 2013, 49（1）：18－29.

［32］ Tang C, Klukovich R, Peng H, et al. ALKBH5－dependent m6A demethylation controls splicing and stability of long 3'－UTR mRNAs in male germ cells. Proc Natl Acad Sci USA, 2018, 115（2）：E325－E333.

［33］ Koh CWQ, Goh YT, Goh WSS. Atlas of quantitative single-base-resolution N6－methyl-adenine methylomes. Nat Commun, 2019, 10（1）：5636.

［34］Li Y, Bedi RK, Wiedmer L, et al. Flexible Binding of m6A Reader Protein YTHDC1 to Its Preferred RNA Motif. J Chem Theory Comput, 2019, 15（12）: 7004 – 7014.

［35］Du H, Zhao Y, He J, et al. YTHDF2 destabilizes m（6）A-containing RNA through direct recruitment of the CCR4-NOT deadenylase complex. Nat Commun, 2016, 7: 12626.

［36］Alarcón CR, Goodarzi H, Lee H, et al. HNRNPA2B1 Is a Mediator of m（6）A-Dependent Nuclear RNA Processing Events. Cell, 2015, 162（6）: 1299 – 1308.

［37］Liu N, Dai Q, Zheng G, et al. N（6）-methyladenosine-dependent RNA structural switches regulate RNA-protein interactions. Nature, 2015, 518（7540）: 560 – 564.

［38］Meyer KD, Patil DP, Zhou J, et al. 5' UTR m（6）A Promotes Cap-Independent Translation. Cell, 2015, 163（4）: 999 – 1010.

［39］Hosono Y, Niknafs YS, Prensner JR, et al. Oncogenic Role of THOR, a Conserved Cancer/Testis Long Non-coding RNA. Cell, 2017, 171（7）: 1559 – 1572. e20.

［40］Bujnicki JM, Feder M, Ayres CL, et al. Sequence-structure-function studies of tRNA: m5C methyltransferase Trm4p and its relationship to DNA: m5C and RNA: m5U methyltransferases. Nucleic Acids Res, 2004, 32（8）: 2453 – 2463.

［41］Frye M, Watt FM. The RNA methyltransferase Misu（NSun2）mediates Myc-induced proliferation and is upregulated in tumors. Curr Biol, 2006, 16（10）: 971 – 981.

［42］Hong B, Brockenbrough JS, Wu P, et al. Nop2p is required for pre-rRNA processing and 60S ribosome subunit synthesis in yeast. Mol Cell Biol, 1997, 17（1）: 378 – 388.

［43］Nakano S, Suzuki T, Kawarada L, et al. NSUN3 methylase initiates 5-formylcytidine biogenesis in human mitochondrial tRNA（Met）. Nat Chem Biol, 2016, 12（7）: 546 – 551.

［44］Metodiev MD, Spåhr H, Loguercio Polosa P, et al. NSUN4 is a dual function mitochondrial protein required for both methylation of 12S rRNA and coordination of mitoribosomal assembly. PLoS Genet, 2014, 10（2）: e1004110.

［45］Schosserer M, Minois N, Angerer TB, et al. Methylation of ribosomal RNA by NSUN5 is a conserved mechanism modulating organismal lifespan. Nat Commun, 2015, 6: 6158.

［46］Goll MG, Kirpekar F, Maggert KA, et al. Methylation of tRNAAsp by the DNA methyltransferase homolog Dnmt2. Science, 2006, 311（5759）: 395 – 398.

［47］Xu W, Yang H, Liu Y, et al. Oncometabolite 2 – hydroxyglutarate is a competitive inhibitor of α-ketoglutarate-dependent dioxygenases. Cancer Cell, 2011, 19（1）: 17 – 30.

［48］Swinburne IA, Meyer CA, Liu XS, et al. Genomic localization of RNA binding proteins reveals links between pre-mRNA processing and transcription. Genome Res, 2006, 16（7）: 912 – 921.

［49］Yang X, Yang Y, Sun BF, et al. 5 – methylcytosine promotes mRNA export - NSUN2 as the methyltransferase and ALYREF as an m5C reader. Cell Res, 2017, 27（5）: 606 – 625.

［50］Keffer-Wilkes LC, Soon EF, Kothe U. The methyltransferase TrmA facilitates tRNA folding through interaction with its RNA-binding domain. Nucleic Acids Res, 2020, 48（14）: 7981 – 7990.

［51］Chen Z, Qi M, Shen B, et al. Transfer RNA demethylase ALKBH3 promotes cancer progression via induction of tRNA-derived small RNAs. Nucleic Acids Res, 2019, 47（5）: 2533 – 2545.

［52］Dai X, Wang T, Gonzalez G, et al. Identification of YTH Domain-Containing Proteins as the

Readers for N1-Methyladenosine in RNA. Anal Chem, 2018, 90 (11): 6380 – 6384.

[53] Alexandrov A, Grayhack EJ, Phizicky EM. tRNA m7G methyltransferase Trm8p/Trm82p: evidence linking activity to a growth phenotype and implicating Trm82p in maintaining levels of active Trm8p. RNA, 2005, 11 (5): 821 – 830.

[54] Matsumoto K, Tomikawa C, Toyooka T, et al. Production of yeast tRNA (m (7) G46) methyltransferase (Trm8-Trm82 complex) in a wheat germ cell-free translation system. J Biotechnol, 2008, 133 (4): 453 – 460.

[55] Lin S, Liu Q, Lelyveld VS, et al. Mettl1/Wdr4 – Mediated m7G tRNA methylome is required for normal mRNA translation and embryonic stem cell self-renewal and differentiation. Mol Cell, 2018, 71 (2): 244 – 255. e5.

[56] Lin S, Liu Q, Jiang YZ, et al. Nucleotide resolution profiling of m7G tRNA modification by TRAC-Seq. Nat Protoc, 2019, 14 (11): 3220 – 3242.

[57] Shriwas O, Priyadarshini M, Samal SK, et al. DDX3 modulates cisplatin resistance in OSCC through ALKBH5-mediated m6A-demethylation of FOXM1 and NANOG. Apoptosis, 2020, 25 (3/4): 233 – 246.

[58] Zaccara S, Ries RJ, Jaffrey SR. Reading, writing and erasing mRNA methylation. Nat Rev Mol Cell Biol, 2019, 20 (10): 608 – 624.

[59] Rasmussen KD, Helin K. Role of TET enzymes in DNA methylation, development, and cancer. Genes Dev, 2016, 30 (7): 733 – 750.

[60] 樊代明. 整合肿瘤学·基础卷. 西安: 世界图书出版西安有限公司, 2021.

[61] Barbieri I, Tzelepis K, Pandolfini L, et al. Promoter-bound METTL3 maintains myeloid leukaemia by m6A-dependent translation control. Nature, 2017, 552 (7683): 126 – 131.

[62] Su R, Dong L, Li C, et al. R – 2HG exhibits anti-tumor activity by targeting FTO/m6A/MYC/CEBPA signaling. Cell, 2018, 172 (1/2): 90 – 105. e23.

[63] Bartosovic M, Molares HC, Gregorova P, et al. N6 – methyladenosine demethylase FTO targets pre-mRNAs and regulates alternative splicing and 3' – end processing. Nucleic Acids Res, 2017, 45 (19): 11356 – 11370.

[64] Ma JZ, Yang F, Zhou CC, et al. METTL14 suppresses the metastatic potential of hepatocellular carcinoma by modulating N (6) -methyladenosine-dependent primary MicroRNA processing. Hepatol Baltim Md, 2017, 65 (2): 529 – 543.

[65] Kasowitz SD, Ma J, Anderson SJ, et al. Nuclear m6A reader YTHDC1 regulates alternative polyadenylation and splicing during mouse oocyte development. PLoS Genet, 2018, 14 (5): e1007412.

[66] Alarcón CR, Lee H, Goodarzi H, et al. N6 – methyladenosine marks primary microRNAs for processing. Nature, 2015, 519 (7544): 482 – 485.

[67] Zhao X, Yang Y, Sun BF, et al. FTO-dependent demethylation of N6 – methyladenosine regulates mRNA splicing and is required for adipogenesis. Cell Res, 2014, 24 (12): 1403 – 1419.

[68] Dominissini D, Moshitch-Moshkovitz S, Schwartz S, et al. Topology of the human and mouse m6A RNA methylomes revealed by m6A-seq. Nature, 2012, 485 (7397): 201 – 206.

［69］Ben-Haim MS, Moshitch-Moshkovitz S, Rechavi G. FTO：linking m6A demethylation to adipogenesis. Cell Res, 2015, 25（1）：3 - 4.

［70］Taketo K, Konno M, Asai A, et al. The epitranscriptome m6A writer METTL3 promotes chemo- and radioresistance in pancreatic cancer cells. Int J Oncol, 2018, 52（2）：621 - 629.

［71］Horiuchi K, Kawamura T, Iwanari H, et al. Identification of Wilms' tumor 1 - associating protein complex and its role in alternative splicing and the cell cycle. J Biol Chem, 2013, 288（46）：33292 - 33302.

［72］Rosa-Mercado NA, Withers JB, Steitz JA. Settling the m（6）a debate：methylation of mature mRNA is not dynamic but accelerates turnover. Genes Dev, 2017, 31（10）：957 - 958.

［73］Ke S, Pandya-Jones A, Saito Y, et al. m6A mRNA modifications are deposited in nascent pre-mRNA and are not required for splicing but do specify cytoplasmic turnover. Genes Dev, 2017, 31（10）：990 - 1006.

［74］Geula S, Moshitch-Moshkovitz S, Dominissini D, et al. m6A mRNA methylation facilitates resolution of naïve pluripotency toward differentiation. Science, 2015, 347（6225）：1002 - 1006.

［75］Du H, Zhao Y, He J, et al. YTHDF2 destabilizes m（6）A-containing RNA through direct recruitment of the CCR4-NOT deadenylase complex. Nat Commun, 2016, 7：12626.

［76］Chen M, Wei L, Law CT, et al. RNA N6 - methyladenosine methyltransferase-like 3 promotes liver cancer progression through YTHDF2 - dependent posttranscriptional silencing of SOCS2. Hepatol Baltim Md, 2017, 67（6）：2254 - 2270.

［77］Shi H, Wang X, Lu Z, et al. YTHDF3 facilitates translation and decay of N（6）- methyladenosine-modified RNA. Cell Res, 2017, 27（3）：315 - 328.

［78］Wang X, He C. Dynamic RNA modifications in posttranscriptional regulation. Mol Cell, 2014, 56（1）：5 - 12.

［79］Wang X, Lu Z, Gomez A, et al. N6 - methyladenosine-dependent regulation of messenger RNA stability. Nature, 2014, 505（7481）：117 - 120.

［80］Li HB, Tong J, Zhu S, et al. M（6）a mRNA methylation controls T cell homeostasis by targeting the IL-7/STAT5/SOCS pathways. Nature, 2017, 548（7667）：338 - 342.

［81］Kennedy EM, Bogerd HP, Kornepati AVR, et al. Posttranscriptional m（6）a editing of HIV-1 mRNAs enhances viral gene expression. Cell Host Microbe, 2016, 19（5）：675 - 685.

［82］Coots RA, Liu XM, Mao Y, et al. m6A facilitates eIF4F-independent mRNA translation. Mol Cell, 2017, 68（3）：504 - 514. e7.

［83］Cheng M, Sheng L, Gao Q, et al. The m6A methyltransferase METTL3 promotes bladder cancer progression via AFF4/NF-κB/MYC signaling network. Oncogene, 2019, 38（19）：3667 - 3680.

［84］Zhang P, He Q, Lei Y, et al. m6A-mediated ZNF750 repression facilitates nasopharyngeal carcinoma progression. Cell Death Dis, 2018, 9（12）：1169.

［85］Lin S, Choe J, Du P, et al. The m6A methyltransferase METTL3 promotes translation in human Cancer cells. Mol Cell, 2016, 62（3）：335 - 345.

［86］Xiang Y, Laurent B, Hsu CH, et al. RNA m（6）a methylation regulates the ultraviolet-induced DNA damage response. Nature, 2017, 543（7646）：573 - 576.

［87］Wang X, Zhao BS, Roundtree IA, et al. N6-methyladenosine modulates messenger RNA translation efficiency. Cell, 2015, 161（6）: 1388 – 1399.

［88］Yang Y, Fan X, Mao M, et al. Extensive translation of circular RNAs driven by N（6） – methyladenosine. Cell Res, 2017, 27（5）: 626 – 641.

［89］Liu J, Eckert MA, Harada BT, et al. m6A mRNA methylation regulates AKT activity to promote the proliferation and tumorigenicity of endometrial cancer. Nat Cell Biol, 2018, 20（9）: 1074 – 1083.

［90］Li Z, Weng H, Su R, et al. FTO plays an oncogenic role in acute myeloid leukemia as a N6 – Methyladenosine RNA demethylase. Cancer Cell, 2017, 31（1）: 127 – 141.

［91］Weng H, Huang H, Wu H, et al. METTL14 inhibits hematopoietic stem/progenitor differentiation and promotes Leukemogenesis via mRNA m6A modification. Cell Stem Cell, 2017, 22（2）: 191 – 205.

［92］Bansal H, Yihua Q, Iyer S, et al. WTAP is a novel oncogenic protein in acute myeloid leukemia. Leukemia, 2014, 28（5）: 1171 – 1174.

［93］Vu LP, Pickering BF, Cheng Y, et al. The N（6）-methyladenosine（m（6）a）-forming enzyme METTL3 controls myeloid differentiation of normal hematopoietic and leukemia cells. Nat Med, 2017, 23（11）: 1369 – 1376.

［94］Wang H, Zuo H, Liu J, et al. Loss of YTHDF2 – mediated m6A-dependent mRNA clearance facilitates hematopoietic stem cell regeneration. Cell Res, 2018, 28（10）: 1035 – 1038.

［95］Li Z, Qian P, Shao W, et al. Suppression of m6A reader Ythdf2 promotes hematopoietic stem cell expansion. Cell Res, 2018, 28（9）: 904 – 917.

［96］Zhang S, Zhao BS, Zhou A, et al. M（6）a demethylase ALKBH5 maintains Tumorigenicity of glioblastoma stem-like cells by sustaining FOXM1 expression and cell proliferation program. Cancer Cell, 2017, 31（4）: 591 – 606. e6.

［97］Cui Q, Shi H, Ye P, et al. M（6）a RNA methylation regulates the self-renewal and tumorigenesis of glioblastoma stem cells. Cell Rep, 2017, 18（11）: 2622 – 2634.

［98］Liu J, Ren D, Du Z, et al. m6A demethylase FTO facilitates tumor progression in lung squamous cell carcinoma by regulating MZF1 expression. Biochem Biophys Res Commun, 2018, 502（4）: 456 – 464.

［99］Du Y, Hou G, Zhang H, et al. SUMOylation of the m6A-RNA methyltransferase METTL3 modulates its function. Nucleic Acids Res, 2018, 46（10）: 5195 – 5208.

［100］Yang Z, Li J, Feng G, et al. MicroRNA – 145 modulates N（6）-Methyladenosine levels by targeting the 3 ' – untranslated mRNA region of the N（6）-Methyladenosine binding YTH domain family 2 protein. J Biol Chem, 2017, 292（9）: 3614 – 3623.

［101］Zhang C, Samanta D, Lu H, et al. Hypoxia induces the breast cancer stem cell phenotype by HIF-dependent and ALKBH5-mediated m6A-demethylation of NANOG mRNA. Proc Natl Acad Sci, 2016, 113（14）: E2047 – E2056.

［102］Yang B, Thrift AP, Figueiredo JC, et al. Common variants in the obesity-associated genes FTO and MC4R are not associated with risk of colorectal cancer. Cancer Epidemiol, 2016, 44: 1 – 4.

[103] Zhang J, Tsoi H, Li X, et al. Carbonic anhydrase IV inhibits colon cancer development by inhibiting the Wnt signalling pathway through targeting the WTAP-WT1 – TBL1 axis. Gut, 2016, 65 (9): 1482 – 1493.

[104] Huang Y, Su R, Sheng Y, et al. Small-molecule targeting of oncogenic FTO demethylase in acute myeloid leukemia. Cancer Cell, 2019, 35 (4): 677 – 691.

[105] Chen XY, Zhang J, Zhu JS. The role of m6A RNA methylation in human cancer. Mol Cancer, 2019, 18 (1): 103.

[106] Zhong S, Li H, Bodi Z, et al. MTA is an Arabidopsis messenger RNA adenosine methylase and interacts with a homolog of a sex-specific splicing factor. Plant Cell, 2008, 20 (5): 1278 – 1288.

[107] Ashburner M. A Laboratory manual. Cold Spring Harbor Laboratory, 1989.

[108] Martin SA, Moss B. Modification of RNA by mRNA guanylyltransferase and mRNA (guanine-7-) methyltransferase from vaccinia virions. J Biol Chem, 1975, 250 (24): 9330 – 9335.

[109] Bokar JA, Shambaugh ME, Polayes D, et al. Purification and cDNA cloning of the AdoMet-binding subunit of the human mRNA (N6-adenosine) -methyltransferase. RNA, 1997, 3 (11): 1233 – 1247.

[110] Davis FF, Allen FW. Ribonucleic acids from yeast which contain a fifth nucleotide. J Biol Chem, 1957, 227 (2): 907 – 915.

[111] Keith G. Mobilities of modified ribonucleotides on two-dimensional cellulose thin-layer chromatography. Biochimie, 1995, 77 (1/2): 142 – 144.

[112] Kruse S, Zhong S, Bodi Z, et al. A novel synthesis and detection method for cap-associated adenosine modifications in mouse mRNA. Sci Rep, 2011, 1: 126.

[113] Liu N, Parisien M, Dai Q, et al. Probing N6 – methyladenosine RNA modification status at single nucleotide resolution in mRNA and long noncoding RNA. RNA, 2013, 19 (12): 1848 – 1856.

[114] Horowitz S, Horowitz A, Nilsen TW, et al. Mapping of N6 – methyladenosine residues in bovine prolactin mRNA. Proc Natl Acad Sci USA, 1984, 81 (18): 5667 – 5671.

[115] Bodi Z, Zhong S, Mehra S, et al. Adenosine methylation in arabidopsis mRNA is associated with the 3' end and reduced levels cause developmental defects. Front Plant Sci, 2012, 3: 48.

[116] Bodi Z, Button JD, Grierson D, et al. Yeast targets for mRNA methylation. Nucleic Acids Res, 2010, 38 (16): 5327 – 5335.

[117] Bodi Z, Bottley A, Archer N, et al. Yeast m6 A Methylated mRNAs Are Enriched on Translating Ribosomes during Meiosis, and under Rapamycin Treatment. PLoS One, 2015, 10 (7): e0132090.

[118] Ross R, Cao X, Yu N, et al. Sequence mapping of transfer RNA chemical modifications by liquid chromatography tandem mass spectrometry. Methods, 2016, 107: 73 – 78.

[119] Dominissini D, Moshitch-Moshkovitz S, Schwartz S, et al. Topology of the human and mouse m6A RNA methylomes revealed by m6 A-seq. Nature, 2012, 485 (7397): 201 – 206.

[120] Meyer KD, Saletore Y, Zumbo P, et al. Comprehensive analysis of mRNA methylation reveals enrichment in 3' UTRs and near stop codons. Cell, 2012, 149 (7): 1635 – 1646.

［121］Chen K, Lu Z, Wang X, et al. High-Resolution N6-Methyladenosine (m6A) map using photo-crosslinking-assisted m6 A sequencing. Angew Chem Int Ed Engl, 2015, 54 (5): 1587 –1590.

［122］Linder B, Grozhik AV, Olarerin-George AO, et al. Single-nucleotide-resolution mapping of m6A and m6Am throughout the transcriptome. Nat Methods, 2015, 12 (8): 767 –772.

［123］Shen L, Liang Z, Yu H. Dot Blot Analysis of N6 -methyladenosine RNA Modification Levels. Bio Protoc, 2017, 7 (1): e2095.

［124］Dominissini D, Nachtergaele S, Moshitch-Moshkovitz S, et al. The dynamic N1 – methyladenosine methylome in eukaryotic messenger RNA. Nature, 2016, 530 (7591): 441 –446.

［125］Edelheit S, Schwartz S, Mumbach MR, et al. Transcriptome-wide mapping of 5 – methylcytidine RNA modifications in bacteria, archaea, and yeast reveals m5C within archaeal mRNAs. PLoS Genet, 2013, 9 (6): e1003602.

［126］Masiello I, Biggiogera M. Ultrastructural localization of 5-methylcytosine on DNA and RNA. Cell Mol Life Sci, 2017, 74 (16): 3057 –3064.

［127］Feederle R, Schepers A. Antibodies specific for nucleic acid modifications. RNA Biol, 2017, 14 (9): 1089 –1098.

［128］Mongan NP, Emes RD, Archer N. Detection and analysis of RNA methylation. F1000Res, 2019, 8: F1000 Faculty Rev-559.

［129］Liao CH, Wang YH, Chang WW, et al. Leucine-rich repeat neuronal protein 1 regulates differentiation of embryonic stem cells by post-translational modifications of pluripotency factors. Stem Cells, 2018, 36 (10): 1514 –1524.

［130］Liu J, Yue Y, Han D, et al. A METTL3-METTL14 complex mediates mammalian nuclear RNA N6 – adenosine methylation. Nat Chem Biol, 2014, 10 (2): 93 –95.

［131］Batista PJ, Molinie B, Wang J, et al. m (6) A RNA modification controls cell fate transition in mammalian embryonic stem cells. Cell Stem Cell, 2014, 15 (6): 707 –719.

［132］Aguilo F, Zhang F, Sancho A, et al. Coordination of m (6) A mRNA methylation and gene transcription by ZFP217 regulates pluripotency and reprogramming. Cell Stem Cell, 2015, 17 (6): 689 –704.

［133］Geula S, Moshitch-Moshkovitz S, Dominissini D, et al. m6A mRNA methylation facilitates resolution of naïve pluripotency toward differentiation. Science, 2015, 347 (6225): 1002 –1006.

［134］Wu Y, Xie L, Wang M, et al. Mettl3-mediated m6A RNA methylation regulates the fate of bone marrow mesenchymal stem cells and osteoporosis. Nat Commun, 2018, 9 (1): 4772.

［135］Yao Y, Bi Z, Wu R, et al. METTL3 inhibits BMSC adipogenic differentiation by targeting the JAK1/STAT5/C/EBPβ pathway via an m6A-YTHDF2-dependent manner. FASEB J, 2019, 33 (6): 7529 –7544.

［136］Yu J, Shen L, Liu Y, et al. The m6A methyltransferase METTL3 cooperates with demethylase ALKBH5 to regulate osteogenic differentiation through NF-κB signaling. Mol Cell Biochem, 2020, 463 (1/2): 203 –210.

［137］Yan G, Yuan Y, He M, et al. m6A Methylation of Precursor-miR-320/RUNX2 Controls Osteogenic Potential of Bone Marrow-Derived Mesenchymal Stem Cells. Mol Ther Nucleic Acids,

2020, 19: 421 – 436.

[138] Chen J, Zhang YC, Huang C, et al. m6A Regulates Neurogenesis and Neuronal Development by Modulating Histone Methyltransferase Ezh2. Genomics Proteomics Bioinformatics, 2019, 17 (2): 154 – 168.

[139] Yoon KJ, Ringeling FR, Vissers C, et al. Temporal Control of Mammalian Cortical Neurogenesis by m6A Methylation. Cell, 2017, 171 (4): 877 – 889. e17.

[140] Wang CX, Cui GS, Liu X, et al. METTL3-mediated m6A modification is required for cerebellar development. PLoS Biol, 2018, 16 (6): e2004880.

[141] Ma C, Chang M, Lv H, et al. RNA m6A methylation participates in regulation of postnatal development of the mouse cerebellum. Genome Biol, 2018, 19 (1): 68.

[142] Yoon KJ, Ringeling FR, Vissers C, et al. Temporal Control of Mammalian Cortical Neurogenesis by m6A Methylation. Cell, 2017, 171 (4): 877 – 889. e17.

[143] Li M, Zhao X, Wang W, et al. Ythdf2-mediated m6A mRNA clearance modulates neural development in mice. Genome Biol, 2018, 19 (1): 69.

[144] Amort T, Rieder D, Wille A, et al. Distinct 5 – methylcytosine profiles in poly (A) RNA from mouse embryonic stem cells and brain. Genome Biol, 2017, 18 (1): 1.

[145] Flores JV, Cordero-Espinoza L, Oeztuerk-Winder F, et al. Cytosine – 5 RNA Methylation Regulates Neural Stem Cell Differentiation and Motility. Stem Cell Reports, 2017, 8 (1): 112 – 124.

[146] Xu K, Yang Y, Feng GH, et al. Mettl3 – mediated m6A regulates spermatogonial differentiation and meiosis initiation. Cell Res, 2017, 27 (9): 1100 – 1114.

[147] Lin Z, Hsu PJ, Xing X, et al. Mettl3 –/Mettl14 – mediated mRNA N6-methyladenosine modulates murine spermatogenesis. Cell Res, 2017, 27 (10): 1216 – 1230.

[148] Zheng G, Dahl JA, Niu Y, et al. ALKBH5 is a mammalian RNA demethylase that impacts RNA metabolism and mouse fertility. Mol Cell, 2013, 49 (1): 18 – 29.

[149] Hsu PJ, Zhu Y, Ma H, et al. Ythdc2 is an N6 – methyladenosine binding protein that regulates mammalian spermatogenesis. Cell Res, 2017, 27 (9): 1115 – 1127.

[150] Ivanova I, Much C, Di Giacomo M, et al. The RNA m6A reader YTHDF2 is essential for the post-transcriptional regulation of the maternal transcriptome and oocyte competence. Mol Cell, 2017, 67 (6): 1059 – 1067.

[151] Haussmann IU, Bodi Z, Sanchez-Moran E, et al. m6A potentiates Sxl alternative pre-mRNA splicing for robust Drosophila sex determination. Nature, 2016, 540 (7632): 301 – 304.

[152] Ding C, Zou Q, Ding J, et al. Increased N6 – methyladenosine causes infertility is associated with FTO expression. J Cell Physiol, 2018, 233 (9): 7055 – 7066.

[153] Li XC, Jin F, Wang BY, et al. The m6A demethylase ALKBH5 controls trophoblast invasion at the maternal-fetal interface by regulating the stability of CYR61 mRNA. Theranostics, 2019, 9 (13): 3853 – 3865.

[154] Meyer KD, Patil DP, Zhou J, et al. 5' UTR m (6) A Promotes Cap-Independent Translation. Cell, 2015, ; 163 (4): 999 – 1010.

［155］Tang J, Xu Z, Huang L, et al. Transcriptional regulation in model organisms：recent progress and clinical implications. Open Biol, 2019, 9（11）：190183.

［156］Lin X, Chai G, Wu Y, et al. RNA m6A methylation regulates the epithelial mesenchymal transition of cancer cells and translation of Snail. Nat Commun, 2019, 10（1）：2065.

［157］Song H, Feng X, Zhang H, et al. METTL3 and ALKBH5 oppositely regulate m6A modification of TFEB mRNA, which dictates the fate of hypoxia/reoxygenation-treated cardiomyocytes. Autophagy, 2019, 15（8）：1419 – 1437.

［158］Wang X, Wu R, Liu Y, et al. m6A mRNA methylation controls autophagy and adipogenesis by targeting Atg5 and Atg7. Autophagy, 2020, 16（7）：1221 – 1235.

［159］Fustin JM, Doi M, Yamaguchi Y, et al. RNA-methylation-dependent RNA processing controls the speed of the circadian clock. Cell, 2013, 155（4）：793 – 806.

［160］Lichinchi G, Gao S, Saletore Y, et al. Dynamics of the human and viral m（6）A RNA methylomes during HIV – 1 infection of T cells. Nat Microbiol, 2016, 1：16011.

［161］Yang Y, Wang L, Han X, et al. RNA 5 – methylcytosine facilitates the maternal-to-zygotic transition by preventing maternal mRNA decay. Mol Cell, 2019, 75（6）：1188 – 1202.

［162］Li Q, Li X, Tang H, et al. NSUN2 – Mediated m5C methylation and METTL3/METTL14 – Mediated m6A methylation cooperatively enhance p21 translation. J Cell Biochem, 2017, 118（9）：2587 – 2598.

［163］Xi L, Carroll T, Matos I, et al. m6A RNA methylation impacts fate choices during skin morphogenesis. Elife, 2020, 9：e56980.

［164］Fu Y, Dominissini D, Rechavi G, et al. Gene expression regulation mediated through reversible m6A RNA methylation. Nat Rev Genet, 2014, 15（5）：293 – 306.

［165］Linder B, Grozhik AV, Olarerin-George AO, et al. Single-nucleotide-resolution mapping of m6A and m6Am throughout the transcriptome. Nat Methods, 2015, 12（8）：767 – 772.

［166］地里呼玛尔·吐鲁洪, 曾慧娟, 王少华. m6A 甲基化在肿瘤中的作用研究进展. 东南国防医药, 2019, 21（4）：6.

［167］龙文林, 郭辉, 盛杰, 等. m6A RNA 甲基化在肿瘤发生发展中的作用. 生物技术通报, 2019, 35（6）：9.

［168］Roignant JY, Soller M. m6A in mRNA：an ancient mechanism for fine-tuning gene expression. Trends Genet, 2017, 33（6）：380 – 390.

［169］赖彩云, 张文娟. 肿瘤相关 m6A RNA 甲基化研究新进展. 毒理学杂志, 2020,（1）：5.

［170］Zhao BS, Wang X, Beadell AV, et al. m6A-dependent maternal mRNA clearance facilitates zebrafish maternal-to-zygotic transition. Nature, 2017, 542（7642）：475 – 478.

［171］Geula S, Moshitch-Moshkovitz S, Dominissini D, et al. Stem cells. m6A mRNA methylation facilitates resolution of naive pluripotency toward differentiation. Science, 2015, 347（6225）：1002 – 1006.

［172］Ivanova I, Much C, Di Giacomo M, et al. The RNA m（6）a reader YTHDF2 is essential for the post-transcriptional regulation of the maternal transcriptome and oocyte competence. Mol Cell, 2017, 67（6）：1059 – 1067. e1054.

[173] Hongay CF, Orr-Weaver TL. Drosophila Inducer of MEiosis 4 (IME4) is required for Notch signaling during oogenesis. Proc Natl Acad Sci U S A, 2011, 108 (36): 14855 – 14860.

[174] Lence T, Akhtar J, Bayer M, et al. m (6) A modulates neuronal functions and sex determination in Drosophila. Nature, 2016, 540 (7632): 242 – 247.

[175] Haussmann IU, Bodi Z, Sanchez-Moran E, et al. m (6) A potentiates Sxl alternative pre-mRNA splicing for robust Drosophila sex determination. Nature, 2016, 540 (7632): 301 – 304.

[176] Zheng G, Dahl JA, Niu Y, et al. ALKBH5 is a mammalian RNA demethylase that impacts RNA metabolism and mouse fertility. Mol Cell, 2013, 49 (1): 18 – 29.

[177] Jaffrey SR, Kharas MG. Emerging links between m (6) A and misregulated mRNA methylation in cancer. Genome medicine, 2017, 9 (1): 2.

[178] Kwok CT, Marshall AD, Rasko JE, et al. Genetic alterations of m (6) A regulators predict poorer survival in acute myeloid leukemia. J Hematol Oncol, 2017, 10 (1): 39.

[179] Kuai Y, Gong X, Ding L, et al. Wilms' tumor 1-associating protein plays an aggressive role in diffuse large B-cell lymphoma and forms a complex with BCL6 via Hsp90. Cell communication and signaling, 2018, 16 (1): 50.

[180] Li Z, Weng H, Su R, et al. FTO plays an oncogenic role in acute myeloid leukemia as a N (6) -Methyladenosine RNA demethylase. Cancer cell, 2017, 31 (1): 127 – 141.

[181] Su R, Dong L, Li C, et al. R-2HG Exhibits Anti-tumor Activity by Targeting FTO/m (6) A/MYC/CEBPA Signaling. Cell, 2018, 172 (1/2): 90 – 105.

[182] Chen M, Wei L, Law CT, et al. RNA N6-methyladenosine methyltransferase-like 3 promotes liver cancer progression through YTHDF2 – dependent posttranscriptional silencing of SOCS2. Hepatology, 2018, 67 (6): 2254 – 2270.

[183] Zhao X, Chen Y, Mao Q, et al. Overexpression of YTHDF1 is associated with poor prognosis in patients with hepatocellular carcinoma. Cancer biomarkers, 2018, 21 (4): 859 – 868.

[184] Jo HJ, Shim HE, Han ME, et al. WTAP regulates migration and invasion of cholangiocarcinoma cells. Journal of gastroenterology, 2013, 48 (11): 1271 – 1282.

[185] Li BQ, Huang S, Shao QQ, et al. WT1-associated protein is a novel prognostic factor in pancreatic ductal adenocarcinoma. Oncology letters, 2017, 13 (4): 2531 – 2538.

[186] Chen J, Sun Y, Xu X, et al. YTH domain family 2 orchestrates epithelial-mesenchymal transition/proliferation dichotomy in pancreatic cancer cells. Cell Cycle, 2017, 16 (23): 2259 – 2271.

[187] Zhang J, Tsoi H, Li X, et al. Carbonic anhydrase IV inhibits colon cancer development by inhibiting the Wnt signalling pathway through targeting the WTAP-WT1-TBL1 axis. Gut, 2016, 65 (9): 1482 – 1493.

[188] Nishizawa Y, Konno M, Asai A, et al. Oncogene c-Myc promotes epitranscriptome m (6) A reader YTHDF1 expression in colorectal cancer. Oncotarget, 2018, 9 (7): 7476 – 7486.

[189] Xu D, Shao W, Jiang Y, et al. FTO expression is associated with the occurrence of gastric cancer and prognosis. Oncology reports, 2017, 38 (4): 2285 – 2292.

[190] Zhang J, Pi J, Liu Y, et al. Knockdown of YTH N (6) -methyladenosine RNA binding protein

2（YTHDF2）inhibits proliferation and promotes apoptosis in MGC-803 gastric cancer cells. Chinese Journal of Cellular and Molecular Immunology, 2017, 33（12）: 1628 – 1634.

[191] Liu J, Eckert MA, Harada BT, et al. m（6）A mRNA methylation regulates AKT activity to promote the proliferation and tumorigenicity of endometrial cancer. Nature cell biology, 2018, 20（9）: 1074 – 1083.

[192] Zhang Z, Zhou D, Lai Y, et al. Estrogen induces endometrial cancer cell proliferation and invasion by regulating the fat mass and obesity-associated gene via PI3K/AKT and MAPK signaling pathways. Cancer Lett, 2012, 319（1）: 89 – 97.

[193] Zhu Y, Shen J, Gao L, et al. Estrogen promotes fat mass and obesity-associated protein nuclear localization and enhances endometrial cancer cell proliferation via the mTOR signaling pathway. Oncology reports, 2016, 35（4）: 2391 – 2397.

[194] Zhou S, Bai ZL, Xia D, et al. FTO regulates the chemo-radiotherapy resistance of cervical squamous cell carcinoma（CSCC）by targeting β-catenin through mRNA demethylation. Molecular carcinogenesis, 2018, 57（5）: 590 – 597.

[195] Zhang C, Samanta D, Lu H, et al. Hypoxia induces the breast cancer stem cell phenotype by HIF-dependent and ALKBH5 – mediated m^6A-demethylation of NANOG mRNA. Proc Natl Acad Sci U S A, 2016, 113（14）: E2047 – E2056.

[196] Zhang C, Zhi WI, Lu H, et al. Hypoxia-inducible factors regulate pluripotency factor expression by ZNF217 – and ALKBH5 – mediated modulation of RNA methylation in breast cancer cells. Oncotarget, 2016, 7（40）: 64527 – 64542.

[197] Liu Y, Wang R, Zhang L, et al. The lipid metabolism gene FTO influences breast cancer cell energy metabolism via the PI3K/AKT signaling pathway. Oncology letters, 2017, 13（6）: 4685 – 4690.

[198] Li J, Meng S, Xu M, et al. Downregulation of N（6）-methyladenosine binding YTHDF2 protein mediated by miR – 493 – 3p suppresses prostate cancer by elevating N（6）- methyladenosine levels. Oncotarget, 2018, 9（3）: 3752 – 3764.

[199] Xi Z, Xue Y, Zheng J, et al. WTAP expression predicts poor prognosis in malignant glioma patients. J Mol Neurosci, 2016, 60（2）: 131 – 136.

[200] Xi Z, Wang P, Xue Y, et al. Overexpression of miR-29a reduces the oncogenic properties of glioblastoma stem cells by downregulating Quaking gene isoform 6. Oncotarget, 2017, 8（15）: 24949 – 24963.

[201] Liu J, Ren D, Du Z, et al. m6A demethylase FTO facilitates tumor progression in lung squamous cell carcinoma by regulating MZF1 expression. Biochem Biophys Res Commun, 2018, 502（4）: 456 – 464.

[202] Wang Y, Su X, Zhao M, et al. Importance of N（6）-methyladenosine RNA modification in lung cancer（Review）. Molecular and clinical oncology, 2021, 14（6）: 128.

[203] Keller L, Xu W, Wang HX, et al. The obesity related gene, FTO, interacts with APOE, and is associated with Alzheimer's disease risk: a prospective cohort study. J Alzheimers Dis, 2011, 23（3）: 461 – 469.

[204] Wu Y, Xie L, Wang M, et al. Mettl3 – mediated m（6）A RNA methylation regulates the fate of bone marrow mesenchymal stem cells and osteoporosis. Nat Commun, 2018, 9（1）: 4772.

[205] Min KW, Zealy RW, Davila S, et al. Profiling of m6A RNA modifications identified an age-associated regulation of AGO2 mRNA stability. Aging cell, 2018, 17（3）: e12753.

[206] Huang Y, Yan J, Li Q, et al. Meclofenamic acid selectively inhibits FTO demethylation of m6A over ALKBH5. Nucleic Acids Res, 2015, 43（1）: 373 – 384.

[207] Maier T, Güell M, Serrano L. Correlation of mRNA and protein in complex biological samples. FEBS letters, 2009, 583（24）: 3966 – 3973.

[208] Lin S, Choe J, Du P, et al. The m（6）A methyltransferase METTL3 promotes translation in human cancer cells. Mol Cell, 2016, 62（3）: 335 – 345.

[209] Dorn LE, Lasman L, Chen J, et al. The N（6）-Methyladenosine mRNA methylase METTL3 controls cardiac homeostasis and hypertrophy. Circulation, 2019, 139（4）: 533 – 545.

[210] Kehat I, Davis J, Tiburcy M, et al. Extracellular signal-regulated kinases 1 and 2 regulate the balance between eccentric and concentric cardiac growth. Circulation research, 2011, 108（2）: 176 – 183.

[211] Mathiyalagan P, Adamiak M, Mayourian J, et al. FTO-Dependent N（6）-Methyladenosine regulates cardiac function during remodeling and repair. Circulation, 2019, 139（4）: 518 – 532.

[212] Song H, Feng X, Zhang H, et al. METTL3 and ALKBH5 oppositely regulate m（6）A modification of TFEB mRNA, which dictates the fate of hypoxia/reoxygenation-treated cardiomyocytes. Autophagy, 2019, 15（8）: 1419 – 1437.

[213] Shen F, Huang W, Huang JT, et al. Decreased N（6）-methyladenosine in peripheral blood RNA from diabetic patients is associated with FTO expression rather than ALKBH5. J Clin Endocrinol Metab, 2015, 100（1）: E148 – E154.

[214] Gustavsson J, Mehlig K, Leander K, et al. FTO genotype, physical activity, and coronary heart disease risk in Swedish men and women. Circulation Cardiovascular genetics, 2014, 7（2）: 171 – 177.

[215] Wang X, Huang N, Yang M, et al. FTO is required for myogenesis by positively regulating mTOR-PGC – 1α pathway-mediated mitochondria biogenesis. Cell Death Dis, 2017, 8（3）: e2702.

[216] McGinnis GR, Tang Y, Brewer RA, et al. Genetic disruption of the cardiomyocyte circadian clock differentially influences insulin-mediated processes in the heart. Journal of molecular and cellular cardiology, 2017, 110: 80 – 95.

[217] Furlan M, Galeota E, de Pretis S, et al. m6A-Dependent RNA dynamics in T cell differentiation. Genes, 2019, 10（1）.

[218] 李文远, 李维, 冷燕, 等. m6A RNA 甲基化在心脏疾病中的研究进展. 巴楚医学, 2019, 2（3）: 5.

[219] Khan MA, Rafiq MA, Noor A, et al. Mutation in NSUN2, which encodes an RNA methyltransferase, causes autosomal-recessive intellectual disability. American journal of human genetics, 2012, 90（5）: 856 – 863.

［220］Gkatza NA, Castro C, Harvey RF, et al. Cytosine－5 RNA methylation links protein synthesis to cell metabolism. PLoS biology, 2019, 17 (6)：e3000297.

［221］Trixl L, Amort T, Wille A, et al. RNA cytosine methyltransferase Nsun3 regulates embryonic stem cell differentiation by promoting mitochondrial activity. Cell Mol Life Sci, 2018, 75 (8)：1483－1497.

［222］Sun Z, Xue S, Xu H, et al. Effects of NSUN2 deficiency on the mRNA 5－methylcytosine modification and gene expression profile in HEK293 cells. Epigenomics, 2019, 11 (4)：439－453.

［223］Lehti MS, Sironen A. Formation and function of sperm tail structures in association with sperm motility defects. Biology of reproduction, 2017, 97 (4)：522－536.

［224］Li C, Wang S, Xing Z, et al. A ROR1-HER3－lncRNA signalling axis modulates the Hippo-YAP pathway to regulate bone metastasis. Nature cell biology, 2017, 19 (2)：106－119.

［225］Li Q, Li X, Tang H, et al. NSUN2－Mediated m5C Methylation and METTL3/METTL14-Mediated m6A Methylation Cooperatively Enhance p21 Translation. J Cell Biochem, 2017, 118 (9)：2587－2598.

［226］Dominissini D, Nachtergaele S, Moshitch-Moshkovitz S, et al. The dynamic N (1)-methyladenosine methylome in eukaryotic messenger RNA. Nature, 2016, 530 (7591)：441－446.

［227］Vaupel P, Mayer A, Höckel M. Tumor hypoxia and malignant progression. Methods Enzymol, 2004, 381：335－354.

［228］Harris AL. Hypoxia—a key regulatory factor in tumour growth. Nat Rev Cancer, 2002, 2 (1)：38－47.

［229］Pries AR, Höpfner M, le NF DMW, et al. The shunt problem：control of functional shunting in normal and tumour vasculature. Nat Rev Cancer, 2010, 10 (8)：587－593.

［230］Wildeboer D, Naus S, Amy SQX, et al. Metalloproteinase disintegrins ADAM8 and ADAM19 are highly regulated in human primary brain tumors and their expression levels and activities are associated with invasiveness. J Neuropathol Exp Neurol, 2006, 65 (5)：516－527.

［231］Mochizuki S, Okada Y. ADAMs in cancer cell proliferation and progression. Cancer Sci, 2007, 98 (5)：621－628.

［232］Gieseler F, Ungefroren H, Settmacher U, et al. Proteinase-activated receptors (PARs) - focus on receptor-receptor-interactions and their physiological and pathophysiological impact. Cell Commun Signal, 2013, 11：86.

［233］Yuan S, Tang H, Xing J, et al. Methylation by NSun2 represses the levels and function of microRNA 125b. Mol Cell Biol, 2014, 34 (19)：3630－3641.

［234］Yang L, Ma Y, Han W, et al. Proteinase-activated receptor 2 promotes cancer cell migration through RNA methylationmediated repression of miR－125b. J Biol Chem, 2015, 290 (44)：26627－26637.

［235］Li Z, Weng H, Su R, et al. FTO plays an oncogenic role in acute myeloid leukemia as a N6－methyladenosine RNA demethylase. Cancer Cell, 2017, 31 (1)：127－141.

[236] Huang W, Qi CB, Lv SW, et al. Determination of DNA and RNA methylation in circulating tumor cells by mass spectrometry. Anal Chem, 2016, 88 (2): 1378 – 1384.

[237] Bartzatt R. Anti-inflammatory drugs and prediction of new structures by comparative analysis. Antiinflamm Antiallergy Agents Med Chem, 2012, 11 (2): 151 – 160.

[238] Zheng G, Cox T, Tribbey L, et al. Synthesis of a FTO inhibitor with anticonvulsant activity. ACS Chem Neurosci, 2014, 5 (8): 658 – 665.

[239] Huang Y, Yan J, Li Q, et al. Meclofenamic acid selectively inhibits FTO demethylation of m6 A over ALKBH5. Nucleic Acids Res, 2015, 43 (1): 373 – 384.

[240] Pan Y, Ma P, Liu Y, et al. Multiple functions of m6A RNA methylation in cancer. J Hematol Oncol, 2018, 11 (1): 48.

[241] 王天工, 叶孟. m6A 甲基化与肿瘤研究进展. 遗传, 2018, 40 (12): 11.

[242] 樊代明. 整合医学: 理论与实践. 西安: 世界图书出版西安有限公司, 2016.

[243] Sun HL, Zhu AC, Gao Y, et al. Stabilization of ERK-Phosphorylated METTL3 by USP5 increases m6A methylation. Mol Cell, 2020, 80 (4): 633 – 647. e7.

[244] Li J, Xie H, Ying Y, et al. YTHDF2 mediates the mRNA degradation of the tumor suppressors to induce AKT phosphorylation in N6-methyladenosine-dependent way in prostate cancer. Mol Cancer, 2020, 19 (1): 152.

[245] Kim GW, Imam H, Khan M, et al. HBV-Induced Increased N6 Methyladenosine Modification of PTEN RNA Affects Innate Immunity and Contributes to HCC. Hepatology, 2021, 73 (2): 533 – 547.

[246] Wu R, Guo G, Bi Z, et al. m6A methylation modulates adipogenesis through JAK2 – STAT3 – C/EBPβ signaling. Biochim Biophys Acta Gene Regul Mech, 2019, 1862 (8): 796 – 806.

[247] Deplus R, Delatte B, Schwinn MK, et al. TET2 and TET3 regulate GlcNAcylation and H3K4 methylation through OGT and SET1/COMPASS. EMBO J, 2013, 32 (5): 645 – 655.

[248] Roy KR, Uddin MB, Roy SC, et al. Gb3-cSrc complex in glycosphingolipid-enriched microdomains contributes to the expression of p53 mutant protein and cancer drug resistance via β-catenin-activated RNA methylation. FASEB Bioadv, 2020, 2 (11): 653 – 667.

[249] Arcidiacono OA, Krejčí J, Bártová E. The distinct function and localization of METTL3/METTL14 and METTL16 enzymes in cardiomyocytes. Int J Mol Sci, 2020, 21 (21): 8139.

[250] Raisner R, Kharbanda S, Jin L, et al. Enhancer activity requires CBP/P300 bromodomain-dependent histone H3K27 acetylation. Cell Rep, 2018, 24 (7): 1722 – 1729.

[251] Wang Q, Chen C, Ding Q, et al. METTL3 – mediated m6A modification of HDGF mRNA promotes gastric cancer progression and has prognostic significance. Gut, 2020, 69 (7): 1193 – 1205.

[252] Wu CE, Esfandiari A, Ho YH, et al. Targeting negative regulation of p53 by MDM2 and WIP1 as a therapeutic strategy in cutaneous melanoma. Br J Cancer, 2018, 118 (4): 495 – 508.

[253] Zhao T, Sun D, Zhao M, et al. N6-methyladenosine mediates arsenite-induced human keratinocyte transformation by suppressing p53 activation. Environ Pollut, 2020, 259: 113908.

[254] Lee JM, Choi SS, Lee YH, et al. The E3 ubiquitin ligase TRIM25 regulates adipocyte

differentiation via proteasome-mediated degradation of PPARγ. Exp Mol Med, 2018, 50 (10): 1 – 11.

[255] Li B, Zhu L, Lu C, et al. circNDUFB2 inhibits non-small cell lung cancer progression via destabilizing IGF2BPs and activating anti-tumor immunity. Nat Commun, 2021, 12 (1): 295.

[256] Zhou C, Zhang Z, Zhu X, et al. N6 – Methyladenosine modification of the TRIM7 positively regulates tumorigenesis and chemoresistance in osteosarcoma through ubiquitination of BRMS1. EBioMedicine, 2020, 59: 102955.

[257] 樊代明. 整合肿瘤学·临床卷. 北京: 科学出版社, 2021.

第四章　蛋白质甲基化

◎鲁阿信　孟令男　费　雯　冯维博　郑　颖

一、蛋白质甲基化的简介

（一）蛋白质甲基化的定义

DNA 和组蛋白（H2A、H2B、H3、H4、H1）以及一些其他蛋白质组合在一起，反复折叠缠绕，形成了浓集的染色体。表观遗传修饰通常包括 DNA 甲基化和组蛋白修饰及 RNA 修饰，而组蛋白修饰有组蛋白乙酰化、磷酸化、甲基化和泛素化，修饰部位大多位于组蛋白 N 端。这些修饰可影响组蛋白与 DNA 的亲和性而改变染色质的状态，也可以影响转录因子与 DNA 序列的结合，对基因表达调控具有类似 DNA 遗传密码的作用，故被称作"组蛋白密码"。以往针对组蛋白乙酰化的研究较多，认为它是基因保持活化状态的前提。组蛋白甲基化是一种广泛存在且相对保守的蛋白质翻译后修饰。组蛋白甲基化是表观遗传学中的一种，参与基因转录调控，发生 H3 和 H4 组蛋白 N 端精氨酸或赖氨酸残基上的甲基化，由组蛋白甲基化酶（HMT）介导催化。真核细胞核中，核小体是染色质的主要结构元件，主要由 4 种组蛋白（H2A、H2B、H3、H4）构成，这 4 种组蛋白和缠绕于组蛋白的 DNA 共同形成了核小体。核小体的组蛋白游离 N 端可以受到各种各样的修饰，包括组蛋白末端的乙酰化、甲基化、磷酸化、泛素化和 ADP 核糖基化等。

组蛋白甲基化可以发生在组蛋白的不同位点，主要是赖氨酸和精氨酸残基，并且可以由多个正负调节因子控制，激活或抑制转录。很明显，组蛋白甲基化对于几乎所有发育阶段都至关重要，其适当的调控对于确保基因网络的协调表达也非常重要，这些基因网络控制着多能性、身体模式和器官发生的分化。值得注意的是，发育组蛋白甲基化是高度动态的。早期胚胎系统显示出独特的组蛋白甲基化模式，主要包括谱系特异性基因上存在二价（基因激活和基因抑制）标记，在分化过程中分解为单价标记，这可确保在每种组织类型中表达适当的基因。甲基化对胚胎干细胞多能性和分化影响的研究，有助于阐明组蛋白甲基化的发育作用。

研究表明，激活和抑制标记的甲基化和去甲基化对于建立胚胎和胚胎外谱系、通过基因组印记确保基因剂量补偿，以及通过 *HOX* 基因调控建立身体模式至关重要。毫无疑问，胚胎发生过程中的异常甲基化会导致身体模式和特定器官发育的缺陷。由组蛋白甲基化调节因子突变引起的人类遗传疾病，揭示了它们在发育中的骨骼和神经系统中的重要作用。

DNA 通过包裹在组蛋白周围而被包装在真核细胞核内，这种 DNA 和组蛋白的组装以及相关的非组蛋白和 RNA 构成了染色质。DNA 和组蛋白可以通过连接或去除小的化学基团（如甲基或乙酰基）进行修饰，这些基团可以调节基因激活或抑制。在发育过程中，这些修饰标记控制转录因子和（或）RNA 聚合酶的募集，以确保一组高度协调的基因网络正确表达，因为细胞从多能状态通过多个祖细胞状态转变为最终分化的细胞。在胚胎发生过程中，建立或维持适当的染色质修饰的错误通常是致命的。组蛋白甲基化已成为发育过程中一种特别重要的修饰，涉及基因激活和抑制。尽管我们在理解组蛋白甲基化在发育过程中的多重作用方面取得了很大进展，但组蛋白甲基化调节发育事件以响应细胞内和细胞外信号的许多精确机制仍不明确。

（二）组蛋白甲基化修饰的发现与研究历程

组蛋白翻译完成后，会有许多可逆共价修饰，乙酰化、甲基化、磷酸化等。近几年，由于组蛋白甲基化抗体的发现，针对组蛋白甲基化的研究日益增多。组蛋白甲基化的功能主要体现在异染色质形成、基因印记、X 染色体失活和转录调控方面。目前发现 24 个组蛋白甲基化位点，其中 17 个位于赖氨酸，其他 7 个位于精氨酸。赖氨酸可以是单甲基化、二甲基化和三甲基化，精氨酸也可以是单甲基化或二甲基化。如果把这 3 种甲基化状态都考虑在内，应该一共有 3×10^{11} 种组蛋白甲基化组合状态，复杂的组合为组蛋白甲基化发挥功能调控作用提供了更大的潜能。以往研究者们认为组蛋白甲基化是稳定的表观遗传标志，但组蛋白去甲基化酶的发现使这一观点面临巨大挑战。Su（var）3 – 9 蛋白是在果蝇中发现的第一个组蛋白赖氨酸甲基化酶。

组蛋白甲基化是一种常见的组蛋白标记，在 20 世纪 60 年代首次被发现。它通过将甲基（– CH3）添加到赖氨酸或精氨酸氨基酸残基上得以完成。甲基化可以作为单 –（me）、二 –（me2）或三 –（me3）添加到赖氨酸的 ε – 氨基上。精氨酸甲基化可以是单甲基化（me）或二甲基化（me2s）或不对称（me2a）。组蛋白甲基化由组蛋白甲基化酶催化，该酶能够将 S – 腺苷甲硫氨酸贡献的甲基添加到其目标残基上。目前，HMT 分为 3 个家族，包括含有 SET 域的酶和作用于赖氨酸的 Dot1 样蛋白（KMT），以及由精氨酸 N – 甲基化酶（PRMT）组成的第 3 个家族，其甲基化精氨酸 HMT 甲基化组蛋白并入染色质，但游离组蛋白和非组蛋白也可以是它们的底物。组蛋白去甲基化酶（HDM）是从赖氨酸或精氨酸中去除各种甲基的酶。赖氨酸脱甲基酶（KDM）分为两个家族：胺氧化酶和含有铁依赖性双加氧酶的 JmjC 结构域。精氨酸脱甲基酶的特征较少。JMJD6 被认为是一种精氨酸去甲基化酶，但其确切的生物学功能仍不清楚。也有报道称，JmjC KDM 的一个子集可以使精氨酸脱甲基化。据报道，组蛋白甲基化的动态调节发生在转录和其他生物过程中，包括 DNA 损伤反应（DDR）。在人类疾病（即癌症）中也观察到异常的组蛋白甲基化。甲基化是发生在中心法则的 3 个分子——DNA、RNA 和蛋白质上的唯一已知修饰。虽然 DNA 和 RNA 修饰与 DDR 有关联，但本文将重点关注目前对组蛋白甲基化及其参与 DDR 的理解，将深入介绍 KMT 和 KDM 如何调节组蛋白甲基化以响应 DNA 损伤，以及这些变化如何促进哺乳动物细胞中的 DDR。染色质的因素，包括组蛋白甲基化途径和 DDR 蛋白对于其作为人类疾病，包括癌症治疗靶点的潜在深入研究的领域。对组蛋白甲基化和 DDR 通路之间相互作用的机制理解，可以为疾病相关环境中 DDR 和染色质靶向疗法的开发和使用提供信息。

（三）组蛋白甲基化的种类及分布

组蛋白甲基化是发生在精氨酸和赖氨酸上的共价修饰，称为组蛋白甲基化作用。精氨酸可被单甲基化或二甲基化，而赖氨酸可被单甲基化、二甲基化或三甲基化。

负责组蛋白甲基化的酶类有 3 种，赖氨酸特异性 SET 结构域组蛋白甲基化酶，负责组蛋白 H3 的 4 位（H3K4）、9 位（H3K9）、27 位（H3K27）赖氨酸及组蛋白 H4 的 20 位赖氨酸的甲基化。

绝大多数组蛋白的共价修饰作用都是可逆的。LSD 是第一个被发现的组蛋白去甲基化酶，它可以去掉 H3K4 和 H3K9 的甲基化。随后，发现了 JMD2 家族、JARID1、Pad4 等，它们分别使组蛋白不同位置的赖氨酸或精氨酸发生去甲基化。目前，组蛋白 H3 的 K4、K9、K27、K36、K79 和 H4 的 K20 是组蛋白赖氨酸甲基化的常发位点，不同位点的甲基化及甲基化程度会引发不同的效应。组蛋白的甲基化标记可能与基因表达的激活、延伸或抑制有关。

组蛋白甲基化在转录调控中的作用得到了深入研究。目前，越来越多的证据表明，这些组蛋白标记在 DDR 中也发挥重要作用。有研究者已经在几个赖氨酸残基上鉴定了 DNA 损伤介导的甲基化动力学，包括组蛋白 H3 赖氨酸 4（H3K4）、H3K9、H3K27、H3K36、H3K79 和组蛋白 H4 赖氨酸 20（H4K20me2）。并观察到许多 KMT 和 KDM 在 DNA 损伤位点迅速积累。似乎预先有甲基化标记可能在 DNA 损伤和转录调控（即 H3K36me3）中发挥多种功能。

（四）组蛋白甲基化的特点

组蛋白的甲基化修饰主要由一类含有 SET 结构域的蛋白来执行，组蛋白甲基化修饰参与异染色质形成、基因印记、X 染色体失活和转录调控等多种主要生理功能，组蛋白的修饰作用是表观遗传学研究的一个重要领域。

与染色质 DNA 结合的蛋白负责 DNA 分子遗传信息的组织、复制和阅读。这些 DNA 结合蛋白包括两类：一类是组蛋白，与 DNA 结合但没有序列特异性；另一类是非组蛋白，与特定 DNA 序列或组蛋白相结合。组蛋白是构成真核生物染色体的基本结构蛋白，富含带正电荷的精氨酸（Arg）和赖氨酸（Lys）等碱性氨基酸，等电点一般在 pH 10.0 以上，属碱性蛋白质，可以和酸性的 DNA 紧密结合，而且一般不要求特殊的核苷酸序列。

用聚丙烯酰胺凝胶电泳可以区分 5 种不同的组蛋白：H1、H2A、H2B、H3 和 H4。几乎所有真核细胞都含有这 5 种组蛋白，而且含量丰富。5 种组蛋白在功能上分为两组：

（1）核小体组蛋白

包括 H2A、H2B、H3 和 H4。这 4 种组蛋白有相互作用形成复合体的趋势，它们通过 C 端的疏水氨基酸互相结合，而 N 端带正电荷的氨基酸则向四面伸出以便与 DNA 分子结合，从而帮助 DNA 卷曲形成核小体的稳定结构。这 4 种组蛋白没有种属及组织特异性，在进化上十分保守，特别是 H3 和 H4 是所有已知蛋白质中最为保守的。从这种保守性可以看出，H3 和 H4 的功能几乎涉及它们所有的氨基酸，任何位置上氨基酸残基的突变可能对细胞都将是有害的。

（2）H1 组蛋白

其分子较大。球形中心在进化上保守，而 N 端和 C 端两个"臂"的氨基酸变异较大，所以 H1 在进化上不如核小体组蛋白那么保守。在构成核小体时 H1 起连接作用，它赋予染色质极性。H1 有一定的种属及组织特异性。在哺乳动物细胞中，组蛋白 H1 约有 6 种密切相关的亚型，氨基酸顺序稍有不同。在成熟的鱼类和鸟类的红细胞中，H1 被 H5 取代。有的生物，如酵母缺少 H1，结果酵母细胞几乎所有的染色质都表现为活化状态。

组蛋白甲基化能协调发育基因表达程序，从受精前开始一直持续到出生后。组蛋白甲基化缺陷会影响各种发育过程，并可能导致不同阶段的发育停滞和死亡，或导致成熟动物器官功能的特定缺陷，具体取决于甲基化缺陷的性质和细胞类型特异性。组蛋白甲基化调节因子通常在发育过程中普遍表达。然而，小鼠的敲除实验和表达研究表明，组蛋白甲基化调节因子的活性存在某些细胞类型特异性和组织特异性差异，在敲除中受影响最大的组织通常表现出中度至高表达正常发育过程中的调节器。

对早期胚胎系中个体甲基化标记的分析揭示其在基因调控中的独特分布和功能。值得注意的是，H3K4 甲基化广泛存在于人类 ESC、斑马鱼和小鼠胚胎转录起始位点，但它显示出与基因表达不同程度的相关性。在人类 ESC 中，80% 的 H3K4me3 标记基因被表达，而在早期斑马鱼胚胎中［在中囊胚转化（MBT）之前］，观察到 H3K4 甲基化基因的最低表达，这可能是因为在此阶段，斑马鱼胚胎中的其他机制全局抑制了胚胎转录。然而，斑马鱼中 H3K4me3 标记的基因在 MBT 后表达的一组基因中富集，这表明 H3K4me3 的早期沉积为这些基因的后期表达做好了准备。组蛋白甲基化模式显然与分化的最早阶段相关：滋养外胚层和内细胞团的形成。在小鼠胚胎这些组织的不同基因组中发现了 H3K27 甲基化，而 H3K4 甲基化位点在滋养外胚层和内细胞团之间很常见。H3K4 和 H3K27 甲基化模式与基因表达的相关性都不是特别好，这表明体内存在比分化细胞研究中出现的调节机制更复杂。

在发育过程中，细胞致力于特定的谱系，并且必须使促进多能性的基因及决定其他命运的基因沉默。H3K27 和 H3K9 甲基化都有助于这种沉默。ESC 和分化细胞中 H3K27me3 的比较，揭示了分化细胞中 H3K27me3 域的扩大。以这种方式沉默的基因包括那些编码多能性因子、发育因子和谱系特异性转录因子的基因。与之类似，分化的肝细胞和脑细胞相对 ESC 具有扩展的 H3K9me3 束。分化细胞中被 H3K9 甲基化沉默的基因还通过与核层的物理结合保持在非活动状态，这表明其依赖于线虫胚胎中的 H3K9 甲基化酶 G9a。这些数据表明，在发育和谱系规范过程中发生了渐进性异染色质化。然而，最近一项使用小鼠胚胎的研究显示，在比较内细胞质量、原肠胚形成时的 3 个胚层和分化细胞时，H3K9me3 标记基因的总数几乎没有变化。相反，H3K9me3 在发育过程中被动态改变，因此谱系特异性基因因 H3K9me3 的缺失而被激活，而多能性基因和与其他谱系相关的基因获得了这一标记。这项研究表明，发育程序化的异染色质重组，而不是异染色质的整体增加，伴随着发育的进展。尽管控制这些甲基化模式的获取和读出的确切机制仍有待确定，但这些研究相互整合，证明了抑制性 H3K9 和 H3K27 甲基化在促进发育过程中的分化和谱系规范方面的重要性。

与组蛋白甲基化相关的发育系统的一个独特方面是，存在以激活 H3K4me3 和抑制性 H3K27me3 标记进行二价标记的基因，由此可解释基因表达与上述单个 H3K4 或 H3K27 甲基化标记之间的弱相关性。这些标记通常发生在低表达基因的启动子在早期胚胎，即通常编码发育转录因子，如 SOX、PAX 和 POU 家族。在分化和谱系特化过程中，细胞会失去特定区域的两个标记之一，导致适合细胞获得命运的基因激活或抑制。例如，神经元分化导致 H3K27me3 从神经元基因启动子中丢失，而小鼠胚胎成纤维细胞在这些启动子上保留了这个标记，但失去了激活的 H3K4me3 修饰。基因组研究揭示斑马鱼、人类胚胎干细胞和小鼠胚胎发育基因中二价标记的富集。与此相反，具有降低的 H3K4me3 和 H3K27me3 标记的基因编码的蛋白质与生理反应的功能，例如受体和其他蛋白质对环境刺激响应。令人惊讶的是，在早期的胚胎发生中（在 MBT 前斑马鱼和植入前小鼠胚胎中）没有发现双价标记基因。在小鼠胚胎中，最初存在于配子中的 H3K27 标记在受精后消失，仅在植入后重新建立。相比之下，植入前胚胎中的母体染色体包含广泛的、非规范的 H3K4me3，在人类中与开放染色质相关。小鼠胚胎中的非规范 H3K4me3 片段与基因沉默既矛盾又相关。这些研究暗示，存在一种与双价不同的机制抑制早期胚胎中的基因表达，但这种机制如何运作并可能与双价标记相互作用仍然难以定论。二价组蛋白标记也已记录在增强子上。活性增强子显示 H3K4me1 和 H3K27 乙酰化，而稳定增强子包含 H3K27me3 和 H3K4me1 引发增强子缺乏 H3K27 修饰但保留 H3K4me1。

除了调节早期胚胎中的谱系命运决定外，二价甲基化标记在发育过程中还具有其他特殊作用。例如，胚胎干细胞中表达的几个多能性相关基因在分化过程中通过获得与其启动子相关的二价标记而被沉默。类似地，造血祖细胞中的大多数二价标记基因都显示出失去 H3K4me3 并在分化时变得沉默。然而，在注定要变成红细胞的祖细胞中，一些双价标记的基因丢失了 H3K27me3 并在分化时被激活，这与额外组蛋白标记的存在相关，即启动子和基因体上的 H3K9me1、H3K27me1 和 H4K20me1。这使作者得出结论，这些标记赋予二价基因激活潜力，细胞命运在分化开始之前就已预先确定，可以根据祖细胞中存在的组蛋白修饰模式进行预测。根据斑马鱼胚胎在合子基因激活之前组蛋白的甲基化模式，我们可以对未来基因表达做出类似的预测。因此，虽然二价标记基因最初被认为是早期胚胎系统的一个独特特征，但它们很可能在发育后期和成人特化干细胞群中发挥特殊作用。

组蛋白甲基化的异常与肿瘤发生等多种人类疾病相关，可以特异性地激活或抑制基因的转录活性。研究发现，组蛋白甲基化酶的作用对象不仅仅限于组蛋白，某些非组蛋白也可以被组蛋白甲基化酶甲基化，这将为探明细胞内部基因转录、信号转导，甚至个体的发育和分化机制提供更广阔的研究空间。

二、蛋白质甲基化的调控机制

蛋白质甲基化是一种普遍存在的翻译后修饰，可发生在精氨酸、赖氨酸、组氨酸、脯氨酸和羧基上，并且在生物体中参与转录，信号转导与 DNA 损伤修复等重要过程。甲基化反应是由甲基化酶介导的，它将活化的甲基基团从 S - 腺苷 - L - 甲硫氨酸（SAM）转移到氮、氧、硫为核心的氨基酸残基上。在过去的 10 年中，已经确定了在表观调控中起重要作用的组蛋白和其他参与转录调控的蛋白质（非组蛋白）上发生的各种各样的翻译后修饰，包括赖氨酸和精氨酸特异的甲基化。在 1999 年以前，有证据表明蛋白质精氨酸甲基化参与了各种信号通路，而有些 RNA 结合蛋白的甲基化参与了它们的核 - 细胞质穿梭。同样，组蛋白的赖氨酸甲基化也被广泛记录，但这种修饰对组蛋白的作用机制尚不明确。1999 年，两篇论文提供了令人信服的证据，证明赖氨酸和精氨酸甲基化在基因转录过程中发挥作用，这为染色质生物学领域的飞速发展提供了无限的可能。

染色质结构在基因表达调控中起不可或缺的作用。染色质的基本重复单位是核小体，其中 146 bp 的 DNA 包裹在由 H3、H4、H2A 和 H2B 对组成的核心组蛋白的八聚体周围。组蛋白的 N - 末端尾巴伸出核小体，可进行多种翻译后修饰，如乙酰化、磷酸化、泛素化以及赖氨酸和精氨酸甲基化。乙酰化是第一个被发现与活性转录相关的修饰，随后发现组蛋白 H3 的磷酸化与乙酰化在转录激活中合作。在组蛋白中有许多赖氨酸和精氨酸甲基化位点，它们在调节染色质结构和基因转录方面发挥许多重要作用，在某些情况下是必不可少的。一些组蛋白甲基化事件，例如组蛋白 H3 的 Lys－4 和 Arg－17 的甲基化以及组蛋白 H4 的 Arg－3 的甲基化，也与转录激活有关；相反，H3Lys－9 的甲基化与基因沉默相关。尽管特异性组蛋白修饰与活性或非活性染色质之间的许多关联通常有效，但也确实存在例外。现在人们普遍认为，单个组蛋白修饰可能本身并不构成清晰的信号，而多重修饰可能作为组蛋白密码的一部分共同发挥作用。该密码表明，修饰的顺序或并发的修饰组合构成了被其他蛋白质读取的信号。尽管到目前为止，组蛋白（特别是 H3 和 H4）一直是转录调控中蛋白质甲基化的核心，但最近研究表明，甲基化调节转录机制中有越来越多的其他组成部分的活动。除了讨论非组蛋白的甲基化如何有助于转录调控外，本文还将简要讨论各种蛋白质底物的甲基化如何有助于调节不同转录后水平的基因调节，以及如何调节各种细胞信号转导通路。

（一）赖氨酸甲基化

1. 赖氨酸甲基化的相关酶

（1）组蛋白赖氨酸甲基化酶及其底物的分类

组蛋白赖氨酸甲基化发生在组蛋白 H3 的赖氨酸 4、9、14、27、36 和 79 以及组蛋白 H4 的赖氨酸 20 和 59 上。许多修饰这些特定残基的酶已经被分离和鉴定，其中有些酶的晶体结构已经确定。除 Dot1 外，所有赖氨酸特异性的组蛋白甲基化酶都具有一组 SET［Su（var），Enhancer of zeste，trithorax］结构域，负责催化和结合辅因子 S－腺苷－L－甲硫氨酸。然后，HMT 将一个或多个甲基添加到赖氨酸残基的 ε－氨基上，得到单甲基化、二甲基化或三甲基化赖氨酸。赖氨酸残基的甲基化不会改变净正电荷，但会逐渐增加体积和疏水性，并可破坏 β－氨基的分子内或分子间氢键相互作用，或者为优先与甲基化蛋白结合的蛋白质创造新位点。甲基赖氨酸的 N—C 键非常稳定，到目前为止还未发现去甲基化酶，由此研究者对这种修饰的可逆性产生了疑问。

（2）酶活性和底物专一性的机制和调控

HMT 显示出精确的底物特异性，不仅针对特定组蛋白的特定赖氨酸残基，而且还针对游离组蛋白与核小体。Dot1、Set2 和 PR-Set7/Set8 只能甲基化核小体中的组蛋白尾，而其他 HMT 更喜欢游离组蛋白或可甲基化游离组蛋白和核小体的尾巴。那些更喜欢游离组蛋白而不是核小体的 HMT 可能需要额外的亚基来实现核小体的甲基化，就像之前酵母组蛋白乙酰转移酶 Gcn5 在自身检测或作为 saga 复合体的一部分检测时所显示的那样。虽然到目前为止，组蛋白是 HMT 的主要底物，但以前也发现过一些非组蛋白底物：钙调蛋白、细胞色素 c 和植物中的核酮糖 1，5－二磷酸羧化酶/加氧酶（Rubisco）。事实上，SUV39H1 可能具有 HMT 活性的想法源于 SUV39H1 SET 结构域和其他具有 SET 结构域的蛋白质之间的序列同源性，包括植物 Rubisco 大亚基甲基化酶，已知能将 Rubisco 的 Lys－14 甲基化。因此，发现一系列其他蛋白质在赖氨酸残基上发生甲基化也就不足为奇了；蛋白质乙酰化也出现类似的实验趋势，最初主要表现在组蛋白上，后来认为是许多非组蛋白的翻译后修饰。

2. 组蛋白甲基化的研究进展

长期以来，组蛋白一直被认为是 DNA 的被动包装结构。现在普遍认为组蛋白在控制染色质结构和转录方面起动态作用。显然，染色质压缩有许多不同的状态。更紧密的染色质，称为异染色质，通常的特点是在 S 期复制较晚（由于其高度浓缩的性质），基因密度低，以及 DNA 序列重复。常染色质具有更开放的结构，含有活性或潜在活性的基因。现已清楚，组蛋白赖氨酸甲基化在调节染色质紧凑状态中起主要作用，从而证实在染色质异染色区和等染色区的建立和维持。此外，组蛋白赖氨酸甲基化显然也在调节常染色质内基因转录的激活和抑制中发挥核心作用。

一般来说，组蛋白 H3 在 Lys‒4、36 和 79 的甲基化与常染色质和转录激活相关，而组蛋白 H3 在 Lys‒9 和 27 的甲基化和组蛋白 H4 在 Lys‒20 的甲基化与异染色质和转录抑制相关。然而，情况并不总是如此，应该指出的是，各种组蛋白修饰的具体功能仍在深入研究中。因此，本文总结的信息应该被视为一份进展报告，因为许多新的见解还没有发表。此外，组蛋白密码似乎在某些有机体中有一些变异，特别是在出芽酵母中。例如，组蛋白 H3 在 Lys‒9 的甲基化，负责该修饰的 SUV39H1 类 HMT，以及异染色质蛋白 1（HP1）与组蛋白 H3 结合，在 Lys‒9 位甲基化，在酿酒酵母中不存在，它也缺乏高等真核生物中发现的大块异染色质。相反，酿酒酵母利用 H3 Lys‒4 和 Lys‒79 甲基化，在 SIR 沉默蛋白的帮助下限制沉默区域的范围。造成这种差异的一个原因可能是，与高等真核生物相比，出芽酵母的重复 DNA 非常少。因此，每个组蛋白修饰和其功能之间的普遍相关性可能并不是所有物种都适用的，在解释和概括跨越广泛进化差距的发现时应该谨慎行事。

特定组蛋白赖氨酸残基的甲基化程度（即单甲基化、二甲基化或三甲基化）可根据其发生的上下文或进行修饰的特定酶而变化。要完全阐明不同程度赖氨酸甲基化的生物学后果，还需我们做很多工作。更应该注意的是，使用组蛋白修饰来建立染色质结构的全局和基因特异性模式可能有不同的机制。在目前的理解水平上，有些组蛋白修饰似乎与染色质结构的广泛区域的建立有关（例如，异染色质与常染色质），而其他组蛋白修饰似乎在单个基因甚至基因的特定区域（例如，启动子与编码区）的水平上受到调控，并参与调节特定常染色质基因的转录。

3. 组蛋白单个赖氨酸残基甲基化的功能意义

如上所述，大多数组蛋白修饰主要与转录的激活或抑制有关。然而，对于许多赖氨酸残基的甲基化，有迹象表明它参与了激活和抑制，要么是在不同的调控情况下，要么是由于不同物种之间组蛋白密码的差异。本文将阐述每个修饰参与激活或抑制或两者兼而有之的证据。

1）H3 Lys-4 的甲基化

（1）激活作用

全局染色质结构：在全局染色质水平上，压倒性证据支持组蛋白 H3 Lys-4 甲基化与常染色质相关。在单个基因水平上，这种残基的甲基化通常（但不总是）与活跃的转录相关。几个关键的观察结果支持这一点。组蛋白 H3 在 Lys-4 上的甲基化与四膜虫转录活性大核和裂殖酵母中常染色质区域相关。这种普遍联系也适用于脊椎动物。例如，鸡胚 10 天红细胞的高转录 β-珠蛋白位点在 30 kb 的 β-珠蛋白位点内含有 H3 Lys-4 的二甲基化，而相邻的 15 kb 的浓缩的、不活跃的染色质不包含这种修饰。在基因特异性调控方面，基因芯片分析表明，芽殖酵母中主要组蛋白 H3 Lys-4 HMT Set1 的缺失导致大多数基因（5059/6144 个 ORF；80%）被抑制。此外，还发现 H3 Lys-4 的二甲基化与酿酒酵母活性基因的编码区相关。随后使用新开发的抗体进行分析表明，三甲基化的 Lys-4 与活性基因高度相关，而二甲基化的 Lys-4 是基于对酿酒酵母中 7 个不同基因的分析，同时显示活性和非活性常染色质的标记。这些结果表明，Lys-4 二甲基化是转录允许的标志，其功能是区分常染色质区和异染色质区，而同一残基上的三甲基化事件主要局限于 5'基因的末端，起着直接转录的作用。然而，与酿酒酵母不同的是，后生动物中的 Lys-4 的二甲基化并未广泛地发生在整个基因位点上，而是被发现与 Lys-4 的三甲基化有相似的轨迹。三甲基化主要发生在启动子中，但不是排他性的，发生在启动子和 5'基因末端。因此，在多细胞生物体中，二甲基化和三甲基化的 Lys-4 似乎都在激活过程中起作用。

Set1 HMT 的招募：RNA 聚合酶 II（Pol II）磷酸化和 PAF1 复合体的作用。Set1 如何被招募到活性基因 5'编码区域和常染色质中？到目前为止，我们认为这一机制似乎并不直接依赖于转录激活剂，而是依赖于 RNA pol II 的延伸机制，至少在酿酒酵母中是这样。转录延伸过程受 RNA Pol II C 末端结构域（CTD）的磷酸化和 Paf1 复合体等延伸因子的调节。RNA Pol II 的 CTD 由一长串七肽重复序列 Tyr-Ser-Pro-Thr-Ser-Pro-Ser 组成。CTD 的磷酸化状态与 RNA pol II 在转录过程中的不同阶段相关。CTD 的 Ser-5 磷酸化对于促进转录起始向延伸的转变具有重要意义，并与启动子和转录延伸的早期阶段相关；而 CTD 的 Ser-2 磷酸化与转录延伸的后期（即下游编码区）相关。在酿酒酵母中，Ser-5 被 TFIIH 相关的 Kin28 磷酸化，而 Ser-2 被 Ctk1 磷酸化。

几种合作机制被认为有助于活跃转录基因的 Set1 到 5'编码区的招募。首先，当 CTD 在 Ser-5 处磷酸化而不在 Ser-2 处磷酸化时，Set1 与 Pol II 特异性结合。在酿酒酵母中，Kin28 的缺失导致 Set1 在 *PYK*1 基因 5'编码区的募集显著丢失，这表明新启动的聚合酶作为 Set1 募集的信号平台，导致核心启动子和早期编码区的 Lys-4 三甲基化。第二，Paf1 转录延伸复合体的组件与 Set1 相互作用，也是 Set1 招募所必需的。尽管 Ser-5CTD 磷酸化和 Paf1-Set1 募集之间的关系尚不清楚，但

Paf1 延长复合物招募 Set1 的方式可能是通过 Set1 与 Ser－5 磷酸化的 CTD 结合而稳定的。虽然这些机制还没有在更复杂的真核生物中被研究，但观察到Lys－4的三甲基化主要发生在活性基因的启动子和 5'编码区，这表明 Set1 通过 Paf1 复合体和 Pol II 的招募很可能是保守的。

Set1 HMT 的募集：组蛋白 H2B 单泛素化的作用。另一种控制 Lys－4 甲基化的机制是发现在酿酒酵母中，组蛋白 H2B 在 Lys－123 处的单烯基化调节了组蛋白 H3 在 Lys－4 和 Lys－79 处的二甲基化。E2 泛素结合酶 Rad6 负责 H2B 的单烯基化，它的缺失导致组蛋白 H3 在 Lys－4 和 Lys－79 处的整体 H2B 单素化和二甲基化的消除，而不是 Lys－36 的全程 H2B 单素化和组蛋白 H3 的二甲基化。相反，组蛋白 H3 Lys－4 突变为 Arg 对 H2B 的单核苷酸基化没有影响，显示了一条控制 H3 甲基化全域水平的单向调控途径。这些研究提供了一种新范式，通过对一种组蛋白的修饰可以调节另一种组蛋白的修饰结果，因此被称为"反式组蛋白"调控。Bre1 是一种 E3 泛素连接酶，被发现与 Rad6 相关，负责在酿酒酵母中将 Rad6 靶向染色质。正如预期的那样，Bre1 的缺失还导致 Lys－123 处单烯基化 H2B 的丢失以及 Lys－4 和 Lys－79 二甲基化的全局丢失。研究表明，Paf1 复合体的组成部分也是全局 H2B Lys－123 单泛素化所必需，从而导致 Lys－4/Lys79 甲基化，这使我们在反尾组蛋白调控和 Lys－4 甲基化的理解方面取得了重大进展。与 Set1 一样，Rad6 通过 Paf1 复合体与延伸的聚合酶结合，而 Kin28 失活（即在 Ser－5 失去 CTD 磷酸化）导致 H2B 单苷酸化的消除。因此，Rad6 与 Pol II 的结合似乎是其催化活性的关键。

鉴于 Rad6 和 H2B 泛素化不直接促进 Set1 的招募，H2B 泛素化很可能在染色质中创建允许 Set1 和 Dot1 甲基化的环境。由于 Rad6 和 H2B 的单烯基化与 Pol II 的延长相跟踪，因此有人认为 H2B 的单烯基化可能破坏 Pol II 周围的核小体，从而使它们能够被包括 Set1 在内的共同游离的 HMT 所接近。此外，一项新的研究表明，蛋白酶体 ATPase 被招募到泛素化的 H2B 中，是 H3 的 Lys－4 和 Lys－79 甲基化所必需。这些研究将蛋白酶体功能与 Lys－4 和 Lys－79 甲基化的建立联系起来，并提示有些 HMT 需要染色质重塑来识别它们在染色质中的甲基化位置。

H3 Lys－4 甲基化在核受体和其他 DNA 结合转录因子的转录激活中的作用。虽然 Set1 是酵母中唯一负责 Lys－4 甲基化的酶，但该酶属于三胸基因组，在其他物种中已经发现了许多同源物。在果蝇中，TRR 是一种三胸相关的 SET 结构域蛋白，在 Lys－4 上对组蛋白 H3 进行二甲基化和三甲基化，它可以通过与蜕皮激素受体相互作用而被招募为启动子。蜕皮激素受体是核受体家族中的一种 DNA 结合转录因子。在果蝇 S2 细胞中，TRR 被蜕皮激素受体以蜕皮激素依赖的方式招募到刺猬因子和 *BR-C Z*1 基因的启动子上。此外，两个不同的 TRR 截短突变体在蜕皮酮反应基因的 mRNA 水平和启动子三甲基化水平上都显示出明显下降。三胸果蝇的人类同源基因 *MLL/ALL*1/*HRX* 也被招募到 *Hox c*8 基因的启动子中，这表明其他类型的 DNA 结合转录因子可能会招募这种 HMT 到启动子中。最后，Herr 和他的同事鉴定了人类 Set1 同源基因，并表明它与哺乳动物细胞增殖有关。其他的 Lys－4 HMT 如 Set7/9 已经被发现，但它们在染色质中的功能还不清楚。然而，所有的 Lys－4 HMT 似乎都在基因激活中起重要作用。

（2）抑制作用

尽管有压倒性的证据将组蛋白 H3 Lys－4 甲基化与基因激活联系在一起，但在某些情况下，这种修饰与基因抑制也有关，最明显的是在出芽酵母中。事实上，set1 最初被鉴定为在酿酒酵母基因沉默中起重要作用的蛋白质。在芽殖酵母中，有 3 个区域［交配型位点、端粒和核糖体 DNA（rDNA）］表现出异染色质行为。放置在这些区域附近或内部的基因，以类似于在果蝇中观察到的位置效应变异（PEV）现象的方式变得沉默。酿酒酵母 SET1 基因的缺失导致整合在端粒、交配型位点和 rDNA 中的人工报告基因的沉默中断。此外，RAD6 缺失或 H2B Lys－123 突变为 Arg 导致端粒 URA3 报告基因沉默缺陷。此外，SET1 缺失或 Lys－4 突变为 Arg 导致 rDNA 位点整合报告基因表达增加，同时同一区域的 Lys－4 二甲基化缺失。因此，Set1 似乎在芽殖酵母的基因激活和抑制中扮演复杂角色，我们还需要做更多的工作来了解它是如何参与这两个过程的。然而，对上述证据的另一种解释是，Lys－4 甲基化缺失可能通过间接机制影响基因沉默，这是因为芽殖酵母中的沉默区域似乎在 Lys－4 上发生了低甲基化。如果 Lys－4 甲基化的分布（在染色质的沉默区域低，在染色质的潜在活性区域高）有助于将 SIR 沉默蛋白限制在特定的（沉默）染色质区域，那么 Lys－4 甲基化的全局缺失可能导致 SIR 沉默蛋白的重新分布，从而导致正常沉默的基因位点上基因表达的增加。到目前为止，证明 H3 Lys－4 甲基化与基因沉默有关的证据似乎仅限于萌芽酵母。在裂殖酵母中，H3 Lys－4 二甲基化不存在于交配型或着丝粒区域。与芽殖酵母中观察到的沉默缺陷相反，Set1 缺失不会导致整合在这些区域的报告基因的沉默丧失。在芽殖酵母中，Lys－4 甲基化与抑制的联系可以用这种有机体缺乏 Lys－9 甲基化的事实来解释。因此，虽然 Lys－4 甲基化与活性基因明显相关，但芽殖酵母的沉默功能也可能直接或间接地由 Lys－4 甲基化控制。

2）H3 Lys－79 甲基化

Dot1 是一种独特的 HMT，因为它不包含设定的结构域，并且甲基化组蛋白 H3 的 Lys－79，组蛋白 H3 位于核小体的核心而不是尾部。H3 Lys－79 甲基化与 H3 Lys－4 甲基化在全域和基因特异性水平上的分布相似。在全域水平上，这两种修饰都与常染色质有关。在酿酒酵母中，H3 Lys－79 二甲基化存在于常染色质中，但不存在于异染色质 rDNA、端粒和沉默交配型区域。在高等真核生物特定的造血细胞系中，β－珠蛋白、Ig 重链和 TCRβ 链基因位点内的活性染色质区域富含 H3 Lys－79甲基化。

最近的一个模型显示，H3 Lys－79 的甲基化是通过抑制 sir2/3 蛋白的结合来发挥作用的，sir2/3 蛋白可使组蛋白去乙酰化，并有助于在沉默的区域（如端粒、rDNA 和交配型区域）建立异染色质。Dot1 的缺失或过表达导致 Sir2/3 从沉默区域错误定位，提示 H3 Lys－79 甲基化在调节 Sir2/3 定位中作用复杂。目前还不清楚 H3 Lys－79 甲基化是如何被异染色质限制，以及这种修饰如何调节 Sir2/3 的定位。H3 Lys－4 的二甲基化和三甲基化抑制了核小体重构和脱乙酰化酶（NuRD）辅阻遏子复合物（其中也包含组蛋白去乙酰化酶）的结合，也抑制了 SUV39H1 对 H3 Lys－9 的甲基化，但 H3 Lys－79 的甲基化是否有类似的后果尚不清楚。有趣的是，酿酒酵母中 SET1 和 DOT1 的缺失协同减少了端粒上 Sir2 的占有率，这表明 Set1 和 Dot1 在建立和维持常染色质和异染色质方面存在合作机制。

在整体水平上，Dot1 向常染色质招募的机制类似于 Set1。在芽殖酵母中，H2B Lys123 单苷化和 Paf1 复合物的组分控制组蛋白 H3 的 Lys－79 和 Lys－4 甲基化。在基因特异性水平上，二甲基化的 Lys－79 在酿酒酵母的启动子和活性基因的编码区中存在相似的水平。然而，Dot1 的占有率在编码区比启动子更丰富。值得注意的是，在酿酒酵母中，H2B 在 Lys－123 处的单核苷酸甲基化水平非常低，约为 5%，而 H3 Lys－4 和 Lys－79 的甲基化水平则要高得多，分别为 34% 和 90%。泛素修饰的低稳态水平可能是由于脱泛素化酶对该修饰的可逆性，提示泛素修饰不一定要维持 H3 Lys－4 和 Lys－79 甲基化。较高水平的 H3 Lys－4 和 Lys－79 甲基化表明它们可能是不可逆的，至少有更长的半衰期，赖氨酸甲基化的可逆性问题仍然没有答案。在任何情况下，组蛋白 H2B 单烯基化可能在建立和（或）维持常染色质方面发挥核心作用，因此，了解 Bre1－Rad6 复合物是如何招募和调节的，将有助于揭示这一过程。

3）H3 Lys－36 甲基化

（1）激活作用

组蛋白 H3 的 Lys－36 残基位于组蛋白尾部和核心区的交界处。由于其独特的位置，这种残基的甲基化可以通过直接改变核小体结构，或通过促进或抑制识别该标记的染色质重塑蛋白的结合来发挥作用。目前，H3 Lys－36 甲基化在全长常染色质或异染色质形成中的作用尚不清楚。但是，由于 H3 Lys－36 的甲基化不发生在酿酒酵母的端粒和 rDNA 区域，所以这种修饰很可能与常染色质有关。

在个体基因水平上，这种修饰与活性基因有关，类似于 H3 Lys－4 甲基化。在酿酒酵母中，组蛋白 H3 Lys－36 HMT（Set2），优先与 RNA Pol II 的 Ser－2 磷酸化与未磷酸化的 CTD 结合，表明 Set2 募集到转录基因的编码区的机制。此外，RNA pol II 的 CTD 大约 10 个七肽重复序列的缺失，导致组蛋白 H3 Lys－36 甲基化的全长丢失，而对 Lys－4 或 Lys－79 的甲基化水平没有影响。CTK 复合物单个成分的缺失也导致 H3 Lys－36 甲基化在全长水平完全丧失，这为 Ser－2 磷酸化通过为 Set2 提供招募信号来控制 H3 Lys－36 甲基化提供了强有力的证据。与 Set1 的招募一样，Paf1 复合体在 Set2 的招募中也扮演重要角色。因此，CTD 的 Paf1 复合体和

Ser－2 磷酸化共同作用,将 Set2 靶向活跃转录基因的编码区。

H2B Lys－123 单核苷酸与 H3 Lys－4 甲基化呈正相关关系,与之相反,H2B 单核苷酸甲基化似乎抑制了 H3 Lys－36 甲基化。酿酒酵母中,H2B Lys－123 突变为 Arg,导致 GAL1 启动子中 H3 Lys－36 的二甲基化显著增加,同时激活转录。尽管 Set2 和 Lys－36 甲基化在编码区的相对水平较高,但 Set2 和 H3 Lys－36 二甲基化只发生在几个基因的启动子和编码区。然而,因为并不是所有的基因都在 H3 Lys－36处甲基化,所以似乎有一种针对 Set2 基因的选择性靶向机制。

(2)抑制作用

与 Set1 相似,Set2 最初也与芽殖酵母的转录抑制有关。通过将 Set2 融合到 DNA 结合域,将 Set2 拴在报告基因的启动子上,导致报告基因表达的抑制,这种抑制可以通过 SET 结构域的突变部分解除。此外,在酿酒酵母中维持 *GAL4* 基因的低基础表达需要 Set2。Set2 缺失、Set2 催化位点突变或组蛋白 H3 Lys－36 突变为 Arg,导致 *GAL4* 基因基础表达水平升高。基因启动子区 H3 Lys－36 甲基化可能是抑制转录的原因,而 H3 Lys－36 编码区甲基化可能与激活转录有关。Set2 和 H3 Lys－36甲基化是如何针对特定启动子的机制尚不清楚。学者们推测,不同的靶向机制导致组蛋白 H3 Lys－36 在启动子区域和编码区的甲基化。或者,Lys－36 的单甲基和三甲基形式(如果存在)可能调节转录过程的不同方面,而不是二甲基形式。然而,H3 Lys－36 甲基化对转录激活和抑制的双重作用可能是组蛋白密码复杂性的另一个例子。

4)H3 Lys－9 甲基化

(1)激活作用

虽然大多数 H3 Lys－9 甲基化似乎与异染色质的形成和基因抑制有关,但有些观察提示可能选择性地参与了基因特异性的转录激活。Ash1 是果蝇三胸基团中的一个成员,是一种不寻常的 HMT,因为它在体外可以使组蛋白 H3 在 Lys－4 和 Lys－9甲基化,组蛋白 H4 在 Lys－20 甲基化;然而,在体内,Ash1 负责 H3 Lys－4 的大部分甲基化,而不是 H3 Lys－9 和 H4 Lys－20 的大部分甲基化。然而,在体内,Ash1 仍然有可能介导 H3 Lys－9 和 H4 Lys－20 特定位点的甲基化。染色质免疫沉淀实验表明,组蛋白 H3 的 Lys－4 和 Lys－9 和组蛋白 H4 的 Lys－20 的二甲基化与 Ash1 靶基因的转录激活有关,Ash1 靶基因既是整合的报告基因,也是内源性 Ubx 基因。另一方面,HP1 在整合报告基因或内源 Ubx 的启动子激活时不存在。这表明,在 H3 Lys－4 和 H4 Lys－20 甲基化存在的情况下,H3 Lys－9 的二甲基化可能与激活转录有关,在二甲基化的 Lys－9 中特异性对于其生物学后果可能具有重要意义。

像 H3 Lys－9 甲基化一样,HP1 通常与不活跃的染色质有关。然而,在果蝇身上的证据表明,至少在一些特定的情况下,HP1 与活性基因有关。在幼虫唾液腺多线染色体中,HP1 除了位于异染色质区域外,还与蜕皮激素和热休克诱导的常染色质喷发有关。在培养的果蝇 S2 细胞染色质免疫沉淀分析中,热休克处理导致

HP1 被募集到 Hsp70 基因的编码区，而不是启动子。在这些病例中，H3 Lys－9 甲基化是否导致 HP1 的招募仍待确定。

（2）抑制作用

H3 Lys－9 甲基化在 PEV 中的作用：果蝇的 PEV 现象为剖析组蛋白赖氨酸甲基化在异染色质形成和维持中的作用提供了一个关键的切入点。PEV 是一种基因沉默事件，由染色体重排（如倒位）引起。其结果是，常染色质基因被带到着丝粒周围的异染色质附近，由于染色质结构改变为异染色质而变得沉默。事实上，并不是所有的果蝇细胞都失活了一个新近并列在着丝粒周围异染色质上的常染色质基因，这表明异染色质的扩散是一个动态和调节的过程。同时，许多其他基因作为 PEV 修饰物的遗传证据进一步支持了这一结论。PEV 的修饰物可以增强或抑制重新定位的常染色质基因的失活。这些修饰基因是通过选择影响 PEV 的随机突变而鉴定的。SU（Var）基因的突变，包括 SU（Var）3－9 和 SU（Var）2－5/HP1，可以抑制 PEV，从而减少基因失活，通常与常染色质基因和异染色质并列有关。这意味着野生型 SU（Var）蛋白参与了 PEV 的基因失活。SU（Var）3－9 编码与哺乳动物 SUV39H1 和 SUV39H2 蛋白同源的 Lys－9 HMT。SU（Var）2－5/HP1 编码 HP1 蛋白，该蛋白与异染色质的建立有关。HP1 含有一个染色质结构域和一个相关的染色体结构域。HP1 的染色质结构域能够特异性识别组蛋白 H3 的甲基化 Lys－9，表明 Lys－9 HMT 和 HP1 是机械连接，共同作用形成异染色质，这使我们对异染色质形成机制的认识有了突破性进展。

常染色质和异染色质中 H3 Lys－9 甲基化的不同 HMT：不同程度的 Lys－9 甲基化与不同的染色质区域相关，异染色质和常染色质中 Lys－9 甲基化的功能和调控似乎不同。在结构性异染色质中，SUV39H1/2 介导 H3 Lys－9 的三甲基化，而在常染色质中，HMT G9a 介导体内 H3 Lys－9 的二甲基化。有趣的是，在体外，SUV39H1 和 G9a 都可以将带有二甲基化 Lys－9 的组蛋白 H3 肽转化为三甲基形式；而在体内，它们表现出非常不同的特征。在 SUV39H1/2 双零小鼠胚胎成纤维细胞中，H3 Lys－9 的三甲基化被取消，而单甲基化和二甲基化没有明显影响。相反，在 G9a 缺失的小鼠胚胎成纤维细胞中，H3 Lys－9 的二甲基化完全消失，单甲基化显著减少，三甲基化水平无明显变化。此外，Lys－9 的三甲基化是着丝粒周围异染色质的一种特性，而二甲基化分布在常染色质上，这表明 Lys－9 的单甲基化、二甲基化和三甲基化是不同的调节机制，可以发挥不同的功能，结果就像 Lys－4 甲基化一样。因此，SUV39H1/2 是着丝粒周围异染色质中主要的 Lys－9 三甲基化酶，G9a 是常染色质中主要的 H3 Lys－9 二甲基化酶。

这两种酶也表现出不同的染色体定位模式，意味着不同的招募模式。SUV39H1 与着丝粒周围异染色质相关，与 HP1α/β 共定位，而 G9a 与常染色质相关，不与 HP1α/β 共定位。SUV39H1 通过其 N 端的染色质结构域被招募到异染色质上，而 G9a 缺乏一个染色质结构域。相反，G9a 包含一个锚蛋白重复结构域，该结构域也参与蛋白质—蛋白质相互作用，因此可能在 G9a 靶向中发挥重要作用。此外，在体外，SUV39H1 可被 H3 Lys - 4 二甲基化抑制，而 G9a 则不受抑制。值得注意的是，有些 H3 Lys - 4 HMT，如 Set7/Set9 和 MLL/ALL1，在体外也不被 H3 Lys - 9 二甲基化抑制。这意味着两种修饰可以在同一组蛋白尾巴上共存，所以目前还不清楚 H3 Lys - 4 甲基化（通常被认为与活性或潜在活性染色质相关）与 H3 Lys - 9 甲基化（通常被认为与非活性染色质或异染色质相关）之间的拮抗作用。

在着丝粒周围异染色质形成过程中，短异染色质 RNA（shRNA）募集 SUV39H1 HMT。SUV39H1 HMT 如何识别细胞染色质使哪些区域甲基化？遗传证据表明，SUV39H1 位于 HP1 作用的上游，但 SUV39H1 如何被靶向组装异染色质尚不清楚，直到一个令人惊讶的发现表明，在招募 CLR4（相当于裂殖酵母的 SUV39H1）到裂殖酵母的着丝粒异染色质区域时，涉及重复的 DNA 元件和 RNA 干扰（RNAi）机制。着丝粒重复序列被双向转录以产生非编码双链 RNA，该 RNA 被 RNAi 机器加工成小干扰 RNA（siRNA，也称为短异染 RNA 或 shRNA）。RNAi 机制的 3 个组成部分中的任何一个的缺失 [RNAseⅢ 解旋酶 Dicer（Dic1），RNA 依赖的 RNA 聚合酶（Rdp1）和 Argonaute（Ago1）] 都会导致整合在着丝粒异染色质中的报告基因被不适当地激活。此外，还观察到 Swi6（相当于裂殖酵母的 HP1）的着丝粒定位丢失和 H3 Lys - 9 的二甲基化，以及着丝粒区域 H3 Lys - 4 甲基化的增加。这些观察表明，异染色区的 shRNA 有助于招募 CLR4，CLR4 建立 Lys - 9 甲基化，然后招募 Swi6。与组蛋白去乙酰化酶促进异染色质组装的初始阶段一致，组蛋白去乙酰化 H3 Lys - 14 的 Clr3 是 H3 Lys - 9 甲基化和 Swi6 重新招募到着丝粒所必需。目前尚缺乏异染色质 shRNA 能直接募集 SUV39H1 的证据。然而，CLR4 染色域的两个不同突变导致体内 H3 Lys - 9 甲基化缺失和 Swi6 的定位，而在体外它们不影响 CLR4 甲基化酶的活性。对这些发现的一种可能的解释是，SUV39H1 的色域可能在识别 shRNA 中起重要作用。另外两种蛋白（组蛋白乙酰转移酶 MOF 和致死蛋白 MSL3）的色域已被证明具有 RNA 结合活性。

一旦 HP1/Swi6 被招募来启动异染色质的形成，还通过与其他 HP1 分子的自结合以及通过利用其染色体影结构域招募额外的 SUV39H1 来启动异染色质的扩散，从而进一步催化 Lys - 9 甲基化以吸引更多的 HP1，以此类推。这些事件是如何导致基因沉默的，以及异染色质的传播是如何调控的，这也是未来研究的重要问题。RNA 在金黄色葡萄球菌着丝粒异染色质形成中所起的作用，在高等真核生物中似乎也是如此。在通透性的人细胞，经核糖核酸酶（RNase）处理后，组蛋白 H3 在 Lys - 9 的二甲基化和 HP1 在着丝粒周围异染色质中的募集被取消。此外，总 RNA 或核 RNA 的加入恢复了甲基化和 HP1 的定位模式，表明 RNA 是着丝粒周围异染色质的重要组成部分。RNA 的身份尚未确定，但可能与在裂殖酵母中观察到的异染色质 shRNA 相似。

序列特异性 DNA 结合转录抑制蛋白将 H3 Lys - 9HMT 募集到常染色质启动子

上。虽然 SUV39H1 的甲基化主要与异染色质的建立和维持有关，但有些研究也表明它参与了哺乳动物常染色质基因的抑制。视网膜母细胞瘤（Rb）蛋白是辅阻遏子复合体的一部分，该复合体与 E2F 转录因子结合，抑制细胞周期进程所需基因的转录。在细胞周期的特定阶段，Rb 的磷酸化导致 Rb 与 E2F 解离，从而允许细胞周期进展。RB 辅阻遏子复合体含有组蛋白去乙酰化酶和 SUV39H1。组蛋白 H3 的 Lys－9 基因 SUV39H1 甲基化导致 HP1 重新聚集到细胞周期素 E 基因启动子并抑制其转录。同样，KRAB-ZFP 是一种 DNA 序列特异性转录抑制蛋白，它招募 KAP1 辅阻遏子，将 H3 Lys－9HMT SETDB1/ESET 带到特定基因的启动子上，并由于组蛋白 H3 Lys－9 甲基化和 HP1 沉积而导致转录沉默。同样，G9a 通过 DNA 结合的 PRDI-BF1 抑制蛋白特异性地靶向干扰素 β 基因的启动子。

ESET 是一种与 ET 相关基因转录因子相关的设定结构域蛋白，受 Mam 调控。Mam 是一种小鼠激活转录因子相关的调节剂，生化研究发现它是一种与 ESET 密切相关的蛋白。MAM 提高了 ESET 的酶活性，并改变了其底物特异性，使其在组蛋白 H3 的 Lys－9 位产生三甲基赖氨酸，而不是只产生二甲基赖氨酸。此外，在使用染色质模板的转录分析中，MAM/ESET 对 H3Lys－9 启动子区域的三甲基化导致转录抑制，而单独由 ESET 对 H3 Lys－9 的二甲基化只有轻微的影响。这些发现提示，通过调节特定 HMT 的细胞水平和启动子定位，或调节 HMT 活性的 HMT 相关蛋白的可用性，来调节特定组蛋白赖氨酸残基上甲基基团数量的可能机制。它还提示，细胞内信号或细胞环境对至少有些 HMT 的活性和底物特异性进行生理调节的可能机制。

5）H3 Lys－27 甲基化

组蛋白 H3 在赖氨酸 27 位的甲基化与赖氨酸 9 在功能上有两个相似之处。第一，两个标记的甲基化程度不同，在染色质中的分布也不同。在着丝粒异染色质中发现 Lys－27 的单甲基化和 Lys－9 的三甲基化。另一方面，Lys－27 的三甲基化是 X 失活初期 X 染色体兼性异染色质的特征。不活跃的 X 染色体也显示二甲基化而不是三甲基化的 Lys－9。特定的组蛋白赖氨酸残基上的甲基数目有特定的功能后果。HP1 在着丝粒周围异染色质中与 Lys－9 三甲基化共定位，而在非活性 X 染色体中不与二甲基化的 H3 Lys－9 共定位。此外，SUV39H 双零小鼠胚胎成纤维细胞仍然保持着失活 X 的 Lys－9 二甲基化，这表明另一种 HMT 负责失活 X 的甲基化。EZH2 是 Zust［E（Z）］的果蝇增强子的哺乳动物同源物，是介导失活 X 染色体 H3 Lys－27 甲基化的 HMT；该酶在体外也甲基化 H3 Lys－9，但是否在失活 X 染色体上甲基化还不确定。E（Z）属于多梳蛋白（Pc），参与 *HOX* 基因的长期沉默。Pc 基团包含两个主要的复合物，Esc-E（Z）和 Pc 抑制复合物－1（PRC1）。第二个相似之处是，这两种修饰都为包含染色域的特定效应蛋白的招募创建了结合位点。虽然 SUV39H1 介导的组蛋白 H3 Lys－9 的三甲基化导致 HP1 在哺乳动物中的招募，但 ESC－E（Z）复合物介导的组蛋白 H3 Lys－27 的甲基化在果蝇中通过 Pc 蛋白为 PRC1 的招募创建了一个特异的结合位点。Pc 蛋白的色域特异性识别组蛋白 H3 的三甲基化的 Lys – 27。招募 H3 Lys – 27 HMT 到其目标有两种不同的机制。在全域水平上，人类 ESC-E（Z）复合物 EED-EZH2 通过 Xist RNA 被招募到不活跃的 X 染色体上，使组蛋白 H3 在 Lys – 27 三甲基化；这类似于着丝粒 shRNA 在分裂酵母中将 CLR4（相当于人 SUV39H1）招募到异染色质的机制。有趣的是，EED-EZH2 的募集和 H3 Lys – 27 的三甲基化是短暂的，只发生在 X 失活的初始阶段。在个体基因水平上，果蝇 ESC-E（Z）复合体通过多种 DNA 结合蛋白，如 GagA 因子、多同源异型（Pho）和 Zust，与 Pc 反应元件结合。例如，H3 Lys – 27 的 E（Z）、Pc 和二甲基化都针对果蝇 Ubx 基因的 Pc 反应元件区域来抑制转录。此外，E（Z）的 SET 结构域的突变导致体内翼状成像盘中 Ubx 的抑制丧失，表明 HMT 活性对于 Pc 基团介导的基因沉默的重要性。

6）H4 Lys – 20 甲基化

组蛋白 H4 在赖氨酸 20 位的甲基化是由 PR-Set7/Set8 HMT 介导的。在果蝇多线染色体中，这种修饰与染色中心臂和常染色臂有关。常染色质的染色与组蛋白 H3 的二甲基化的 Lys – 4 没有显著的共定位，提示常染色质的沉默结构域有一定的作用。

4. 组蛋白赖氨酸甲基化的结果

很明显，组蛋白，特别是 N 端的尾巴，为信号汇聚和整合成不同的生物学结果提供了一个平台，在这种情况下是对转录的调控。那么甲基标记如何引起不同的生物学结果呢？有 3 种可能机制不相互排斥。首先，赖氨酸残基的甲基化可能会抑制蛋白质（或其他核小体）与组蛋白尾巴的结合，或抑制对组蛋白尾巴或其他蛋白质进行额外修饰的酶的结合或活性。其次，甲基化可为参与染色质重塑的特定蛋白的招募创建一个结合位点，或增强某些酶的活性，以进行额外的组蛋白修饰。第三，核小体关键区域的组蛋白甲基化可能影响核小体的构象，从而影响核小体与其他蛋白质或核小体的相互作用。例如，H3 Lys – 4 二甲基化可抑制哺乳动物 NuRD 辅阻遏子复合体的结合，该复合体含有组蛋白去乙酰化酶和 ATP 依赖的染色质重塑活性。相反，Lys – 4 甲基化增强了哺乳动物 p300 HAT 的活性，并刺激了共激活因子 Isw1p ATPases 在芽殖酵母中的募集，不过这种相互作用显然不是直接的，而且识别甲基化 H3 Lys – 4 的结构域/蛋白仍然不清楚。此外，H3 Lys – 4 甲基化一方面通过作为不良底物来抑制哺乳动物中 H3 Lys – 9HMT SUV39H1 的酶活性。另一方面，H3 Lys – 9 和 Lys – 27 甲基化分别为果蝇 HP1 和 Pc 的染色域创建了一个高亲和力结合位点。虽然组蛋白 H3 的 Lys – 9 和 Lys – 27 都嵌入相同的局部序列上下文中，但 Ala-Arg-Lys-Ser、HP1 和 Pc 可以通过阅读 Ala-Arg-Lys-Ser 序列之前的残基来区分这两种甲基化的赖氨酸。HP1 主要读取残基 n – 1 至 n – 3，其中"n"是甲基化赖氨酸。相比之下，Pc 读取残基 n – 4 到 n – 7，有助于差异蛋白质识别。因此，Pc 与三甲基化的 Lys – 27 结合的效果是与三甲基化的 Lys – 9 结合的

25 倍。另一方面，HP1 与三甲基化的 Lys – 9 结合的能力是与 Lys – 27 结合的 13 倍。显然，识别组蛋白甲基化特定位点的额外蛋白质将加大对组蛋白密码及其如何调控转录的理解。

5. 一种碱基转录因子的赖氨酸甲基化

SET9 最初被鉴定为 H3 Lys – 4HMT，最近被发现是甲基化 TAF10（TAFII30），TFIID 复合物的一个亚基。TFIID 由 TATA 盒结合蛋白 TBP 和大约 10 个大小不等的 TBP 相关因子组成，是与 TATA 盒结合的基础转录因子，从而为含有 TATA 盒的基因设定转录起始点，并帮助在启动子上组装其他基础转录因子和 RNA pol II。TAF10 的赖氨酸甲基化增加了它与 RNA pol II 的亲和力。此外，SET9 甲基化酶活性的丧失或 TAF10 甲基化位点的突变，导致特定的瞬时报告基因和特定的内源基因的转录激活降低。因为目前实际检测赖氨酸甲基化的蛋白质很少，这份报告可能是未来几年许多非组蛋白赖氨酸甲基化报告中的第一个报告。

（二）精氨酸甲基化

1. 精氨酸甲基化的相关酶

1）蛋白质精氨酸甲基化酶（PRMT）家族

精氨酸残基甲基化是真核生物中常见的翻译后修饰。两种类型的 PRMT 将蛋白质底物中的甲基从 ADOMet 转移到精氨酸的胍基上。第一类 PRMT 酶形成单甲基精氨酸和不对称二甲基精氨酸产物。II 型 PRMT 酶催化形成单甲基精氨酸和对称的二甲基精氨酸。PRMT 可能对所有真核生物都通用，因为在真菌、高等植物、无脊椎动物和脊椎动物中发现了一个或多个代表。目前，研究者们已经鉴定出 7 个哺乳动物 PRMT 基因：*PRMT*1、*PRMT*2、*PRMT*3、*CARM*1/*PRMT*4、*JBP1*/*PRMT*5、*PRMT*6 和 *PRMT*7；但酿酒酵母只有一个成员——*Hmt1/Rmt*1。PRMT5 是 II 型酶的唯一例子，而其他 PRMT（除了 PRMT7）都是 I 型酶。PRMT 7 只产生单甲基精氨酸，在单个多肽链中含有 2 个甲基化酶域，因此可能代表 PRMT 的第 3 类。

不同的 PRMT 被发现的方式，暗示其在细胞内信号传递中的不同作用。蛋白质精氨酸甲基化酶活性的发现比分离酵母 Hmt1/Rmt1 和哺乳动物 PRMT1 的第一个 cDNA 克隆早了近 30 年。*PRMT*1 基因是通过 PRMT1 与 TIS21 和 BTG1 相互作用而发现，TIS21 和 BTG1 是对有丝分裂原做出反应的即刻早期蛋白。PRMT1 还被发现与干扰素的胞浆内结构域 – α/β 受体。根据其与 PRMT1 的序列相似性，在表达序列标签数据库中鉴定其酶活性尚未被检测到的 PRMT2。发现 PRMT3 是因为它与 PRMT1 结合。辅活化子相关的精氨酸甲基化酶 – 1（CARM1）被鉴定为 p160 转录辅活化子糖皮质激素受体相互作用蛋白 – 1（GRIP1）的相互作用蛋白。JBP1（又称 PRMT5）是通过与 Janus 激酶 JAK2 相互作用而被发现的。由于 PRMT 序列的同源性，还鉴定了 PRMT6。对这些酶的蛋白质相互作用伴侣和蛋白质底物的进一步分析将深入阐明其生理作用。

2）精氨酸甲基化酶的结构、催化机理和底物特异性

（1）蛋白质底物特异性

PRMT 蛋白的长度从 348 个氨基酸（酿酒酵母 RMT1）到 637 个氨基酸（PRMT5）不等；PRMT7 具有重复的甲基化酶域，有 692 个氨基酸。甲基化酶的活性位于一个高度保守的核心区，大约有 310 个氨基酸。除了保守的甲基化酶域外，每个 PRMT 成员都有一个独特的 N 末端区域，该区域长度变化很大，但 CARM1 也有一个独特的 C 末端。尽管甲基化酶域高度保守，有 7 个 PRMT。事实上，基于已知的底物，很少有清晰的共识识别序列出现。例如，PRMT1 甲基化包含 Arg-Gly-Gly 重复序列区域中的许多底物，但不是所有的 PRMT 底物都有这样的序列。CARM1 似乎还具有一种以上类型的序列，紧挨着其底物的甲基化位点。虽然晶体结构不能完全解释底物的特异性，但它们可能提供一些线索，并为这些酶催化的一般机制提供证据。HMT1、PRMT3 和 PRMT1 的保守核心区结构已经公布，在某些情况下与 S - 腺苷同型半胱氨酸（ADOHcy；从 ADOMet 中提取甲基后剩余的产物）和（或）一些底物肽形成复合物。在 PRMT1 的表面有一个很长的、蜿蜒但可能是连续的凹槽，可提供可能结合底物肽的多个位点。因此，可以想象，这些多个位点可以容纳几种不同类型的肽底物，从而可以解释单个酶识别多个共同序列的能力，这些序列可能与实际甲基化位点的距离不同。

（2）精氨酸甲基化酶的结构与催化作用

在所有 3 种已发表的结构中，核心区都是由两个折叠在一起的结构域组成一个完整的结构。核心区的 N 端由一个典型的罗斯曼（Rossman）折叠和两个 β - 螺旋组成，是 ADOMet 结合区，是 PRMT 中最保守的区域，在其他类型的 ADOMet 依赖的甲基化酶中也部分保守。核心的 C 末端半部分形成一种桶状结构，这是 PRMT 家族所独有的，它对着 N 末端的 ADOMetbinding 区域折叠，由此产生的裂隙提供了蛋白质底物结合位点和催化位点。三维结构分析还揭示了对酶活性至关重要的二聚化界面。事实上，二聚体的形成将活性位点包围在两个单体之间的一个洞中。HMT1 二聚体接触残基的突变或 PRMT1 二聚臂的缺失可消除酶活性。通过促进单甲基化底物从一个单体的活性部位直接转移到第二单体的活性部位，添加第二甲基而不使蛋白质底物从二聚酶解离，二聚作用可有助于二甲基精氨酸的形成。有些 PRMT 还具有形成更大的同质聚体的能力。HMT1 和 PRMT1 在溶液中形成六聚体，PRMT5 还形成两个以上亚基的同源低聚物。虽然 PRMT5 多聚体复合物显示出很高的酶活性，但多聚体的作用尚不清楚，这表明同源低聚物的形成对 PRMT5 的有效催化活性是重要的。在整个 PRMT 家族中，与 ADOMet 结合、催化、ADOMetbinding 区域与桶状结构域之间的分子内接触以及可能的二聚体界面中的残基都是保守的，提示有共同的折叠和催化机制。

（3）精氨酸甲基化酶的独特 N 端区和 C 端区的功能

虽然 PRMT 独特的 N 端区和 C 端区域的功能仍不清楚，但缺失分析已为它们

的功能提供了一些线索。Hmt1 N端的缺失削弱了六聚体的稳定性，降低了甲基化酶的活性，表明多聚体的形成有利于酶活性。类似地，PRMT5 的 N 和 C 末端之间的相互作用似乎参与了其同构体复合物的形成。含有锌指基序的 PRMT3 的 N 端部分的缺失会削弱其酶活性，并可能改变蛋白质底物的特异性，这表明它在蛋白质底物识别中发挥了作用。CARM1 独特的 C 末端含有很强的自主转录激活活性，与甲基化酶一起是 CARM1 转录辅助激活功能所必需，因此可能与参与转录激活过程转录机制的其他组件相互作用。

3）精氨酸甲基化酶活性的调节

如果蛋白质的精氨酸甲基化作为一种信号机制，那么它必须以某种方式进行调节。PRMT 的酶活性可以通过翻译后修饰或蛋白质—蛋白质相互作用来调节，也可以通过调节酶对底物的"访问"来调节。有迹象表明，这 3 种机制都可以在不同的情况下使用。PRMT6、PRMT1 和 CARM1 显示出自甲基化活性，尽管其影响尚不清楚。有丝分裂原反应即刻早期蛋白 TIS21 及其同系物 BTG1 与 PRMT1 结合可调节 PRMT1 活性。由于 HMT1、PRMT1 和 PRMT5 的同源二聚体或较大的同源寡聚体的形成也与酶活性有关，因此，调节多聚体的形成可被认为是调节 PRMT 酶活性的一种手段。在核受体介导的转录激活过程中，CARM1 和 PRMT1 对组蛋白精氨酸甲基化的控制作用似乎很重要，因为染色质免疫沉淀分析显示，PRMT 与组蛋白精氨酸甲基化之间存在激素依赖性关联，特别是在激素调节的启动子处。有两种情况可以观察到 PRMT 活性增强的证据。与未处理的 PC12 细胞提取物相比，经 NGF 处理的 PC12 细胞提取物显示出更高水平的 PRMT1 活性；其增强机制尚不清楚。另一方面，巨噬细胞的 LPS 处理导致 CARM1 增强了 HUR 蛋白的甲基化，但在细胞提取物中没有检测到 CARM1 水平或其活性的增加，这表明底物访问可能以某种方式受到调节，显然还需要额外的工作来阐明这些机制。

2. 精氨酸甲基化对蛋白质功能的影响

在很大程度上，蛋白质精氨酸甲基化导致的蛋白质功能的具体变化尚未确定。本文将讨论几个可获得此类信息的具体情况。以前对其他蛋白质修饰（如磷酸化）的功能影响有广泛的研究，可以提供模型来指导我们分析蛋白质甲基化的功能分支和潜在的生理作用，并可以提出实验策略来测试这些想法。虽然甲基化不应影响精氨酸残基的总电荷，但可预期会增加体积和疏水性，从而促进或抑制分子内或分子间的相互作用（与蛋白质或其他类型的分子）。这种改变的相互作用可能改变甲基化蛋白的形状，从而改变其功能或稳定性，或者可能有助于或干扰分子间（例如，蛋白质—蛋白质或蛋白质—RNA）相互作用或在特定信号通路中发挥重要作用的酶活性。

3. 精氨酸甲基化在转录调控中的意义

精氨酸甲基化酶修饰蛋白质，这些蛋白质在细胞调控的许多不同步骤中发挥作用，包括胞浆和核信号转导途径、核质穿梭、转录激活和基因表达的多个转录后步骤。本文将集中在参与转录调控的组蛋白和非组蛋白的甲基化，然后阐述可能调节基因表达转录后步骤的蛋白质甲基化的简要例子。为了便于阅读，下文将简要讨论在一些细胞质信号通路中涉及精氨酸特异蛋白甲基化的证据。

（1）作为核受体转录辅助激活因子的 PRMT

特定蛋白编码基因的转录激活通常涉及一个或多个转录激活蛋白与该基因相关的特定增强子元件的结合。DNA 结合的转录激活蛋白招募多种共激活蛋白，将启动子区域的染色质重塑为更开放的构象，招募并激活 RNA、Pol Ⅱ 和其余的基础转录机制。大量的共激活因子明显参与其中，表明染色质重塑和转录激活的过程极其复杂，并在许多不同的步骤和相互作用的信号通路上受到调控。许多这些共激活因子催化各种翻译后蛋白修饰，事实上，大量的组蛋白和非组蛋白翻译后修饰与转录调控有关。对激素调节的转录激活蛋白核受体家族的研究在阐明辅助激活蛋白，特别是蛋白质精氨酸甲基化在转录激活中的作用方面发挥了核心作用。适当的激素与核受体结合会引起构象变化，从而促进许多辅活化子的结合，从而可能允许 DNA 结合的受体向启动子招募关键的辅活化子。在许多与核受体功能有关的共激活子中，只有几个具有良好的功能特征。例如，SWI/SNF 复合体具有 ATP 依赖性的染色质重塑活性，组蛋白乙酰转移酶，如 CREB 结合蛋白（CBP）、p300 和 p300/CBP 相关因子（PCAF），通过不同的机制参与染色质重塑；P160 家族的共激活因子（SRC－1、GRIP1/TIF2 和 PCIP/ACTR/RAC3/AIB1/TRAM1）只与激素激活形式的核受体结合，并招募额外的辅助激活因子，称为次级共激活因子，包括蛋白质/组蛋白乙酰转移酶 CBP 和 p300 以及蛋白质/组蛋白精氨酸。CARM1 作为组蛋白甲基化酶和核受体的次级辅助激活因子的发现，构成了蛋白质甲基化在转录激活中的第一个含义。CARM1 使组蛋白 H3 在 Arg－2、17 和 26 甲基化，并在瞬时转染试验中增强核受体的转录激活作用；甲基化酶活性和与 p160 共激活子的结合对于 CARM1 与核受体的共激活功能是必不可少的。此外，在染色质免疫沉淀分析中，CARM1 本身和组蛋白 H3 在 Arg－17 的甲基化与激素诱导的稳定整合报告基因的启动子和内源（即天然）基因以激素依赖的方式相关。因此，CARM1 的招募和组蛋白 H3 的精氨酸甲基化是转录激活过程中不可或缺的部分。

PRMT1 也被证实是一种精氨酸特异性的组蛋白甲基化酶；PRMT1 在体外和体内都是组蛋白 H4 在 Arg－3 上的甲基化。因此，在瞬时转染实验中，也与 p160 辅助因子相互作用的 PRMT1，被证明以一种需要 PRMT1 酶活性的方式增强核受体的转录激活作用就不足为奇了。染色质免疫沉淀也显示 PRMT1 募集到激素激活的启动子。PRMT2 和 PRMT3 也被报道为核受体的转录辅助激活因子，不过还未证实 PRMT2 的酶活性，也未发现 PRMT3 甲基化的靶标与其辅助激活活性有关。

（2）组蛋白乙酰化与组蛋白精氨酸甲基化的功能相互作用

组蛋白的精氨酸甲基化发生在赖氨酸甲基化、赖氨酸乙酰化和丝氨酸磷酸化位点的 N 端，这一事实强烈暗示组蛋白修饰之间的功能关系。事实上，研究者在瞬时转染实验中发现了多个具有组蛋白修饰活性的协同激活子：CARM1（组蛋白 H3 的精氨酸甲基化）与 PRMT1（组蛋白 H4 的精氨酸甲基化）协同；CARM1（而不是 PRMT1、PRMT2 或 PRMT3）与 p300、CBP 和 PCAF（组蛋白 H3 和 H4 的乙酰化）协同。PRMT 和 p300/CBP 显然都是通过与 p160 蛋白相互作用而被招募为核受体的二级共激活子。对于这些组蛋白修饰酶的协同辅活化子功能，一个（但绝不是唯一）可能的解释是，有些组蛋白修饰可能是由其他酶的先行发生促进的。事实上，PRMT1 对游离组蛋白 H4 的甲基化刺激后，p300 乙酰化和 p53 依赖的体外转录中出现核小体的乙酰化。类似地，预先被 p300 乙酰化增强了 CARM1 在组蛋白 H3 尾肽和组装染色质模板上的结合和酶活性。相反，当 PRMT5 与辅抑制子复合物 mSin3/组蛋白去乙酰化酶 2 和 BRG1（hSWI/SNF ATPase 亚基）结合时，低乙酰化的组蛋白 H3 和 H4 的甲基化效率高于高乙酰化的组蛋白 H3 和 H4。在这种情况下，PRMT5 与复合物的其他成分一起被招募到 c-Myc 靶基因，并且似乎参与了基因抑制。因此，精氨酸特异性的组蛋白甲基化是转录激活过程的一部分，并与其他组蛋白修饰协同发生。最近，研究者们在使用重组染色质模板的体外转录实验中发现了有些组蛋白甲基化事件在转录激活中发挥重要作用的证据。转录激活剂 p53 直接与 p300、CARM1 和 PRMT1 结合，并将它们招募到靶启动子上，在那里它们以有序的方式进行适当的组蛋白修饰（PRMT1、p300、CARM1），并作为协同激活剂协同工作。此外，将染色质模板与含有突变的组蛋白重组，这些突变会阻止其中一种酶的乙酰化或甲基化，从而取消该酶（而不是其他两种酶）增强 p53 介导的转录能力。这项工作证实了组蛋白的精氨酸甲基化不仅发生，而且对转录激活重要。

（3）PRMT 作为不同类型转录激活蛋白的共激活剂

蛋白质精氨酸甲基化参与转录调控的许多证据都来自关于核受体的研究，但最近有学者发现，CARM1 和 PRMT1 与其他类型的转录激活因子相互作用，如 Lef-1/TCF4、p53 和 YY1。因此，蛋白质精氨酸甲基化可能参与染色质重塑和多种 DNA 结合转录因子的转录调控。

4. 组蛋白精氨酸甲基化的可能结果

组蛋白精氨酸甲基化促进染色质重塑和转录激活的分子机制尚不清楚。组蛋白尾巴位于核小体结构的外部，因此不仅可用于共价修饰，还可用于额外的分子间相互作用，例如，与其他核小体完成染色质压缩或与参与染色质结构调节的其他蛋白质相互作用。连续的和相互依赖的组蛋白尾部修饰显然是其中一个例子，但也必然导致染色质重塑和转录激活的额外作用。组蛋白精氨酸甲基化的其他可能的下游效应，包括破坏核小体的稳定性或核小体间的相互作用，破坏有助于染色质压缩或转录抑制蛋白质的结合，或创建促进染色质构象更加开放的蛋白质的结合位点，或以某种其他方式促进转录激活蛋白质的结合位点。确定哪些蛋白质与精氨酸甲基化的组蛋白和未甲基化的组蛋白有不同的结合，反之亦然，这将非常有意义。

（1）PRMT 与 ATP 依赖酶复合物对染色质重塑的协调作用

最近有一项研究表明，CARM1 的组蛋白甲基化与 ATP 依赖的染色质重塑相协调。CARM1 是 SWI/SNF 样复合物的一个组分。CARM1 与 BRG1 在物理上相互作用，并刺激其 ATP 酶活性。此外，当 CARM1 与这个复合物或 BRG1 结合时，它的活性会发生改变；而与核小体组蛋白 H3 相比，游离的 CARM1 对游离组蛋白 H3 有强烈的偏好，而与 SWI/SNF 或 BRG1 相关的 CARM1 则优先甲基化核小体组蛋白 H3。因此，ATP 依赖的染色质重塑活性似乎有助于 CARM1 获得核小体中原本无法获得的组蛋白 H3。CARM1 刺激 SWI/SNF 活性的机制尚不清楚，考虑到这两种活动都参与染色质重塑过程，两种活动之间协调的研究很有吸引力。最近的研究表明，SWI/SNF 复合体与 CARM1 之间的另一个可能的联系是，不飞行的 I 蛋白可以与 p160 共激活因子 CARM1，以及 SWI/SNF 复合体的两个组分 BRG1 和肌动蛋白样蛋白 BAF53 结合。Flyless I 与 p160 共激活子和 CARM1 一起作为核受体的共激活子。无飞行 I 连接 p160 共激活子复合体和 SWI/SNF 复合体的能力可能有助于协调各种染色质重塑活动，即 ATP 依赖和蛋白质/组蛋白乙酰化和甲基化。

（2）PRMT 在特异性基因抑制中的可能作用

PRMT 和精氨酸特异性蛋白甲基化是否总是与活跃的转录有关，或者有时会导致基因抑制呢？在 c-myc 靶基因上发现 PRMT5 与 BRG1 和 hBrm（两种相关但不同类型的 hSWI/SNF 复合物的替代 ATPase 亚基）以及转录辅阻遏子亚基 mSin3A 与组蛋白去乙酰化酶 2 相关。这种关联似乎与目标基因的抑制相关。PRMT5 还参与了细胞周期素 E 启动子的抑制。似乎某些类型的染色质重塑是抑制和激活转录所必需，某些类型的染色质重塑活动（如 ATP 依赖的重塑）可能参与这两个过程。此外，p160 辅活化子已被发现参与糖皮质激素受体对激活剂蛋白 -1 活性的激素依赖性抑制。p160 辅活化子被发现与核受体和其他各种转录激活剂的转录激活相关，而 p160 辅活化子则与核受体和其他各种转录激活剂的转录激活有关，p160 辅活化子参与糖皮质激素受体对激活蛋白 -1 活性的激素依赖性抑制。因此，发现 p160 结合的次级辅助因子，如 PRMT，有时也参与抑制也就不足为奇了。虽然目前还没有先例，但可以推测，在转录激活和转录抑制的条件下，PRMT 甲基化的蛋白质底物可能是不同的。

5. 非组蛋白精氨酸甲基化参与转录和转录后事件

虽然组蛋白是第一个与转录调控相关的精氨酸甲基化底物，但在酵母中的有些早期研究和最近在哺乳动物细胞中的有些研究，已经确定各种蛋白质甲基化底物在不同水平基因调控中发挥作用：转录启动和延伸；RNA 代谢的各个方面，包括剪接、核输出和稳定性。下文讨论对某些特定蛋白质甲基化的情况。

（1）转录共激活因子的精氨酸甲基化

CBP 和 p300 是许多转录因子，如 cAMP 反应元件结合蛋白（CREB）、信号转导和转录激活因子 1（STAT1）、激活蛋白 -1 和核受体所必需的转录共激活因子。CBP 和 p300 由不同基因产生，但具有非常相似的同源功能结构域，包括 1 个溴区，1 个用于结合 CREB 的 KIX 结构域，1 个蛋白乙酰基转移酶结构域，以及 3 个与多种转录因子相互作用的 C/H 结构域。CARM1 已经在 2 个不同区域描述了 CBP/p300 的精氨酸甲基化。CARM1 在体外和体内观察到的 KIX 结构域（氨基酸 582～672）的甲基化抑制了 CREB 与 KIX 结构域（31）的结合。此外，CARM1 过表达抑制了 CREB 介导的转录。有人认为，核受体和 p160 共激活子对 CARM1 的募集导致了 CBP/p300 的甲基化，从而阻止了可能有限数量的 CBP/p300 被 CREB 隔离。CARM1 在另一个保守区（R714、R742 和 R768）的精氨酸甲基化与 CBP 和核受体的共激活功能呈正相关。这些精氨酸残基突变为丙氨酸，降低了 CBP 与 GRIP1 的协同共激活功能以及类固醇激素诱导的基因激活，但对 CREB 依赖的反式激活或维 A 酸反应没有影响。研究者认为这种甲基化可能在 CBP 共激活蛋白与某些核受体的功能，以及 CBP/p300、p160 共激活蛋白和 CARM1 之间的协同作用中发挥作用。

（2）DNA 结合转录因子的精氨酸甲基化

α/β 干扰素受体激活触发转录因子 STAT1 的酪氨酸和丝氨酸磷酸化，导致 STAT1 二聚化和转位到细胞核，继之结合特定的增强子元件并激活早期干扰素反应基因的转录。活化 STAT1 蛋白抑制剂（PIAS1）是一种已知的 STAT1 抑制剂，它通过与激活的 STAT1 的 N 端区域结合而发挥抑制作用，从而阻止 STAT1 与 DNA 的结合。最近有学者发现，STAT1 在其 N 末端区域被位于 Arg -31 的 PRMT1 甲基化。α 干扰素刺激后，抑制 STAT1 甲基化的 5'- 甲基硫代腺苷增加了 STAT1 与 PIAS1 的结合，减少了 STAT1 与 DNA 的结合，从而降低了 STAT1 的转录活性。用丙氨酸或谷氨酸替代 Arg -31 也会导致 α 干扰素介导的转录增加。因此，Arg -31 可能是 STAT1 的 PIAS1 结合位点的一部分，Arg -31 的甲基化或突变都可阻止抑制剂 PIAS1 的结合。总之，这些证据表明 STAT1 甲基化参与了 STAT1 转录活性的调节。

（3）转录延伸因子的精氨酸甲基化

转录延伸因子 SPT5 在其 RNA pol II 结合区可被 PRMT1 和 PRMT5 甲基化，从而抑制 SPT5 的伸长促进活性。SPT5 通过与未磷酸化和磷酸化的 RNA pol II 结合来促进转录延长。PRMT1 或 PRMT5 的过表达抑制了 TAT 增强 HIV -1 基因表达的能力，抑制 ADOMet 依赖的甲基化的药物逆转了 PRMT1 和 PRMT5 的抑制作用。此外，SPT5 的底物精氨酸残基突变为丙氨酸或赖氨酸后，SPT5 与其靶启动子和 RNA 聚合酶的结合增加，并增强了 SPT5 的伸长促进活性，表明 SPT5 甲基化调控了 SPT5 与聚合酶的相互作用，从而调节了 SPT5 的转录伸长特性。染色质免疫沉淀实验表明，PRMT1 和 PRMT5 在基础条件下与细胞因子诱导的启动子（IL -8 和 IκBα）结合，但在诱导剂肿瘤坏死因子 -α 处理后不结合，而 SPT5 在肿瘤坏死因子 -α 刺激后被招募。

值得注意的是，虽然精氨酸甲基化位点上的氨基酸替代是一种非常有用的技术，但由此导致的蛋白质活性的任何变化都可能表明精氨酸甲基化所必需的作用，或者，也可能表明未甲基化的精氨酸残基对功能是重要的。因此，在解释这类实验的结果时必须谨慎，需要来自其他类型实验的确证才能清楚地解释突变表型。

（4）小核核糖核蛋白的精氨酸甲基化

精氨酸甲基化参与转录后事件的研究通过对小核核糖核蛋白颗粒（snRNP）SmD1 和 SmD3 的实验证明，这两个颗粒构成了剪接体 snRNP 的共同核心。SmD1 和 SmD3 需要精氨酸的对称二甲基化来有效地结合运动神经元（SMN）蛋白，而 SMN 蛋白与脊髓性肌萎缩症有关。SMN 作为大分子复合物的伴侣，将 Sm 蛋白组装在 snRNA 上形成 snRNP 核心颗粒。核心颗粒负责 snRNA 的核运输和 mRNA 帽的超甲基化。因此，通过调节 Sm 蛋白与 SMN 的结合，完成一种尚未鉴定的 Ⅱ 型 PRMT 调节 RNP 组装。作为目前已知的唯一的 Ⅱ 型酶，可能是 PRMT5。此外，在 Sm 蛋白的复合物中也发现了 PRMT5。

从合成到翻译，mRNA 与异质核糖核蛋白（hnRNP）络合在一起，这些 hnRNP 在其他功能中介导了 mRNA 从细胞核输出到细胞质的过程。众所周知，许多 hnRNP 在精氨酸残基上发生甲基化，特别是在经常与 RNA 结合基序相关的 Arg-Gly-Gly 重复序列中。在酿酒酵母中，Hmt1/Rmt1 甲基化 hnRNP Np13p、Hrp1p 和 NaB2p，它们在细胞核和细胞质之间穿梭，促进细胞核的 mRNA 输出。在缺乏甲基化酶的细胞中，这些 hnRNP 的核输出是有缺陷的，而 Hmt1 的过表达增加了 Np13p 从细胞核的输出。一些哺乳动物的 RNA 结合蛋白也是精氨酸甲基化酶的底物。Poly（A）结合蛋白 Ⅰ 和 Ⅱ 分别被 CARM1 和 PRMT1 甲基化，但这些甲基化的功能效应尚不清楚。同样被 PRMT1 甲基化的 hnRNP A2 的细胞定位在甲基化酶抑制后从细胞核转移到细胞质，表明精氨酸甲基化可能促进 hnRNP A2 的核定位。SAM 68 RNA 结合蛋白在体内被 PRMT1 甲基化；甲基化位点的缺失或甲基化抑制剂的使用导致 SAM 68 在细胞质中积累，并阻止 SAM 68 介导的 HIV RNA 的输出。

巨噬细胞系经脂多糖（LPS）处理后，核质穿梭序列中 mRNA 稳定蛋白 Hur 的甲基化程度被 CARM1 增加。有趣的是，巨噬细胞经 LPS 处理后，产生 Hur 介导的 TNF-α mRNA。Hur 以前被认为与这一过程有关，但是 LPS 如何调节 Hur 与 TNF 的结合目前尚不清楚。Hur 的甲基化可以增强其与 mRNA 结合，如 PRMT1 对 hnRNP A1 的甲基化。另一方面，由于 Hur 主要是核的，甲基化发生在已知的穿梭信号内，甲基化可能导致 Hur 胞浆定位增加，从而促进其与胞浆 TNF-α mRNA 的结合。甲基化引起的细胞内定位的改变可能会改变 RNA 结合蛋白（如 Hur）和介导核输出的蛋白质（如 pp32 和 APRIL）之间的蛋白质相互作用。

6. 精氨酸甲基化与信号转导

与磷酸化一样，蛋白质甲基化也被用作一种信号机制。在不同的信号通路中，精氨酸特异的蛋白质甲基化可以改变蛋白质的形状或稳定性，精氨酸甲基化可以促进或抑制特定的分子间相互作用。例如，当核受体激活转录时，正如前文详细讨论的那样，PRMT 介导的组蛋白和转录的其他蛋白质成分的甲基化是信号转导途径的一部分，该信号传导途径将激活信号从激素激活的 DNA 结合的核受体传递到染色质和转录机器。PRMT 还与调节转录的其他信号通路有关。PRMT1 能与干扰素的胞浆结构域结合。缺乏甲基化酶的细胞更能抵抗干扰素的生长抑制。随后观察到 PRMT1 对干扰素的反应使 STAT1 甲基化，提示 PRMT1 可能被激活的干扰素受体招募来甲基化 STAT1。STAT1 的甲基化似乎补充了 JAK 激酶对 STAT1 的磷酸化，这也是干扰素受体激活的结果。磷酸化增强了 STAT1 的核转位及其与同源增强子元件的结合，而甲基化阻止了抑制蛋白 PIAS1 的结合。另一个与同一信号转导途径相关的 PRMT 是 PRMT5，它首先被鉴定为 JAK 激酶结合蛋白。JAK 激酶参与细胞因子和干扰素诱导的信号传递，事实上研究者已经发现 PRMT1 和 PRMT5 都与细胞因子诱导的启动子有关。除了在干扰素和细胞因子诱导的 JAK-STAT 信号转导中发挥作用外，PRMT1 还参与丝裂原激活的信号转导。PRMT1 的第一个克隆是因为它能够结合 TIS21 和 BTG1，这两个蛋白是由有丝分裂原处理〔如神经生长因子（NGF）刺激 PC12 细胞〕诱导的即刻早期蛋白。NGF 还导致 PC12 细胞 PRMT1 活性增加，从而诱导 PC12 细胞神经元分化过程中几种特定（未鉴定）蛋白的甲基化。

（三）组蛋白的去甲基化

不同于其他组蛋白修饰，组蛋白的甲基化一度被认为是一个不可逆的过程，直到 2004 年有人发现了第一个组蛋白去甲基化酶赖氨酸特异性组蛋白去甲基化酶 1（lysine specific demethylase1，LSD1）才改变了这种观念，随后组蛋白甲基化酶迅速成为各国的研究热点。截至目前，已发现的组蛋白去甲基化酶主要有两类，即 LSD1 和 JMJD 家族。

1. LSD1

LSD1，又名 KDM1，是第一个被发现的组蛋白去甲基化酶，属于黄素腺嘌呤二核苷酸（FAD）依赖酶，能够还原组蛋白赖氨酸的一、二甲基化。LSD1 其主要结构分为 3 部分：①位于结构中心的 Tower 结构域，该结构域的突变缺失会导致 LSD1 活性丧失；②位于 N 端的 SWIRM 结构域，是蛋白—蛋白相互作用的模体；③位于 C 端的胺氧化酶结构域，具有催化活性。LSD1 属于胺氧化酶超家族，定位于细胞核内，能激活和抑制基因转录，与多种疾病的发生发展及胚胎发育关系密切。LSD1 在体内可以特异性去除组蛋白 H3 第 9 位赖氨酸（H3K9）的单甲基和二甲基修饰，在体外则可还原 H3K4 的一、二甲基修饰，因其催化氧化反应时胺基底物上必须要有一个质子，所以不能脱去三甲基化残基上的甲基基团。LSD1 催化机制主要是通过氧化底物的 C—N 键，生成胺基、甲醛和 H_2O_2，同时与底物反应时 FAD 从甲基化的组蛋白赖氨酸得到质子，生成 FADH2，其进一步被氧化生成 FAD 和 H_2O_2，而甲基化的赖氨酸失去质子生成亚胺中间物，亚胺中间物加水后生成胺基和甲醛。

2. JMJD 超家族

JMJD 超家族，是数目众多的一类组蛋白去甲基化酶，属于一类依赖二价铁离子和 α－酮戊二酸的双加氧酶，能催化单甲基化、二甲基化和三甲基化的组蛋白赖氨酸还原。JMJD 家族成员较多，如人的 JMJD1A、JMJD2A、JARID1B 和 UTX 等，它们均可催化组蛋白的去甲基化修饰，但具有底物选择性。该类酶主要通过使组蛋白去甲基化，改变组蛋白的表观结构，从而调节基因活性、染色质结构、损伤修复及表观记忆等。研究表明，JMJD 家族通过调控细胞由 DNA 合成前期向 DNA 合成期的转换，从而影响细胞周期进程，调控多种哺乳动物基因的转录，这可能是其参与癌症发生的途径。与 LSD1 不同，JMJD 家族成员的 N 端和 C 端多含有 JmjC 结构域，该结构域是酶活性中心的组成部分，不需要质子化的氮作为氢供体，可以还原三甲基化赖氨酸残基上的甲基基团。在辅因子 2－OG 和 O_2 的参与下，JMJD 家族成员可催化组蛋白赖氨酸残基上的甲基化氨基生成羟基化中间体，同时产生 1 分子 CO_2 和 1 分子琥珀酸盐，随后该中间体生成不稳定的半氨醛，并进一步分解为去甲基化赖氨酸和甲醛。

（四）非组蛋白甲基化

目前发现的近 20 多种非组蛋白底物主要与蛋白赖氨酸甲基化酶（PKMT）及蛋白赖氨酸去甲基化酶（PKDM）相关。

1. p53

p53 是非组蛋白中一种非常重要的肿瘤抑制因子，能结合特定的 DNA 序列，调控靶基因的转录活性，在细胞的生长过程中发挥重要作用。研究发现，SETD7 可以催化 p53 第 372 位赖氨酸单甲基化（p53 K372me1），增加 p53 蛋白的稳定性，以及 p53 介导的转录活性，促进 p53 下游基因的转录。SMYD2 催化 p53 第 370 位赖氨酸单甲基化（p53 K370me1），抑制 p53 的转录因子活性，降低 p53 下游基因（如 CD-KNIA）的表达。在癌细胞中，敲低 SMYD2 可以增强 p53 介导的细胞凋亡。此外，研究发现 SETD7 催化的 p53 K372me1 可以通过抑制 SMYD2 与 p53 蛋白的相互作用，进而抑制 p53 K370 甲基化。不仅如此，研究显示，p53 K370me1 与 p53 K370me2 的功能似乎相反。前者抑制 p53 的转录功能，后者则有促进作用。有意思的是，去甲基化酶 LSD1 在细胞内优先催化 p53 K370me2 的去甲基化，从而抑制 p53 活性，促进肿瘤发生。此外，还有报道显示，SETD8 催化 p53 第 382 位赖氨酸单甲基化（p53 K382me1），G9a/GLP 催化 p53 第 373 位赖氨酸二甲基化（p53 K373me2），二者都可抑制 p53 的转录活性，从而抑制其下游基因的表达。

2. RB1 与 E2F

RB1 与 E2F 作为一类转录因子，在调控细胞生长周期、细胞凋亡以及 DNA 的损伤修复中发挥关键作用。研究发现，SMYD2 催化 RB1 赖氨酸第 810 位单甲基化（RB1 K810me1），增加 E2F 的转录活性，增强 RB1 的磷酸化水平，影响蛋白质的相互作用，促进细胞周期进程。SETD9 可催化 E2F1 赖氨酸第 185 位单甲基化（E2F1 K185me1），诱导 E2F1 降解，阻止在 DNA 损伤及凋亡过程中靶基因 P73 激活时 E2F1 的增加。这种甲基化酶的作用能通过去甲基化酶 LSD1 消除，从而保护 E2F1 的稳定性及凋亡功能。

3. 热休克蛋白（HSP）

HSP 在人类肿瘤中广泛表达，在肿瘤细胞增殖、分化、侵袭、转移及免疫系统的识别中扮演重要角色。HSP 表达的增加也可促进恶性肿瘤促凋亡信号通路的活性。HSP 存在几种翻译后修饰，本文具体介绍甲基化修饰。研究显示，SETD1A 可以催化 HSP70 赖氨酸第 561 位二甲基化（HSP70 K561me2），在人类肿瘤中该位点二甲基化水平增加，提示 HSP70 的甲基化可能参与肿瘤发生。更有趣的是，甲基化蛋白主要定位于细胞核，而大部分的 HSP70 蛋白则定位于胞浆。核 HSP70 蛋白以甲基化依赖的方式直接与 AURKB（Aurora kinase B）相互作用，促进 AURKB 在体内及体外的活性。另有研究发现，SMYD2 催化 HSP90AB1 赖氨酸第 531 位和赖氨酸第 574 位二甲基化（HSP90AB1 K531me2、K574me2），HSP90AB1 位点的甲基化，能加速癌细胞的增殖，揭示通过 SMYD2 催化 HSP90AB1 甲基化，介导肿瘤发生的新机制。

4. 转录因子

转录因子包含多种，目前在蛋白甲基化方面研究较多的有 5 种（NF-κB、ERα、AR、c/EBPβ、STAT）重要的转录因子。

（1）NF-κB

转录因子 NF-κB 在炎症反应、肿瘤发生发展过程中发挥至关重要的作用。其家族成员主要包括 p65（RelA）、RelB、C-Rel、p50/p105（NF-κB1）及 p52/pl00（NF-κB2）。研究发现，NSD1 能催化 p65 赖氨酸第 218 位及赖氨酸第 221 位甲基化（P65 K218/K221me），增强 NF-κB 通路的转录活性。赖氨酸去甲基化酶 FBXLI1 可驱动 p65 K218 及 K221 位点的去甲基化，抑制 NF-κB 信号通路的活性。SETD9 可催化 p65 赖氨酸第 37 位单甲基化（p65 K37me1），在肿瘤坏死因子 TNF-α 的刺激下可增强 p65 与相关基因启动子的结合能力。SETD9 还可催化 p65 K314mel 及 K315mel，促进与靶基因结合的 p65 蛋白的降解，抑制 NF-κB 的转录活性及与相关靶基因的结合。此外 SETD6 可催化 p65 K310reel、p65 K310mel，也可被甲基化酶 GLP 上的 Ankyrin 重复序列识别，进而稳定 GLP 对 H3K9 的甲基化修饰，维持在免疫细胞中非炎症状态下 NF-κB 靶基因表达的抑制状态。

（2）雌激素受体 α（ERα）

ERα 是核激素受体家族成员，能控制细胞对雌激素的反应，且 ERα 可与转录激活相关的组蛋白甲基化酶相互作用。其中，SETD7 可以催化 ERα 赖氨酸第 302 位单甲基化（ERα K302me1），稳定 ERα 蛋白，可增加对雌激素的敏感性，增加靶基因雌激素反应元件的转录激活活性。而与乳腺癌相关的 ERα K303 位点的突变可干扰 K302 的甲基化，这在原发性乳腺导管增生、浸润性乳腺癌中都得到验证，表明 ERα 的异常甲基化可导致乳腺癌的发生。另外，SMYD2 能催化 ERα K266mel，削弱 ERα 在染色质上的募集，抑制 ERα 靶基因的激活，在染色质和雌激素诱导的基因表达中发挥重要调节作用。

（3）雄激素受体（AR）

AR 也是转录因子核激素受体家族成员。研究发现，SETD9 催化 AR 赖氨酸第 632 位甲基化（AR K632me），促进 AR 在靶基因区募集，增强靶基因的转录活性。SETD9 介导 AR 的甲基化修饰也可增强前列腺癌的增殖及抗凋亡能力，是 AR 致癌的新机制，也成为前列腺癌治疗的一个潜在靶点。

（4）C/EBP-β

CCAAT 增强子结合蛋白（C/EBP-β）家族是碱性亮氨酸拉链蛋白家族的一个亚家族。作为调控因子，能调节组织特异性靶基因的表达，以及多类细胞的增殖和分化。研究发现，在乳腺癌、卵巢肿瘤、结直肠肿瘤，以及表皮肿瘤的进展中都出现了 C/EBP-β 的上调表达。研究显示，EHMT2 催化 C/EBP-β 赖氨酸第 39 位甲基化（C/EBP-β K39me），抑制 C/EBP-β 的转录活性。

（5）信号转导和转录激活因子（sTAT）

STAT 家族作为非组蛋白的甲基化底物主要体现在 STAT3 上。研究发现，SETD7 催化 STAT3 赖氨酸第 140 位二甲基化（STAT3 K140me2），有趣的是该位点的甲基化可伴随着酪氨酸磷酸化的激活，该位点的甲基化还可通过去甲基化酶 LSD1 去除。而 EZH2 催化 STAT3 赖氨酸第 180 位三甲基化（STAT3 K180me3），能通过增加在胶质母细胞瘤中干细胞赖氨酸磷酸化，激活 STAT3 的功能。并且，EZH2 – STAT3 信号通路在胶质母细胞瘤中发挥关键作用。

5. 蛋白激酶（PK）

（1）血管内皮生长因子受体 1（VEGFR1）

VEGFR1 是酪氨酸激酶受体之一，能介导细胞的增殖及血管的再生等过程。研究发现，SMYD3 催化 VEGFR1 赖氨酸第 831 位甲基化（VEGFR1 K831me），能增强 VEGFR1 在体内、体外的转录活性，抑制肿瘤细胞的生长及侵袭。

（2）丝裂原活化蛋白激酶 2（MAP3K2）

丝裂原活化蛋白激酶 2（MAP3K2）是丝氨酸、苏氨酸蛋白激酶家族成员之一。研究显示，SMYD3 能催化 MAP3K2 赖氨酸第 250 位甲基化（MAP3K2 K260me），激活 RAS-RAF-MEK-ERK 信号通路，并且 SMYD3 的缺失协同 MEK 的抑制，能阻断 RAS 驱动肿瘤发生。

三、蛋白质甲基化的生物学功能

（一）基因沉默

基因沉默也可称为"基因缄默"。基因沉默是真核生物细胞基因表达调节的一种重要手段。指的是真核生物中由双链 RNA 诱导的识别和清除细胞非正常 RNA 的一种机制。以前，"基因沉默"被理解为真核生物染色体形成异染色质的过程。最近研究表明，基因沉默与异染色质存在差异，尽管被沉默的基因区段也呈高浓缩状态，但基因沉默所形成的染色体构象并不完全等同于异染色质构象。除此之外，二者还存在着基因表达调控程度上的差异。一般认为，处于"基因沉默"染色质区的基因表达被"彻底"关闭，而"异染色质"状态的基因可能依然进行低水平的表达（转录）。基因沉默是生物体中特定基因由于各种原因不表达或表达减少的现象，是通过表观遗传控制基因表达的重要机制，通过基因沉默技术探索疑难疾病的治疗方法是当下的研究热点。

基因沉默需要经历不同的反应过程才能实现，包括组蛋白 N 端结构域的赖氨酸残基的去乙酰化加工、甲基化修饰（由甲基化酶催化，修饰可以是一价、二价和三价甲基化修饰，后者又被称为"过度"甲基化修饰），以及与甲基化修饰的组蛋白结合的蛋白质（MBP）形成异染色质，在上述过程中，除了部分组蛋白的 N 端尾部结构域需要去乙酰化、甲基化修饰之外，有时也需要在其他的组蛋白 N 端尾部结构域的赖氨酸或精氨酸残基上相应地进行乙酰化修饰，各种修饰的最终结果会导致相应区段的基因"沉默"失去转录活性。

（二）基因活化

随着对生命科学的深入研究，人们发现了一些无法用经典遗传学解释的生命现象。例如，基因组完全一致的同卵双生即使成长于相同的环境，他们的性格、身体素质等也会存在明显的不同；某些表型只由其中一个亲本的基因决定，另一亲本的基因却保持沉默；马、驴正反交的后代会有较大的差异等。如今，作为遗传学中的前沿分支学科，表观遗传学的发展则为这些现象的理解提供了可能。表观遗传调控是指基于非 DNA 序列的改变所致基因功能的变化，这些稳定的、可遗传的变化最终导致不同的表型。它与孟德尔的核内遗传规律并不相符。由此学者们认为基因组中可能主要蕴含 2 种类型的遗传信息：一类是由 DNA 序列提供的经典遗传信息；另一类则是指导基因表达模式分化的表观遗传信息。

在细胞里，DNA 以染色质的形式存在，核小体是染色质的基本组成单位。从进化意义上看，组蛋白是极端保守的，在各种真核生物中它们的氨基酸顺序、结构和功能都十分相似。即使如此，组蛋白仍可被修饰，如甲基化、乙酰化、磷酸化和泛素化，这些修饰都是可逆性修饰。细胞对外在刺激做出的每一个反应几乎都会涉及染色质活性的改变，即通过修饰组蛋白，变换组蛋白密码实现。组蛋白甲基化修饰 DNA 碱基功能，进而调控基因转录和 DNA 修复，而且组蛋白甲基化作为一种记号，控制表观遗传水平。

组蛋白的甲基化属于表型遗传学的研究范畴，由不同的特异性组蛋白甲基化酶催化形成。主要发生在赖氨酸和精氨酸的残基上。催化赖氨酸和精氨酸残基的甲基化酶有 3 个主要的蛋白家族：PRMT 家族、SET 域家族和非 SET 域家族的蛋白质。识别组蛋白甲基化的 3 个蛋白基元为染色域、TUDOR 域和 WD40 重复域；它们能够与甲基化的赖氨酸残基作用，这些基元被特定的甲基化位点招募，并且对不同生物发育起到一定作用。组蛋白甲基化是一个动态的过程。它通过组蛋白甲基化酶和去甲基化酶的相互作用，动态地调节组蛋白的甲基化状态及其与其他功能蛋白的相互作用，来调控基因转录的激活和抑制的生物学过程。

（三）*HOX* 基因的调控

组蛋白甲基化在发育过程中的一个关键且保守的作用是调节 *HOX* 基因的表达。这些基因被布置成线性阵列，其中所述基因的位置控制其时空表达模式：在基因簇的远端通常稍后发展表示和被限制在胚胎的尾部区域。*HOX* 基因的逐步激活对应于 H3K27me3 的去除和 H3K4me3 的出现。在开发后期，*HOX* 基因通过 H3K27 和 H3K9 的甲基化而沉默。有趣的是，最近研究表明，*HOX* 基因在受精后短暂缺乏 H3K27 甲基化，但尚不知道它们如何在此阶段保持不活动。

在早期黑腹果蝇胚胎发育筛选中发现，许多基因对发育缺陷的影响可以追溯到它们在调节 *HOX* 基因表达中的作用。TRX 突变胚胎显示 *HOX* 基因的表达降低 UBX 伴随胸椎的变换。过表达 UBX 能 "救出" 这些转换。相比之下，PcG 突变体导致 *HOX* 基因在它们通常不表达的胚胎区域中的表达扩大，表明 PcG 在将 *HOX* 表达限制到特定身体区域方面的负面作用。PcG 和 Trx 的组合突变恢复了在单个突变体中看到的一些身体模式缺陷，表明这两种调节剂以相反的方式起作用。值得注意的是，其后的研究发现，Trx 和 PcG 组蛋白之间有更复杂的相互作用，其中双突变体未能完全 "挽救" 胚胎所有区域的 HOX 表达。双突变体的翼盘表达 UBX 与单个 PcG 突变体中的水平相当，从而得出结论，Trx 蛋白作为 "抗阻遏物" 抑制 PcG 介导的基因表达抑制，并且在任何情况下，*HOX* 基因激活都不需要 Trx。虽然当时不了解 Trx 和 PcG 蛋白的生化功能，但这些研究已经证明了基因激活（H3K4）和基因抑制（H3K27）甲基化在确保适当的 *HOX* 基因在每个身体部位表达方面的重要作用。

尽管不同类型的组蛋白甲基化对哺乳动物发育的影响各不相同，但它们对 *HOX* 基因表达的影响通常与每个标记的激活或抑制特征一致。缺乏 H3K4 甲基化酶 MLL1（黑腹果蝇 Trx 的同源物）的小鼠胚胎显示出 E10.5 和 E15 之间的胚胎致死率，具有身体模式缺陷——鳃弓异常，头尾神经模式和 *HOX* 基因表达的尾端化，类似于其对果蝇的影响。LSD1（H3K4 脱甲基酶）的敲除在分子水平上显示出与 MLL1 相反的作用，导致 Hoxb7 和 Hoxd8 过早或过度表达和 E7.5 时的胚胎致死率。因此，很明显，组蛋白甲基化和去甲基化的平衡也是哺乳动物中正确的 *HOX* 基因表达和成功胚胎发生所必需的。然而，在哺乳动物中，由于存在 6 种 H3K4 甲基化酶（SETD1A、SETD1B 和 MLL1 – MLL4），已经看到 H3K4 甲基化更复杂的作用。这些酶在胚胎发生的不同阶段被单独需要，导致 E8 和 E15 之间杀伤力在各个敲除后，它们独特的胚胎表型支持它们的非重叠甲基化模式，包括全域 H3K4 三甲基化

（SETD1A 和 SETD1B）、启动子特异性甲基化（MLL1）和增强子单甲基化（MLL4）。目前，我们对这些位点特异性甲基化最终控制 *HOX* 基因和其他发育调节因子的详细机制仍然知之甚少。如黑腹果蝇，H3K27 的甲基化动力学也是哺乳动物成功胚胎发生和 *HOX* 基因调控所必需的。因此，PRC2 复合物的成分突变——它是哺乳动物 PcG 同源物，由甲基化酶 EZH1 和 EZH2 及其他调节成分 BMI1、EED、SUZ12、RBAP46 和 RBAP48 组成。在发育后期的特定细胞类型中条件性敲除 Ezh2，以通过 E6.5 规避 Ezh2 缺失胚胎中的早期胚胎致死率导致错误模式（提前）或普遍增加 *HOX* 基因的表达。EED 和 SUZ12 敲除突变分别在 E8.5 和 E7.5 致死，与主要的主体构图缺陷如降低的中胚层和关键发育调节（短尾，Evx1）的错误表达有关。*Bmi*1 基因敲除小鼠，尽管 *HOX* 基因表达边界的正确建立发生了明显的改变，但在出生前仍可存活，但不久后死亡，造血功能受损，骨骼、神经和造血系统有细微的缺陷。这些可变的结果表明，PRC2 亚基可能独立于它们在甲基化酶复合物中的作用而执行某些功能，或者复合物可能在缺乏某些亚基的情况下在发育过程中保留某些功能。正如预期的那样，H3K27 去甲基化酶 KDM6A 和 KDM6B 在 *HOX* 基因表达上显示出与 PRC2 相反的影响。在斑马鱼中，KDM6A 的缺失导致后部图案缺陷和多种 *HOX* 基因的表达降低。在小鼠中，缺乏 KDM6A 的雌性胚胎在出生前死亡，心脏发育和神经管闭合缺陷；然而，KDM6C（也称为 UTY）部分补偿了男性对 KDM6A 不受干扰发育的需求，存在于 Y 染色体上的酶的无催化活性同源物，可存活至出生。KDM6A 的关键作用可能涉及招募其他染色质调节剂，而不是直接 H3K27 去甲基化。KDM6B 催化活性的丧失延迟了后 *HOX* 基因的表达，并引起 *HOX* 边界前移，从而导致骨骼异常。然而，胚胎在出生前仍可存活，尽管出生后失去活力。总之，由于失去生化等效 H3K27 甲基化调节因子而导致不同表型表明，它们可能具有不同的基因组靶点，因此作用于非重叠的基本发育基因组。

（四）蛋白质甲基化与染色质形成

染色质是指间期细胞核内由 DNA、组蛋白、非组蛋白及少量 RNA 组成的线性复合结构，是间期细胞遗传物质存在的形式。染色体是指细胞在有丝分裂或减数分裂过程中，由染色质聚缩而成的棒状结构。实际上，二者化学组成基本相同，而包装程度（即构型）不同，是遗传物质在细胞周期不同阶段的不同表现形式。在真核细胞的细胞周期中，大部分时间是以染色质的形态而存在的。通过分离胸腺、肝或其他组织细胞的核，用去垢剂处理后再离心收集染色质进行生化分析，确定染色质的主要成分是 DNA 和组蛋白，还有非组蛋白及少量 RNA。大鼠肝细胞染色质常被当作染色质成分分析模型，其中组蛋白与 DNA 含量之比近于 1:1，非组蛋白与 DNA 之比是 0.6:1，RNA 与 DNA 之比为 0.1:1。DNA 与组蛋白是染色质的稳定成分，非组蛋白与 RNA 的含量则随细胞生理状态不同而变化。

真核生物中，核小体外伸的组蛋白氨基末端可发生甲基化、乙酰化、丙酰化、丙二酰化、丁酰化、三羟基丁酰化、羟基异丁酰化、琥珀酰化、巴豆酰化、戊二酰化、棕榈酰化（S-palmitoylation 或 S-acylation）、磷酸化、泛素化和 SUMO 化、谷胱甘肽化和亚硝化等修饰类型。这些组蛋白翻译后修饰可通过改变染色质结构或招募下游效应因子调控基因的转录活性。

组蛋白甲基化位点主要定位于 H3、H4 的赖氨酸和精氨酸残基上，其中组蛋白赖氨酸残基上可发生单甲基化（me1）、二甲基化（me2）和三甲基化（me3）3 种不同状态的修饰。在植物基因组中，H3K9me1 和 H3K9me2 标志着转座子和重复序列富集的异染色质区域，并使异染色质始终处于深度抑制状态。常染色质则主要与 H3K4me3 和 H3K36me3 相关，它们均在转录起始位点富集，标记着活性基因的5 区。由 PRc2 复合物介导的 H3K27me3 也定位于常染色质区域，但与转录抑制相关，并优先作用于活性基因的转录区。果蝇 PRC2 核心组件包括 Esc（extra sex comb）、Su（z）（suppressor of zeste 12）、E（z）（enhance of zeste）和 P55；拟南芥基因组编码1 个 Esc 同源蛋白（FIE）、5 个 P55（MSll、MSl2、MSl3、MSl5 和 S14/FVE）、3 个Su（z）（VRN2、EMF2、FIS2）和 3 个 E（z）（CLF、SWN、MEA），并由这些亚基构成的多种 PRC2 复合物在植物不同的发育阶段中执行不同的功能。组蛋白精氨酸甲基化则由进化保守的 PRMT 家族蛋白介导，然而目前我们对精氨酸去甲基化酶知之甚少。鉴于精氨酸和赖氨酸去甲基化酶促模式的相似性，有些研究推测，JmjC 结构域蛋白可能具有潜在的去精氨酸甲基化作用。

四、蛋白质甲基化的检测方法

伴随表观遗传学的发展，一些独特的新技术随之产生。其中用于组蛋白修饰检测的技术以染色质免疫沉淀技术为核心，结合各种 PCR 技术和生物芯片技术，便可满足不同层次组蛋白甲基化研究的需要。传统的 Western 免疫印迹技术在组蛋白甲基化检测方面也有一定价值。此外，还可运用质谱分析技术来进行此类研究。

1. 染色质免疫沉淀技术

染色质免疫沉淀技术（chromatin immunoprecipitation，CHIP）被广泛用于鉴定修饰后组蛋白及其他染色质相关因子在基因组的定位，是体内研究 DNA—蛋白质相互作用的强有力工具。此法与生物芯片和分子克隆技术相结合，用于高通量的筛选已知蛋白因子的未知 DNA 靶点和研究反式作用因子以及特定的组蛋白修饰在整个基因组上的分布情况。CHIP 与 PCR 技术、Southern 印迹、酵母双杂交技术结合，为研究组蛋白甲基化在基因表达中的作用，全面阐明真核基因的表达调控机制提供了强有力的研究工具。

CHIP 技术的原理及一般操作流程为：①在活细胞状态下，使用交联剂（常为甲醛）将蛋白质—DNA 复合物固定下来；②细胞交联后通过理化方法（常为酶消化或超声破碎）将这种复合物中的 DNA 随机切割为一定长度范围内的染色质小片段；③继续采用蛋白质 A 的特异性抗体（一般为 ChIP 级别）处理，将含有蛋白质

A 的蛋白质—DNA 片段特异性标记；④利用可以结合抗体的蛋白质 A（一般偶联到分选柱或磁珠上，便于分离），将含有抗体的复合物从作用体系中富集分离出来，未被抗体标记的蛋白质—DNA 则被洗脱去除；⑤将得到的抗体—蛋白质—DNA 复合物解交联，纯化富集其中的 DNA 片段；⑥利用针对目的基因 B 转录调控区的特异性引物（一般设计多个位点，覆盖多个区域）通过 PCR（半定量 PCR 或荧光定量 PCR）等手段检测，如果其中有 PCR 检出阳性则表明蛋白质 A 可以与基因 B 的转录调控区结合（可以是直接结合也可以是间接结合，具体区分需要进一步的 EMSA 检测），而具体的结合位点就在引物覆盖区域或其周边位置。

CHIP 技术一般有两种方法，区别是染色质处理手段不同。第一种方法是使用标准微球菌核酸酶来消化细胞核，称为非变性染色质免疫沉淀（nChIP），用来研究同 DNA 有高亲和力的蛋白，如组蛋白及其修饰后同工体等；第二种方法是在细胞中加入甲醛或者将细胞暴露在紫外线下使染色质交联，接着用超声波将染色质切割成小片段，这个方法被称为 xChIP。如果研究者对研究同 DNA 结合亲和力不高的蛋白质有兴趣，如绝大多数非组蛋白的蛋白质，那么这个方法是唯一的选择。

组蛋白甲基化检测的研究，nChIP 是适宜的选择。优点在于：①可达到单核小体水平上的高分辨率。②免疫沉淀所得的蛋白质复合物可直接用聚丙烯酰胺凝胶电泳检测，有助于把握免疫沉淀的效率。③在 nChIP 准备阶段丢失的蛋白质可能会对附着有转录因子的修饰后核小体有帮助，而在 xChIP 中这些蛋白质一并被沉淀下来。其原理为细胞核用微球菌酶消化后释放出来的染色质，可以通过蔗糖梯度离心来分离出单个核小体和双联核小体。然后利用特异性抗体将含有蛋白质或者修饰后蛋白质的染色质片段进行免疫选择。这样，就可以对特定位点基因或者位点上的蛋白质或者甲基化等修饰进行精确的基因定位。免疫沉淀染色质中抽提出的 DNA 序列内含物可以通过 DNA 印迹或者 PCR 分析。

如果所研究的甲基化组蛋白的靶序列是已知的或者怀疑某个序列，则此甲基化组蛋白的靶序列 DNA 可以采用 Southern 印迹和 PCR 分析。Southern 印迹方法准确度较高，但操作复杂。PCR 方法中，琼脂糖定量法简单方便，但准确性低；同位素 PCR 法准确性虽有提高，但操作不便；实时 PCR 法虽可做到实时定量，准确性高，但价格昂贵。如果甲基化组蛋白的靶序列未知或者欲研究此甲基化组蛋白在基因组上的分布情况，找出反式作用因子的结合位点，需要采用 CHIP 与蛋白质芯片结合所形成的 CHIP-on-CHIP 技术。

2. Western 免疫印迹

广泛用于蛋白质表达水平的检测，但只能从细胞以及组织的整体水平上进行甲基化组蛋白的检测，远远不能满足更深层次的研究需求。

3. 生物芯片

鉴于生物芯片高通量、微型化和自动化的优点，其逐渐被研究者广泛采用。

常用生物芯片有三大类：基因芯片、蛋白质芯片和芯片实验室。蛋白质芯片的出现提供了一种比传统的凝胶电泳、Western 免疫印迹及酶联免疫吸附剂测定（enzyme linked immunosorbent assay，ELISA）更为方便、快速的研究蛋白质的方法。它能提供一份涵盖整个基因组序列位点的组蛋白甲基化表达图谱。帮助研究者选择出有研究意义的组蛋白甲基化位点，再针对性进行具体研究。CHIP-on-chip 技术是这方面研究的具体运用。

ChIP-chip 的基本原理是在生理状态下把胞内蛋白质和 DNA 甲醛作用下交联在一起，用超声波打碎为 0.2~2 kb 的染色体小片段，然后通过目的蛋白质特异性抗体沉淀此复合物，获得特异地作用于目的蛋白结合的 DNA 片段，通过对目的片段的纯化与检测，从而获得蛋白质与 DNA 相互作用的信息。其中共沉淀的 DNA 和合适的对照用荧光标记，加在载玻片上，用于芯片分析。使用外源性 DNA 作为背景，免疫沉淀 DNA 与作为背景的对照进行比较，可以找到特异性蛋白在基因组中的结合位点。一般来说，ChIP-chip 分 3 步完成：ChIP，DNA 处理，芯片分析，如图 4-1 所示。

此外，为明确组蛋白甲基化维持动态平衡的机制以及特定时间的存在状态，经常需要对组蛋白甲基化酶（HMT）和去甲基化酶（HDM）的蛋白水平进行研究。蛋白质的研究通常采用 Western 免疫印迹和 ELISA 方法。二者相比，Western

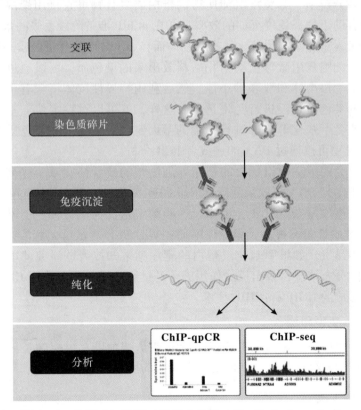

图 4-1　ChIP-chip 步骤（引自 Cell Signaling Technology，Inc）

免疫印迹价格低廉，适用于活组织和细胞内蛋白的定量研究，但灵敏度低。ELISA 虽价格昂贵，但可用于保存长久的组织切片中特定蛋白定性及定量研究，且所需样本量小，为临床病例的病理研究提供了极大方便。对于 HMT、HDM 检测多在活细胞进行，且有相对重组的样本，选择 Western 免疫印迹适宜。

对于组蛋白甲基化酶和去甲基化酶活性的检测，常规方法是免疫共沉淀技术，其基本原理为：首先创造一个适宜酶作用的液态环境（温度、pH 值、离子环境等），再通过免疫共沉淀技术将目的酶特异性沉淀、分离；然后加目的酶及其作用底物和原料一并放入准备好的液态环境中，给予一定的反应时间，生成目的产物；再采用 SDS-PAGE 凝胶电泳分离目的产物，照相并记录结果。最后对结果进行分析，目的产物的量和酶的活性呈线性关系，得出有关酶活性的结论。

五、蛋白质甲基化的生理作用

蛋白质甲基化的主要原理是将甲基化基团偶联到氨基酸侧链或末端的 N 原子上。在组蛋白中，赖氨酸或精氨酸残基是最常见的甲基化发生位点，且特定的甲基化修饰位点、甲基化程度和模式，以及不同的基因组背景对基因表达活性具有显著不同的影响。大量研究表明，组蛋白 H3 是组蛋白甲基化发生的主要位点。组蛋白甲基化修饰在动植物体内的许多生物学中起重要作用，包括细胞周期调节、DNA 损伤和应激反应、发育和生长等。

（一）组蛋白甲基化与基因转录调控和 RNA 剪切

组蛋白赖氨酸甲基化通常存在 3 种不同状态：单甲基化、二甲基化和三甲基化。发生在 H3K4、H3K36 和 H3K79 位点的二甲基化和三甲基化中通常会激活基因表达。H3K4 三甲基化（H3K4me3）主要发生在基因启动子区，H3K36 和 H3K79 甲基化主要发生在基因体上，而 H3K4 的单甲基化仅限于基因的增强子区。H3K9 和 H3K27 甲基化通常抑制基因表达，但执行特殊功能。H3K27me3 甲基化通常具有可逆性，可以动态调控基因表达，因此被认为是具有特别重要的意义。在生物体发生发展的不同阶段，H3K27me3 可以高度动态的调控基因开和关，因此，它也被认为是异染色质的特征。然而，由于精氨酸甲基化比赖氨酸复杂很多，因此，目前关于精氨酸甲基化与基因表达调控的研究相对较少。

近年，研究发现，组蛋白甲基化还可通过染色质环将空间上相互独立的染色质区域紧密结合在一起而影响基因转录，可能包括增强子和启动子区域、阻遏元件互作、绝缘子元件等。组蛋白修饰通过募集染色质重塑复合物直接或间接地影响染色质高级结构。例如，BPTF 作为染色质重塑复合物 NuRF 的主要组成包含一个 PHD 手指结构可识别 H3K4me3；DP3 是 BAF 复合物的组成，包含一个与甲基化的组蛋白相互作用的双 PHD 手指结构；同时，CHD 蛋白的染色质结构也可结合甲基化组蛋白。此外，在酵母中，H3K36me3 能够募集组蛋白去乙酰化酶而间接影响基因转录。尽管目前组蛋白甲基化在基因转录调控中的作用已被广泛研究，但仍然有很多不确定的其他因素参与其中，因此，这些问题亟待解决。

组蛋白甲基化在 RNA 剪切中同样发挥重要作用。值得注意的是，很多真核生物中外显子的平均长度类似于围绕一个核小体一圈的 DNA 长度，而内含子的长度却变化很大。剪切子 U2 snRNP 与染色质的相互作用可被 H3K4 三甲基化增强，这可能归因于 U2 snRNP 可与 H3K4 结合蛋白 Chd1 和 Sgf9 的相互作用。此外，近年来通过对果蝇、小鼠和人的全基因组 ChIP-seq 分析发现，与内含子相比，外显子富集有更多的 H3K36me3，且可变剪接相对于固有剪接具有更低水平的 H3K36me3。由于 H3K36me3 可以募集组蛋白去乙酰化酶复合物，从而抑制转录。因此，目前已有学者提出了一个组蛋白甲基化通过影响转录速率进而影响 RNA 剪切的动力学模型。

（二）组蛋白甲基化与胚胎发育和器官发育

第一个迹象表明，组蛋白甲基化在胚胎发育中的重要性是来源于对果蝇的研究。针对果蝇的早期基因筛选首先确定了胚胎发育所需的众多基因（尤其是身体图案化），后来发现其中许多基因可以调节组蛋白甲基化。这些成分的突变通常导致同源转换（一个身体部分变化成另一个）。例如，Trithorax（Trx）突变（后来鉴定为 H3K4 甲基化酶），会导致第 1 和第 3 胸椎节段转变为第 2 段，而 Polycomb Group（PcG）复合物的杂合体突变，H3K27 甲基化酶复合物 PRC2 的果蝇直系同源物，产生了额外的四肢性梳，这与异常的同源基因调控有关。后来在研究中也确定了多种 PcG 成分可用于调节身体形态。然而，令人惊讶的是，在这些基因筛查中未发现去甲基化酶，可能是因为去甲基酶发挥了冗余的功能（例如，KDM4A 可以替代 KDM4B，并且反之亦然），或者因为它们的缺失对早期胚胎发育并不重要，这可能主要归功于亲代对 RNA 或蛋白质的贡献（如 LSD1），从而产生较温和的表型。这样的母系遗传效应也在哺乳动物组蛋白去甲基化酶中观察到。但是，值得注意的是，并非所有组蛋白甲基化调节因子都是果蝇发育所必需的。

与果蝇的发育类似，很多组蛋白甲基化调节因子在哺乳动物的发育中同样发挥关键作用，广泛的基因敲除小鼠验证了该理论的真实性。这些研究大部分集中在对胚胎发育的调节因子上，极少部分研究亲本遗传中的调节因子，结果表明，很多调节因子独立于过于早期阶段的胚胎发育。值得注意的是，与之相关的胚胎基因敲除的时间、性质和程度与是否影响甲基化位点和基因的转录激活/抑制并不相关。总之，敲除组蛋白甲基化调节因子对哺乳动物胚胎发育中的基因活性或染色质结构调控具有十分复杂的影响。负责 H3K9 三甲基化的甲基化酶 Setdb1 的功能缺失突变与所有甲基化酶敲除的早期致死率具有明显相关性，且会发生在胚胎着床之前。许多其他甲基化酶的缺失也会导致在器官发育不同阶段的致死率，表明这些甲基化酶可能在促进特定器官发育过程中同样发挥了重要功能。

整体敲除实验表明，H3K4 甲基化对胚胎的造血功能发挥重要作用。研究表明，MLL1 缺失会导致多种影响，包括髓样和淋巴谱系细胞的特异性缺陷，减少了整体造血作用并降低了造血干细胞（HSC）的功能。此外，LSD1 在造血细胞分化的多个阶段也是必不可少的，多项研究结果显示，LSD1 可以抑制造血转录因子 GFI－1 和 GFI－1b 的表达。LSD1 的潜在功能还包括促进粒细胞分化，阻止 HSC 的自我更新和分化，增强特定谱系的前体细胞群的产生。此外，由 G9a 介导的 H3K9 甲基化被证明可以沉默多能性基因并促进 HSC 分化为成熟谱系的细胞。在造血后期，重组酶 RAG2，包含识别 H3K4me3 和 H3R2me2s 的 PHD 手指阅读区域，对于适应性免疫细胞的 DNA 重组和 DNA 成熟至关重要。尽管 H3K4 甲基化调节因子的确切作用尚未确定，但很明显，动态的 H3K4 甲基化是造血细胞作用所必需的。

　　H3K27 甲基化的动态调节在心脏发育中起重要作用。心肌细胞特异性基因敲除 PRC2 组件，规避了造血系统对 PRC2 的需求，导致心脏形态多个缺陷，包括心腔和心肌发育不全分离的缺陷，并伴有非心脏基因的表达。就像造血需要相对的 H3K4 甲基化和去甲基化，心脏同样需要 H3K27 去甲基化酶 KDM6B 和甲基化酶 PRC2。如在斑马鱼研究中所示，发育过程中 KDM6B 的缺失导致发育后期的心肌细胞增殖损伤。有趣的是，KDM6A 的丢失导致胚胎形成过程中胚胎发生的早期缺陷，表明这些相关的 H3K27 去甲基化酶在生物发育中的非冗余作用。心脏发育对 H3K4 甲基化的变化也高度敏感，正常的心脏形态需要 H3K4 单甲基化酶 SETD7 和心脏特异性基因的表达，表明激活和抑制的甲基化标记在心脏结构形成中具有关键作用。

　　生殖系统的发育也受组蛋白甲基化的调节。研究表明，小鼠基因敲除 H3K9 去甲基化酶 Kdm3a 虽然不会导致小鼠死亡，但却导致一部分 XY 小鼠发育成雌性，这可能与 KDM3A 功能丧失导致的性别决定基因 Sryupon 的错误表达引起的精子发生异常有关。同样，Suv39h1 和 Suv39h2 双敲除小鼠也表现出精子缺陷。最后，Tudor 家族的创始成员发现，首先在果蝇中识别出来的 H3R2me2s 是基于在突变母亲的后代中发生了生殖细胞发育缺陷。

（三）组蛋白甲基化与神经系统发育和大脑功能

　　在神经发育中已经观察到多种类型的组蛋白甲基化作用。KDM6B 促进小脑和嗅球神经元前体的分化，并且在腭发育中 PRMT1 是神经嵴细胞所必需的。在某些遗传背景下，完全敲除 H3K4me3 脱甲基酶 KDM5C 会导致小鼠神经发育缺陷和皮质发育受损。脑室下区神经干细胞（NSC）中 MLL1 的缺失不会影响胚胎发育，但确实导致了出生后致死率的下降，主要原因是减少了神经元的数量。NSC 特异性敲除 Prmt1 和 Prmt5 同样导致了产后致死，尽管相关作用机制差别很大。PRMT5 被证明通过产生 H4R3me2s 下调特定的促有丝分裂基因并促进适当的 mRNA 剪接来控制 NSC 的分化和增殖，导致神经祖细胞耗竭以及神经元数量减少，而 Prmt1 缺失导致了成熟少突胶质细胞的数量大大减少，并导致中枢神经系统严重的低髓鞘。大脑早期发育中 Mll1 的特异性敲除引起超级增强子中 H3K4 甲基化模式的改变，导致小脑细胞大量增殖，增加了髓母细胞瘤发展的概率，可能归因于 MLL4 在促进肿瘤抑制基因表达的激活作用。因此，神经发育受多种组蛋白甲基化的影响，同时采用转录和转录后机制，以确保大脑发育过程中适当的基因表达。

总之，目前研究表明造血形成、心脏发育、神经发育和生殖都受到组蛋白甲基化的重要调控，这表明组蛋白甲基化精确模式的建立是这些不同组织的发育所必需，并且组蛋白甲基化很可能对于器官发生的几乎所有方面都很重要。不同组蛋白甲基化作用的分子机制和它们的功能结果虽然在不同组织各不相同，但本质上，在不同的遗传背景下，相同的甲基化类型或酶的影响也可能具有很大不同，因此也无法精确预测每个调节因子的作用及其相关标志。最近，meta 分析与机器学习算法为发育过程中组蛋白甲基化标记的预测提供了一种新型研究方法。

（四）组蛋白甲基化与生物寿命和组织衰老

近年来，研究发现，组蛋白甲基化和甲基修饰蛋白在调节生物寿命和组织衰老方面发挥重要作用。成体干细胞中稳定的和动态的甲基标记如果缺失平衡，就会导致随着年龄变化，机体组织功能的下降。随着年龄增长，全基因组组蛋白甲基化水平的变化，可能会导致整体获得或失去稳定的甲基化标记的可能性，进一步导致机体衰老。具体来说，大鼠肝脏中，H4K20me3 水平会随着年龄的增长而增加，但是在线虫中，H3K27me3 水平会随着年龄的增长而减少。异染色质似乎在老年人的细胞中不断减少，或者在早衰疾病的病人中，比如早老症（HGPS）病人的异染色质也是减少的。HGPS 个体的细胞中发现，H3K27me3 在 X 染色体失活中明显减少，以及 H3K27 三甲基化酶（EZH2）水平显著降低。这些结果表明，异染色质的整体下降，以及伴随年轻基因沉默的许多基因的错误调节和错误表达，导致它们对于衰老的发生发挥重要作用。

甲基化酶和去甲基化酶很可能是小分子潜在的靶标，以减缓衰老并预防疾病。但是，这些与衰老的联系需要在高等生物中进行研究。组蛋白甲基化标记尚未显示出在调节寿命方面起直接作用。在低等生物体内，这可以通过将突变的赖氨酸残基赋予不可甲基化的氨基酸来研究对寿命的影响，但是必须谨慎解释这些结果，因为毕竟通过修饰改变的结果并不能真实反映实际的结果，因此还需进一步深入探索。

六、蛋白质甲基化的病理作用

（一）蛋白质甲基化与肿瘤

蛋白质甲基化是蛋白质一种普遍的转录后修饰方式，甲基化修饰能够影响蛋白质与蛋白质的相互作用，蛋白质与 DNA 或 RNA 的相互作用，蛋白质的稳定性，蛋白质的亚细胞定位和酶活性。因此，蛋白质甲基化能够通过影响蛋白质功能参与调控从基因转录到信号转导的多种细胞生物学过程。在人类细胞中，蛋白质甲基化水平受到多种甲基化酶和去甲基化酶的严密调控，不同的效应蛋白能够以依赖相邻氨基酸序列和甲基化状态的方式识别特定的甲基化位点，进而发挥相应的功能。然而，蛋白质甲基化的失衡与人类多种疾病，尤其是肿瘤的发生发展密切相关。在人类肿瘤细胞中，甲基化酶和去甲基化酶的失调导致甲基化水平处于失衡状态。而失衡的甲基化状态与肿瘤的恶性生物学行为存在密切联系。本文主要从蛋白质赖氨酸甲基化和蛋白质精氨酸甲基化两个层面出发，分别阐明蛋白质甲基化失衡在肿瘤生物学进展中的重要作用及其潜在治疗意义。

作为一种重要的转录后修饰方式，蛋白质赖氨酸甲基化能够影响组蛋白和非组蛋白等多种蛋白质的功能。在人类中，蛋白质赖氨酸甲基化异常参与包括精神健康障碍、发育障碍和癌症等在内的多种疾病的发生。本节将从组蛋白和非组蛋白两个角度出发阐述蛋白质赖氨酸甲基化在肿瘤方面的研究进展。

在真核细胞中，储存遗传信息的 DNA 以高度有序的染色质结构存在。作为染色质的基本单位，核小体由各两个 H2A、H2B、H3 和 H4 核心组蛋白构成，并被大约两圈 DNA 包裹。其中，每个组蛋白突出的非结构化 N 末端尾部和结构化的球状结构域都可以受到甲基化修饰。组蛋白甲基化是一种很重要的组蛋白修饰，是指添加 1 个、2 个或 3 个甲基到组蛋白中的某些氨基酸上，分别称为单甲基化、二甲基化和三甲基化。虽然组蛋白的很多位点都可以发生甲基化，但主要发生在尾部的赖氨酸和精氨酸残基上。组蛋白甲基化修饰能够影响染色质结构，也为多种分子（染色质重塑分子、组蛋白伴侣、DNA/组蛋白修饰酶和转录因子等）提供结合平台。组蛋白甲基化状态能够促进或抑制基因转录，这主要取决于甲基化位点、程度、模式和甲基化发生的基因组环境。在细胞核中，DNA 缠绕在组蛋白上，共同组成核小体。组蛋白的甲基化和去甲基化能够通过改变组蛋白构象使 DNA 中的基因"关闭"和"开启"，从而分别发挥转录抑制或激活作用。此外，组蛋白甲基化修饰还能够影响众多细胞事件，包括 DNA 复制与修复、染色质致密化和细胞周期调控等。

局部或者全局组蛋白甲基化失调是癌症的一个重要特征，研究表明，某些组蛋白甲基化整体水平的变化与癌症复发率增加和生存率降低相关。此外，组蛋白甲基化酶和去甲基化酶的突变或失调与多种人类癌症的发生密切相关，许多组蛋白甲基化相关蛋白还有望成为癌症治疗的潜在靶点。因此，组蛋白甲基化有望成为癌症药物研发、诊断和治疗方面的潜在切入点。根据甲基化残基的种类，组蛋白甲基化可进一步分为组蛋白赖氨酸甲基化和组蛋白精氨酸甲基化，两者均在癌症进展中发挥重要作用。

近年来，由于其在肿瘤恶性进展中的重要调控意义，组蛋白赖氨酸甲基化在肿瘤生物学方面获得越来越多的关注。组蛋白赖氨酸残基的甲基化水平能够通过调节染色质结构，调控包括转录、复制和修复等在内的基于 DNA 的核内进程。组蛋白赖氨酸甲基化由赖氨酸甲基化酶（KMT）和赖氨酸去甲基化酶（KDM）这两个具有相反催化活性的蛋白家族调控。研究表明，人类癌症中普遍存在组蛋白赖氨酸甲基化调控网络异常，并且赖氨酸甲基化酶和赖氨酸去甲基化酶家族中的某些酶有望成为肿瘤治疗方面的潜在靶点。近年来，一些靶向特定赖氨酸甲基化酶和赖氨酸去甲基化酶的小分子抑制剂被逐渐研发出来，并且在体内外实验中展现出良好的治疗效果，有力地提示靶向异常的"组蛋白赖氨酸甲基化途径"有望成为一种新兴的癌症治疗策略。

大规模基因测序表明，人类原发性肿瘤样本中 KMT、KDM 和其他染色质相关蛋白编码基因存在反复突变、易位和体细胞拷贝数的增加或减少。此外，一些 KMT 和 KDM 在癌症中特异性过表达，近期研究表明一些肿瘤细胞系中存在整体组蛋白赖氨酸甲基化水平的异常。尽管目前尚未证明异常的组蛋白赖氨酸甲基化和肿瘤恶性转化之间存在直接因果关系，但根据基因组畸变的性质已经逐步明确了 KMT 和 KDM 家族成员的水平或活性在人类肿瘤中存在上调或下调。例如，在滤泡性和弥漫性大 B 细胞淋巴瘤中，组蛋白 3 赖氨酸 27（H3K27）特异性的 KMT EZH2 存在单等位基因功能获得突变，EZH2 的这些突变以 SET 结构域中单一氨基酸替换的形式出现，并改变酶的底物特异性。类似地，H3K36 特异性 KMT WHSC1（NSD2，MMSET）在多发性骨髓瘤中存在频繁易位。这种易位会导致 WHSC1 转录显著升高，进而导致 H3K36me2 整体水平的升高以及癌性转化。此外，H3K27 特异性去甲基化酶 KDM6A 和 H3K4 特异性甲基化酶 KMT2C（MLL3）和 KMT2D（MLL2）被证实在多种类型癌症中存在高频功能丧失性突变。在急性髓系白血病中，KMT2A（MLL）经常发生易位，并由此产生缺乏 C 末端催化结构域的致癌融合蛋白。总的来说，KMT 和 KDM 的功能缺失突变远比功能获得突变更为频繁，这表明这类酶主要发挥肿瘤抑制作用。然而，这种功能缺失突变导致的异常组蛋白赖氨酸甲基化状态可能产生会因为其他 KMT 或 KDM 的补偿作用而改善。因此，癌细胞可能对组蛋白赖氨酸甲基化途径的进一步抑制更为敏感。

从整合医学角度看，如果将导致组蛋白赖氨酸甲基化途径异常的基因组畸变看作一个整体的致癌网络时，组蛋白赖氨酸甲基化模式在癌细胞的获得性生长优势中就发挥非常重要的作用。从这个角度出发，异常的组蛋白赖氨酸甲基化调控机制有望成为肿瘤药物开发方面极具吸引力的靶点，目前针对个别 KMT 和 KMD 药物的研发正在如火如荼地进行，并初步显示出良好的应用前景。例如，靶向 DOT1L、EZH2、EHMT1、EHMT2 和 SMYD2 等赖氨酸甲基化酶的小分子抑制剂，以及针对 KDM1A 和 JMJC 组蛋白去甲基化酶等赖氨酸去甲基化酶的小分子抑制剂层出不穷，并在体内外实验和临床试验中展现出良好的癌症治疗效果，这进一步印证了异常的组蛋白赖氨酸甲基化模式在肿瘤恶性生长中的重要作用。

1. 非组蛋白赖氨酸甲基化与肿瘤

目前，赖氨酸甲基化的研究主要集中在组蛋白赖氨酸甲基化方面，这是由于组蛋白甲基化在染色质生物学和基因调控中具有明确的重要性。然而，除了异常的组蛋白赖氨酸甲基化以外，数百个非组蛋白上同样存在赖氨酸甲基化。异常的非组蛋白赖氨酸甲基化也与肿瘤进展密切相关。迄今为止，已发现近20种非组蛋白底物能够被蛋白质赖氨酸甲基化酶和蛋白质赖氨酸去甲基化酶调控。这些非组蛋白底物既可定位于细胞核，也可定位于细胞质。

（1）p53赖氨酸甲基化与肿瘤

*p53*是参与人类肿瘤发生最重要的肿瘤抑制基因之一，研究表明SETD7能够催化p53蛋白的赖氨酸372（p53K372）发生甲基化，并且这种甲基化增强p53的稳定性和转录活性。尽管野生型p53在细胞核和胞质之间分布均匀，但K372甲基化的p53仅分布于细胞核。此外，还有研究表明，蛋白质赖氨酸甲基化酶SMYD2能够催化p53羧基末端的调控域中赖氨酸370（p53K370）的单甲基化，而利用小干扰RNA敲除SMYD2能够增强p53介导的肿瘤细胞凋亡。此外，SMYD2依赖的p53K370甲基化能够损害CDKN1A的表达，CDKN1A是p53的一个重要下游靶点，这意味着SMYD2通过K370单甲基化抑制p53的功能。LSD1能够催化p53K370的二甲基化，p53K370的二甲基化进而促进p53与其共激活物p53结合蛋白1（p53BP1）的结合，最终导致p53功能增强。这些结果表明，p53K370的单甲基化对抑制p53活性至关重要，而p53K370的二甲基化似乎激活了p53。其中，SMYD2和LSD1都能促进肿瘤发生，并且在多种类型的癌症中过度表达，这一事实揭示了人类癌症中甲基化途径的复杂性。

（2）RB1和E2F赖氨酸甲基化与肿瘤

RB1是一个关键的细胞周期调节因子和肿瘤抑制因子，在多种癌症中功能失调。RB1是有丝分裂癌蛋白的结合分子，并被发现与细胞周期同步磷酸化。研究表明，RB1的赖氨酸甲基化在RB1功能调节中发挥重要作用，并且是细胞周期调节的关键事件。SMYD2介导的RB1赖氨酸810甲基化能够增强RB1丝氨酸807和811处的磷酸化。此外，尽管RB1通常与E2F相互作用以抑制E2F靶基因的转录，但RB1赖氨酸810的甲基化能够通过增强RB1磷酸化加速E2F转录活性并促进细胞周期进程。

E2F家族成员在多种类型的癌症中存在表达或活性失调。在p53缺失的肿瘤细胞中，SETD7催化的E2F1K185的甲基化能够抑制其远端区域的乙酰化和磷酸化，同时诱导E2F1的多泛素化和降解，这一过程可防止E2F1在DNA损伤和促凋亡靶基因TP73激活过程中积累。此外，LSD1能够催化E2F1K185的去甲基化，这对维持癌细胞中未甲基化E2F1的丰度非常重要，以及时应对DNA损伤。这些结果表明，在p53缺失的肿瘤细胞中，LSD1和SETD7能够影响DNA损伤诱导的细胞死亡。

（3）热休克蛋白赖氨酸甲基化与肿瘤

热休克蛋白在多种人类癌症中过度表达，并在肿瘤细胞增殖、分化、侵袭、转移和免疫系统识别中发挥重要作用。HSP表达的增加还可以保护肿瘤细胞免受促凋亡信号的激活，进而促进肿瘤的恶性进展和治疗抵抗。其中，HSP70和HSP90

的赖氨酸甲基化能够调控其功能，进而在肿瘤进展中发挥作用。

HSP70 是一种普遍存在的分子伴侣，能够在多种生物过程中发挥作用，包括多肽折叠、蛋白质降解、跨膜蛋白质亚细胞易位和蛋白质相互作用。研究表明，HSP70 赖氨酸 561 的二甲基化在癌细胞中显著增加，并且甲基化的 HSP70 主要定位于细胞核。与此相反的是，非甲基化的 HSP70 主要定位于细胞质。HSP70 的甲基化由蛋白质甲基化酶 SETD1A 催化，SETD1A 已被报道在多种类型的癌症中过度表达。赖氨酸 561 甲基化的 HSP70 优先结合并激活细胞核中的极光激酶 B，诱导癌细胞的细胞周期进展。免疫组化分析表明，HSP70K561 的甲基化在很大比例的非小细胞肺癌、膀胱癌和肾癌组织中呈现阳性，而在癌旁组织中主要呈现阴性。这进一步印证了 HSP70 的赖氨酸甲基化修饰在多种肿瘤的恶性进程中发挥重要作用。

HSP90 是一种进化上保守的分子伴侣，参与 200 多种蛋白质（也被称为 HSP90 客户蛋白）的稳定和激活，HSP90 的许多客户蛋白是多种细胞信号通路和应激的适应性反应机制所必需的。癌细胞利用 HSP90 分子伴侣机制保护一系列突变和过度表达的癌蛋白免受错误折叠和降解，因此 HSP90 被认为是癌细胞存活和癌基因成瘾的一个关键促进分子。SMYD2 能够催化 HSP90AB1 赖氨酸 531 和 574 的甲基化，HSP90AB1 的赖氨酸甲基化对其同源二聚化及其与应激诱导磷蛋白 1（STIP1）和细胞分裂周期 37（CDC37）的相互作用非常重要，STIP1 和 CDC37 是人类肿瘤细胞中 HSP90AB1 的共伴侣分子，它们能够共同促进癌细胞的生长。

（4）蛋白激酶 VEGFR1 和 MAP3K2 的赖氨酸甲基化与肿瘤

血管内皮生长因子受体 1（VEGFR1）是一种受体酪氨酸激酶，能够介导细胞增殖和血管生成相关信号的传导。研究表明，SMYD3 能够催化位于 VEGFR1 酪氨酸激酶结构域赖氨酸 831 的甲基化，进而增强 VEGFR1 在体外和体内的激酶活性。VEGFR1 与结直肠癌的肝转移密切相关，并且 VEGFR1 的外源性表达促进胰腺癌细胞的迁移和侵袭。因此，靶向 SMYD3 催化的 VEGFR1 甲基化可以直接减弱癌细胞中 VEGFR1 的激酶活性，并有望通过抑制癌细胞的侵袭和转移使病人受益。

此外，SMYD3 还能催化丝/苏氨酸蛋白激酶家族的另一个成员 MAP3K2 的甲基化。SMYD3 介导的 MAP3K2 赖氨酸 260 的甲基化能够激活 RAS-RAF-MEK-ERK 信号通路，而 SMYD3 缺失能够与 MEK 抑制剂发挥协同作用阻断 RAS 驱动的肿瘤发生。这一发现的临床意义在于，提示我们 SMYD3 有望成为治疗 RAS 驱动的胰腺癌和肺癌以及其他 RAS 驱动肿瘤的候选治疗靶点。SMYD3 的完全缺失对小鼠的表型没有明显影响，这提示 SMYD3 抑制剂作为化疗药物的副作用可能很小。

（5）转录因子（NF-κB、ERα、C/EBPβ 和 STAT3）的赖氨酸甲基化与肿瘤

NF-κB 转录因子调节多种生物学功能，包括炎症、免疫、细胞增殖和凋亡。SETD7 能够使细胞核内 RELA 的赖氨酸 37 发生甲基化，从而增强 RELA 的启动子结合亲和力，这种甲基化对肿瘤坏死因子 - α（TNF-α）刺激条件下一系列 NF-κB 依赖性基因的表达至关重要。此外，NSD1 能够催化 RELA 的赖氨酸 218 和 221 发

生甲基化并激活 NF-κB 的活性。鉴于 RELA 的 K218A、K221A 或 K218A 和 K221A 联合突变显著降低了其对 DNA 的结合能力，这表明 NF-κB 几个赖氨酸残基的甲基化能够影响其与下游基因启动子的结合能力，从而在 NF-κB 依赖的转录调控中发挥重要作用。此外，SETD6 能够催化 RELA 赖氨酸 310（RELAK310）的甲基化，这种甲基化能够增强 RELA 的惰性，并减弱 RELA 驱动的转录程序。综上所述，NF-κB 的活性受到 RELA 赖氨酸甲基化的正向调控和负向调控，这种复杂的调控机制主要取决于 RELA 的甲基化位点。

雌激素受体 α（ERα）是一种与乳腺癌密切相关的配体激活转录因子，在受到雌激素刺激后，ERα 能够招募多个共同调节因子至靶基因的雌激素反应元件，进而调节靶基因的激活或抑制。在乳腺癌细胞中，SMYD2 能够介导 ERα 赖氨酸 266（ERαK266）发生甲基化，这种甲基化对 ERα 赖氨酸 266 和 268 的乙酰化起负性调节作用，而 ERα 赖氨酸 266 和 268 的乙酰化能够通过增强 ERα 的 DNA 结合能力促进其转录活性。在雌激素耗竭的条件下，SMYD2 介导的 ERαK266 甲基化能够减弱 ERα 的染色质募集，并阻止 ERα 靶基因激活。在雌激素刺激下，ERαK266 甲基化减少，从而允许 p300/CREB 结合蛋白（CBP）乙酰化 ERα，从而激活 ERα 靶基因的转录。此外，LSD1 能够催化 ERαK266 的去甲基化。以上研究表明，SMYD2 和 LSD1 能够通过调控 ERαK266 甲基化和去甲基化，影响其与赖氨酸 266 和 268 乙酰化的串扰，进而调节乳腺癌细胞中 ERα 的功能。

CCAAT/增强子结合蛋白 β（C/EBPβ）是碱性亮氨酸拉链转录调节因子家族的成员之一，能够调节多种细胞类型的组织特异性基因表达、增殖和分化。C/EBPβ 在乳腺癌、卵巢癌和结直肠肿瘤中表达增加，并对表皮肿瘤的恶性进展至关重要。研究表明，EHMT2 能够催化 C/EBPβ 氨基末端反式激活域赖氨酸 39（C/EBPβK39）的甲基化，进而抑制 C/EBPβ 的转录活性。

信号转导和转录激活因子 3（STAT3）能够在多种癌症中发挥促癌作用。研究表明，当 STAT3 酪氨酸磷酸化并与靶基因启动子结合时，SETD7 能够催化 STAT3 蛋白中赖氨酸 140 的二甲基化，这种甲基化可被去甲基化酶 LSD1 逆转。值得注意的是，STAT3 仅在细胞核而不是在细胞质中甲基化，尤其当它是启动子结合复合物的一部分时。另外，二甲基化只对部分 STAT3 激活基因发挥负性调控作用，提示其赖氨酸甲基化可能有助于特定的转录调控。此外，STAT3 上的赖氨酸 180 也能被 EZH2 三甲基化。EZH2 介导的 STAT3 甲基化通过增加其在胶质母细胞瘤干细胞样细胞中的酪氨酸磷酸化来激活 STAT3 功能，并且 EZH2－STAT3 通路似乎是胶质母细胞瘤干细胞样细胞中的关键信号节点之一。鉴于靶向 EZH2 能够抑制多克隆靶基因的表达并降低 STAT3 活性，提示这有望成为胶质母细胞瘤的一种潜在治疗策略。

总之，肿瘤中异常非组蛋白甲基化的作用体现在其对经典癌症相关蛋白（如肿瘤抑制因子 p53）的调节上，后者则经历了复杂的转录后修饰。在 DNA 损伤或癌基因激活后，p53 活性的调节需要不同酶催化其羧基末端结构域内特定氨基酸的甲基化和去甲基化。例如，SMYD2 介导的 p53 赖氨酸 370 的一甲基化能够抑制 p53 活性，而 p53 赖氨酸 370 的二甲基化则能够导致 p53 的活化，这种活化可被赖氨酸特异性的组蛋白去甲基化酶 KDM1A 抵消。另外，非组蛋白甲基化在癌症中的重要作用还体现在其与典型的促肿瘤相关信号通路存在关联。这主要体现在 MAPK、PI3K-AKT、NF-κB 或 ER 信号通路的关键成分，如 RAS、PI3K、PTEN、E2F1、Rb、NF-κB 或 ERα 的功能也受到赖氨酸甲基化的调控。近期研究逐步揭示了一些非组蛋白特定残基的甲基化在癌症中的功能性后果，例如，异常 SMYD3 介导的 MAP3K2 Lys260 的甲基化能够阻止其去磷酸化，从而在胰腺导管腺癌和肺腺癌中介导 MAPK 信号通路的持续激活。此外，转录因子的甲基化也参与介导基因调控程序。

2. 组蛋白甲基化与消化道肿瘤恶性生物学

消化道肿瘤占实体肿瘤的 60%，因此我们要特别关注组蛋白甲基化与其恶性生物学表型的关系，这对消化道肿瘤的诊断及治疗十分重要。异常的组蛋白甲基化是消化道肿瘤恶性进展中的一个关键事件，在某些情况下，赖氨酸甲基化酶、赖氨酸去甲基化酶和蛋白质精氨酸甲基化酶等甲基化修饰酶的异常表达会导致癌症相关基因组蛋白甲基化或去甲基化失调，失调的组蛋白甲基化参与调控消化道肿瘤的恶性发生、增殖、代谢重编程、上皮－间质转变、侵袭迁移等表型。

（1）消化道肿瘤的发生发展

在某些外部或内部因素的刺激下，正常消化系统细胞中癌症相关基因的组蛋白甲基化改变可能导致细胞生长分化异常，进而导致消化系统癌症的发生。病毒、酒精或脂肪摄入介导的肝炎是造成肝癌的主要原因，组蛋白甲基化在其进展中起重要作用。研究表明，小鼠中 KMT1B 介导的 H3K9me3 能够导致非酒精性脂肪性肝炎的发生，而非酒精性脂肪性肝炎则加速肝炎诱导的肝癌发生。在正常肝细胞中，KMT1B 介导的 H3K9me3 抑制了 Sirt1 的转录，在巨噬细胞中 KMT1B 介导的 PPARγ 的转录抑制有利于其向促炎 M1 表型而非抗炎 M2 表型发展，从而增强了肝脏炎症程度。此外，染色质免疫沉淀（ChIP）分析显示，在乙肝病毒诱导的肝癌发生过程中，HBV X 蛋白（HBx）表达降低了 EpCAM 启动子中沉默修饰 H3K27me3 的水平，而激活修饰 H3K4me1 的水平则明显升高。

在胃肠道癌变方面，研究发现 KDM4B 能够通过其去甲基化活性与 c-Jun 共同结合在 IL-8、MMP1 和 ITGAV 的启动子上，幽门螺杆菌感染显著增加 KDM4B 和 c-Jun 的占据，导致这些基因启动子上 H3K9me3 信号的显著降低。此外，另一项研究还发现，3 个 H3K27me 修饰基因（*EZH2*、*KDM6A* 和 *KDM6B*）以协同三元相互作用分别与胃肠道肿瘤易感性相关。在人类结直肠癌发生过程中，Wnt/β 联蛋白信号转导分子的突变可能是启动和驱动肿瘤进展的早期事件之一。KMT3A 缺失介导的 H3K36me3 显著降低能够导致 DVL 蛋白的表达上调，进而导致 Wnt/β catenin

信号通路活性增强并驱动结直肠癌的发生。此外，还有一项研究显示 WNT3 启动子区域 H3K27me3 下调及 H3K4me3 增加，表明组蛋白甲基化能够直接激活 Wnt/β联蛋白信号通路并促进结直肠癌发生。

在胰腺生理条件下，组蛋白甲基化在胰腺细胞的生长和分化中起关键作用。研究表明，KDM6A/B 在胰腺内胚层分化中至关重要。在内胚层分化早期阶段，KDM6A/B 通过去甲基化 H3K27me3 上调 WNT3 表达并激活 WNT 信号通路，进而促进中胚层分化。而在晚期阶段，KDM6A/B 通过去甲基化 H3K27me3 激活 WNT 拮抗剂 DKK1 以抑制 WNT 信号通路，进而促进内胚层而非中胚层分化。然而，在胰腺损伤或慢性炎症的情况下，EZH2 的缺失会导致胰腺再生受损并加速 KrasG12D 驱动的肿瘤发生。腺泡 - 导管化生（ADM）是胰腺癌发生的必要条件，ADM 过程中 NFATc1 的激活能够导致 SOX9 启动子上 H3K4me3 的增加，进而促进 SOX9 的表达，SOX9 是 Kras 下游的关键效应分子，能够加速胰腺癌前病变的形成。

（2）消化道肿瘤的恶性增殖

增殖的不受控制是肿瘤细胞的重要特征。组蛋白甲基化在消化系肿瘤细胞的恶性增殖中起关键作用。例如，EZH2 介导的抑制性 H3K27me3 标记在 KLF2 启动子中富集，能够通过 HIF-1α/Notch-1 信号通路和 Hedgehog 通路增强胃癌细胞和结直肠癌细胞的生长优势。此外，EZH2 介导的 DUSP5 基因 H3K27me3 修饰可显著加速结直肠癌细胞的增殖，DUSP5 基因是丝裂原活化蛋白激酶（MAPK）信号通路的负调控因子。

（3）消化道肿瘤的细胞周期失调

细胞周期网络异常与肿瘤细胞增殖密切相关。在消化系统肿瘤发展过程中，组蛋白甲基化可以通过调节细胞周期蛋白和细胞周期蛋白依赖性激酶抑制剂（CKI）调节细胞周期，从而导致细胞周期失调和细胞增殖失控。前期实验表明，KMT2D 沉默能够导致胰腺细胞中 G0/G1 比例下降，同时伴随 H3K4me1/2/3 整体水平的下降，表明组蛋白甲基化确实参与了细胞周期调控。在胃癌、结直肠癌、肝癌和胰腺癌等消化系统肿瘤中，p15 和 p21 基因编码两种常见的 CKI，其 H3K27me3 和 H3K9me3 水平升高，H3K4me2/3 水平降低。这一过程由上游 lncRNA（如 BLACAT1、SNHG17、CASC15 等）触发，可抑制 p15 和 p21 的表达，进而导致 G0/G1 检查点缺失。此外，EZH2 介导的 H3K27me3 除下调 p15 基因外，还下调 p57 基因的表达，进而参与调控胃癌细胞周期和胃癌细胞增殖。同样，组蛋白甲基化也可调节消化系统肿瘤细胞中的细胞周期蛋白和细胞周期依赖激酶。研究表明，Jumonji 结构域蛋白 6（6JMJD6）是一种组蛋白精氨酸去甲基化酶，能够通过降低肝癌细胞 CDK4 启动子中的 H4R3me2s 水平激活 CDK4 的表达。此外，胰腺癌细胞中 KMT4 诱导的 H3K79me2 能够上调 FOXM1 的表达，后者则通过 Wnt5a 信号通路显著增加其 cyclin A2 和 cyclin B1 的表达。

（4）消化道肿瘤的代谢重编程

为了满足其旺盛的增殖需求，消化系统肿瘤细胞对其代谢模式进行了重编程。组蛋白甲基化在肿瘤细胞的代谢重编程方面也发挥调控作用。例如，葡萄糖转运体1（GLUT1）是调节葡萄糖稳态的主要分子之一，能够被 p-ERK/KDM4B 介导的抑制性 H3K9me3 标记的擦除激活，从而促进葡萄糖剥夺条件下结肠癌细胞的葡萄糖摄取。此外，还有研究表明 KDM1A 过表达介导的 H3K4me2 去甲基化抑制了代谢相关基因 *PGC-1α* 和 *LCAD* 的表达，它们分别参与线粒体氧化代谢和脂肪酸氧化相关基因的转录控制。

（5）消化道肿瘤的上皮—间质转化

上皮—间质转化是一种重要的病理生理事件，可导致细胞黏附丧失、根尖基底极性异常和细胞骨架重组，从而使极化的、静止的上皮细胞获得间充质能力，如侵袭性和运动性。多种组蛋白甲基化修饰参与调控消化道肿瘤的上皮—间质转化，尤其是 EZH2 介导的 E-钙黏蛋白基因启动子上的 H3K27me3。例如，*TET*1 基因缺失能够激活 EZH2，EZH2 通过催化结直肠癌细胞中 E-钙黏蛋白启动子上的 H3K27me3 修饰抑制 E-钙黏蛋白的转录。这种修饰最终导致 E-钙黏蛋白表达下降和上皮—间质转化的发生。除了 EZH2 介导的 H3K27me3，其他组蛋白甲基化修饰也参与了消化道肿瘤上皮—间质转化的调控。例如，KDM6A 的缺失能够通过调控 HCT-116 结肠癌细胞中 E-上皮钙黏素启动子中 H3K27 甲基化，负性调控 E-上皮钙黏素的表达，进而促进上皮—间质转化的发生。

（6）消化道肿瘤的侵袭和迁移

肿瘤细胞向周围组织和血管的侵袭迁移是肿瘤转移的重要起始步骤。在这个过程中，消化系统肿瘤细胞通过组蛋白甲基化的调节，侵入深层组织，进入淋巴管和血管，扩散进入循环。这种扩散使癌细胞能够在远处的器官上定植。例如，MMP7 和 HMGA2 启动子区域 H3K27me3 的减少促进了 Brg1 缺失的胰腺癌细胞的恶性进程，这是因为 MMP7 能够促进肿瘤细胞的侵袭，而 HMGA2 则能够促进肿瘤细胞的侵袭和迁移。此外，在消化系统肿瘤的发展过程中，组蛋白甲基化修饰能够激活 MMP9 和 MMP14 的表达。具体表现为 MMP9 启动子中 H3K9me3 修饰显著降低，而 MMP14 启动子中 H3K4me3 修饰上调及 H3K27me3 的下调。除了 MMP 家族蛋白外，研究还发现消化系统中参与肿瘤侵袭和转移的一组基因的异位表达与组蛋白甲基化的异常调节有关。例如，H3K9me3 介导的众多相关基因（如 *IGFBP*3、*CXCL*3、*NOS*3、*SLIT*1.172/173）的表观遗传沉默促进了癌细胞的侵袭和迁移能力。相反，H3K9me3 在 MALAT1 启动子上的去甲基化能够上调 MALAT1 的表达，进而增强 β 联蛋白信号通路的活性。除了 H3K9 修饰外，BMP7、WIF1 和 TIMP2/3 中 H3K4me3 的降低也显著增强了肝癌和结直肠癌细胞的侵袭和迁移能力。此外，有研究表明 KDM6B 表达异常会降低 *Slug* 基因启动子的 H3K27me3 修饰，进而激活 *Slug* 的转录并促进肝癌细胞的迁移、侵袭和干细胞样行为。

3. 精氨酸甲基化与肿瘤生物学

蛋白质精氨酸甲基化是真核细胞中最普遍的翻译后蛋白质修饰之一，能够参与调控多种细胞过程，包括转录、DNA 修复、mRNA 剪接和信号转导等。蛋白质精氨酸甲基化受到蛋白质精氨酸甲基化酶（PRMT）和精氨酸去甲基化酶的调控，目前已鉴定出 9 个精氨酸甲基化酶家族成员和 1 个精氨酸去甲基化酶（即 JMJD6）。精氨酸残基可以被甲基化产生一甲基精氨酸（MMA）、不对称二甲基精氨酸（ADMA）或对称二甲基精氨酸（SDMA）。蛋白质精氨酸甲基化酶（PRMT）根据其产物的特异性分为 3 类，Ⅰ 型 PRMT（PRMT1、PRMT2、PRMT3、PRMT4、PRMT6 和 PRMT8）能够催化产生 ADMA，Ⅱ 型 PRMT（PRMT5 和 PRMT9）能催化产生 SDMA，三型 PRMT 均可催化产生 MMA。PRMT 能够通过催化几种组蛋白精氨酸残基（H2AR3、H4R3、H3R8 和 H3R2）的甲基化来调节染色质状态和转录活性，其中组蛋白 ADMA 与转录激活相关，而组蛋白 SDMA 则与转录抑制相关。大量研究表明，蛋白质精氨酸甲基化酶和氨基酸甲基化与癌症进展密切相关，虽然尚未在癌症中发现这些酶序列的改变，但越来越多的证据表明大量精氨酸甲基化和去甲基化底物在肿瘤发生中起关键作用，这提示精氨酸甲基化有望成为干预癌症新的切入点。

精氨酸甲基化在癌症进展中发挥重要作用，研究表明，大多数 PRMT 均参与调控癌症相关表观遗传学调控、转录调控、信号通路、RNA 代谢和 DNA 修复等过程。有几种蛋白质的精氨酸甲基化在乳腺癌、肺癌、结肠癌和白血病中普遍存在，并在这些癌症的病程进展中发挥重要作用。组蛋白甲基化的早期研究揭示了组蛋白赖氨酸 4 三甲基化（H3K4me3）和组蛋白精氨酸 2 对称二甲基化（H3R2me2）之间存在复杂的相互作用。H3R2me2 的甲基化由 PRMT5 催化执行，并被 WDR5 所识别，后者是 MLL 复合物的一个组成部分，WDR5 识别 H3R2me2 后能够促进 H3K4 的甲基化，并激活维持白血病 *HOX* 基因的转录。相反，PRTM6 介导的组蛋白精氨酸 2 不对称二甲基化（H3R2me2s）则能够阻止 WDR5 结合染色质并抑制其转录激活作用。在实体瘤中，这种相互影响同样重要，因为 *HOX* 基因调控上皮 - 间充质转化（EMT），而 EMT 则促进了肿瘤的生长和转移。此外，PRMT1 催化 ZEB1 启动子上 H4R3 的不对称二甲基化能够导致 ZEB1 的过表达，进而驱动 EMT，增加乳腺癌细胞的迁移和侵袭。组蛋白精氨酸甲基化还能驱动另一个对乳腺癌至关重要的转录程序：PRMT5 甲基化 FOXP1 启动子中的 H3R2，FOXP1 则参与控制乳腺癌干细胞的自我更新和增殖。

基因调控程序也可以通过转录因子的直接甲基化而被调节。例如，PRMT5 催化 KLF4 的甲基化能降低其对 VHL 的亲和力，导致 KLF4 的稳定性增加，进而促进下游基因的过表达和乳腺癌的进展。在 MYC 依赖的淋巴瘤和乳腺癌中，精氨酸甲基化发挥重要作用，高水平的 PRMT5（MYC 下游靶点）能通过执行一个剪接程序来维持癌症转录组。在 Eμ-MYC 转基因淋巴瘤小鼠模型中，PRMT5 对肿瘤维持是必需的。MYC 和 PRMT5 的作用在淋巴瘤中得到很好的证实，研究表明 PRMT5 水平在病人样本和细胞系中均上调。MYC 也调节翻译过程，有研究表明精氨酸甲基化在蛋白质翻译控制中也发挥作用。因此，在致癌 MYC 或其他转录因子协同调控的转录、剪接和翻译过程中，有可能通过靶向精氨酸甲基化来调节。

甲基化组学分析还发现，3% 的代谢酶是精氨酸甲基化酶，这意味着在肿瘤发生过程中，PRMT 还可以调控营养感应和代谢调节。例如，甲基化的苹果酸脱氢酶（MDH1）能够抑制胰腺癌细胞系的线粒体呼吸和谷氨酰胺代谢，从而使这些细胞对氧化应激敏感。此外，在肝癌细胞中，CARM1 介导的 GAPDH 甲基化能以 AMPK 依赖的方式减缓糖酵解。因此，甲基化的 GAPDH 能够抑制小鼠异种移植肿瘤的生长，提示 CARM1 小分子激活剂可能具有抑制肝癌生长的治疗潜力。

除了能够甲基化代谢酶以外，PRMT 还能够使伴侣蛋白甲基化，这些蛋白质在癌症信号传导、蛋白质稳定和耐药性中起关键作用。例如，癌症的关键调节因子 HSP70 和 HSP90 能被精氨酸甲基化调节。PRMT1 和 PRMT7 介导的 HSP70 甲基化能调节肿瘤细胞凋亡、肿瘤侵袭性、药物敏感性和转录因子信号传导。

除此之外，精氨酸甲基化还能在癌症的免疫调节中发挥作用。有些研究表明，精氨酸甲基化能通过调节免疫细胞中的关键转录因子和剪接程序调控其功能。例如，FOXP 是决定免疫抑制性 Treg 细胞特性和功能的关键转录因子，PRMT5 能催化其 R48 和 R51 的精氨酸二甲基化。这种甲基化能够减弱免疫抑制基因的表达，并导致自身免疫、肿瘤缩小和 CD8 + T 细胞浸润。同时，T 细胞活化能够通过上调 PRMT5、组蛋白甲基化、STAT1 信号通路和细胞因子产生，导致精氨酸甲基化水平的整体增加。

总之，大量 PRMT 底物在致癌转录、剪接、信号传导和代谢调节中发挥重要作用，提示靶向 PRMT 在肿瘤治疗方面具有很大的潜力。近年来，PRMT 底物和酶促机制的逐步揭示加速了强效和选择性 PRMT 抑制剂的研发，这些抑制剂促进了 PRMT 作为潜在治疗靶点的验证，并已有一些抑制剂已进入临床或前临床试验阶段。

（二）蛋白质甲基化与内分泌学

虽然仍有许多问题有待回答，但很明显，蛋白质赖氨酸和精氨酸残基的甲基化在内分泌学中起着广泛而重要的作用。激素通过触发信号转导通路来调节许多细胞过程，从而引起对蛋白质的各种翻译后修饰。虽然蛋白质磷酸化是最具特征性的修饰，但从上文讨论的积累工作中可以清楚地看出，精氨酸和赖氨酸残基上的甲基化也是许多信号通路中的一个组成部分。因此，甲基化事件必须由信号通路的上游活动来调节，它必须具有特定的结果，将信号传导到下游组件。目前，已经确定了大量甲基化的蛋白质和酶进行这种修饰，已有很多关于甲基化事件是如何被调节的，以及这种修饰的具体分子和生理后果的研究。

这些甲基化事件的特异性和调控是如何实现的？答案可能分两个方面。酶本身的底物专一性显然决定了潜在的底物。此外，到目前为止的证据表明，底物对酶的可用性也是受调控的。例如，尽管组蛋白甲基化酶经常存在于细胞中，但特定的染色质区域和甲基化的核小体是由 DNA 结合转录因子、与染色质的某些区域相关的小 RNA 物种、RNA 聚合酶或某些类型的组蛋白修饰，对 HMT 和 PRMT 的特异性招募决定的。

特定的组蛋白甲基化事件（即在特定的组蛋白的特定精氨酸或赖氨酸残基）总是有相同的后果吗？现在下结论还为时过早。目前，特定甲基化事件与激活或抑制转录的相关性很强，但有迹象表明可能会出现差异。另一个例子涉及 HP1，它与在赖氨酸 – 9 甲基化的组蛋白 H3 结合。虽然 HP1 主要与异染色质有关，但对果蝇的遗传学实验表明，它可能与少数基因的激活有关。众所周知，不同的启动子存在于不同的染色质构象和 DNA 序列环境中，并招募不同的转录调控因子和复合体的组合。此外，多条信号通路可能汇聚在一起，同时调节特定基因的转录，这些信号必须整合到一个单一的作用中，即决定从该基因产生 mRNA 的效率。各种相互作用的调控成分似乎可以相互影响彼此的活动。所以，特定类型的组蛋白修饰在不同的调控环境中可能会有不同的效果。

（三）组蛋白甲基化与其他疾病

1. 组蛋白甲基化与动脉粥样硬化

目前被广泛接受的一种学说认为，动脉粥样硬化（AS）是一种由多种细胞参与的慢性炎症反应，其起始于血管内皮细胞（endothelial cell，EC）损伤，继而发生脂质沉积，平滑肌细胞（smooth muscle cell，SMC）异常移行增殖并形成纤维帽，伴有淋巴细胞、单核巨噬细胞等炎性细胞浸润。以上各种细胞行为的改变均涉及一系列基因表达的异常，而基因表达的变化往往涉及多种组蛋白甲基化修饰的参与。

（1）H3K4 甲基化与动脉粥样硬化

H3K4 甲基化被认为是基因活化的信号，在转录起始和延伸过程中都有重要作用。现有研究中，涉及 H3K4 甲基化水平与 AS 关系的研究最广泛，研究表明，H3K4 甲基化与 EC 功能障碍、SMC 异常增殖及炎症反应的迁延扩大等 AS 发生、进展的多因素相关。

高胆固醇血症是动脉粥样硬化的高危因素之一，低密度脂蛋白的氧化产物氧化低密度脂蛋白（ox-LDL）更是最直接的致病因素之一，OX-LDL 可在动脉壁积聚并激活引起炎症和氧化应激反应的信号通路，最终导致 AS 的发生。Chen 等通过体外细胞研究发现，经 OX-LDL 刺激处理的人主动脉平滑肌细胞（HASMC）中 H3K4me 水平显著增加，说明 H3K4me 很可能介导了 OX-LDL 对主动脉平滑肌细胞的影响以及 AS 的发生发展。Alkemade 等通过体内动物实验发现，孕鼠产后高胆固醇血症会导致血管壁的 SMC 和 EC 中 H3K4me3 水平降低。另一项研究表明，内皮细胞中内皮型一氧化氮合酶（eNOS）基因的表达有赖于 H3K4me3 的水平。因此，高胆固醇血症病人中 H3K4me3 水平降低，可能会直接导致 *eNOS* 基因表达下调，从而导致 EC 释放的内皮舒张因子 NO 减少，进而导致内皮功能障碍促进 AS 的发生发展。Greibel 等在组蛋白修饰与人颈动脉粥样硬化斑块严重程度关系的研究中，采用免疫组织化学及实时荧光定量 PCR 的方法，对人颈动脉早、晚期斑块内组蛋白甲基化水平及相应甲基化酶的 mRNA 表达量进行测定分析，结果显示，在动脉粥样硬化斑块样本的 SMC 中 H3K4 甲基化水平明显升高，且在早、晚期动脉粥样硬化斑块中有明显差异，这在一定程度上证明了 H3K4 甲基化水平与 AS 的严重程度相关。H3K4me2 水平的升高能导致染色质更加疏松，暴露血清反应因子（SRF）的保守结合位点 CArG，二者结合后促进多种 SMC 特异性基因的表达，在 AS 状态下，甲基化修饰水平升高，会影响 SMC 特异基因的表达，从而影响 SMC 迁移增殖等相应功能。

（2）H3K9 甲基化与动脉粥样硬化

H3K9 甲基化与基因转录抑制、异染色质形成有关，H3K9 甲基化通过促进巨噬细胞凋亡、泡沫细胞形成，影响 SMC 细胞功能等参与 AS 的进展。高同型半胱氨酸血症（HHcy）是最早被发现的心血管疾病的高危风险因素之一，对动脉粥样硬化的形成起巨大的推动作用，Cong 等通过对给予高蛋氨酸饮食的 *ApoE* 基因敲除小鼠进行在体研究，发现 HHcy 小鼠中 H3K9me2 和其甲基化酶 G9a 的表达水平均被显著抑制，且通过 G9a 的抑制剂 BIX01294 处理巨噬细胞，能显著促进巨噬细胞的凋亡和泡沫细胞的形成。这些结果提示，H3K9 甲基化能通过调节巨噬细胞的凋亡及泡沫化影响 AS 的进程。

高胆固醇血症会致血管壁的 SMC 和 EC 的 H3K9me3 水平降低。Chen 等用 OX-LDL 孵育 HASMC，发现 OX-LDL 可抑制 H3K9 甲基化，进而影响 AS。晚期动脉粥样硬化斑块中，Greibel 等发现 SMC 和淋巴细胞中的 H3K9 甲基化水平显著降低，且与 AS 的严重程度有关，同时纳入研究的几组甲基化酶中，仅 H3K9 特异的甲基化酶 MLL2 和 MLL4 的表达在晚期动脉粥样硬化斑块中表达明显增加。

（3）H3K27 甲基化与动脉粥样硬化

H3K27 甲基化主要与基因的转录抑制有关，其主要影响 AS 进展中 EC、SMC、巨噬细胞的功能及炎症反应。Wierda 和 Greibel 等的两项研究，均显示晚期动脉粥样硬化斑块中 H3K27me3 的蛋白水平较早期动脉粥样化斑块中显著降低，尤其体现在 SMC 中。此外，高胆固醇血症会致血管壁的 SMC 和 EC 中的 H3K27me3 水平降低，OX-LDL 可抑制 HASMC 中的 H3K27 的甲基化。

H3K27 的甲基化也影响巨噬细胞活化，H3K27me3 可沉默相关基因，使巨噬细胞活化受抑制。Kruidenier 等发现，在培养的原代巨噬细胞中，给予组蛋白去甲基化酶 JMJD3 的抑制剂 GSK-J1 处理，可使 LPS 诱导的促炎性因子，尤其是 TNF-α 的基因启动子区域 H3K27me3 增多，抑制了 LPS 诱导的促炎性因子的表达，说明 JMJD3 对 H3K27me3 的去甲基化作用是 LPS 诱导 TNF-α 产生的关键。Bekkering 等的研究结果表明，用 LPS 体外刺激冠心病病人外周血分离的单核细胞时，TNF-α启动子区域的 H3K27me3 水平较低，尤其经 OX-LDL 处理的单核细胞在 LPS 诱导下，IL－6 和 TNF-α 启动子区域的 H3K9me3 和 H3K27me3 降低更明显。

2. 组蛋白甲基化与急性髓系白血病

（1）组蛋白去甲基化酶 KDM1A

KDM1A 含有 LSD 结构域，可以催化组蛋白 3 赖氨酸 4 和组蛋白 3 赖氨酸 9 的一或二甲基的赖氨酸形成非甲基化的赖氨酸。KDM1A 在各种血液系统的恶性肿瘤中高表达，可以调控抑癌基因 p53 的活性，使 p53 位点上的 K370me 去甲基化，从而抑制 p53 的信号传递。AML 的发病机制中有 10% 是因为混合系白血病基因 MLL（MLL）也是 H3K4 的甲基化酶的异位，存在该融合基因的病人常常有高药物抵抗和低生存率。在 MLL-AF9 融合基因引起的小鼠髓系白血病模型中，敲除 KDM1A 基因可以促进 AML 细胞凋亡，其机制可能与敲除 KDM1A 诱导致癌基因 MYC 的表达下调和影响干细胞相关基因 PRC（PRC）的靶基因有关，表明 KDM1A 与粒细胞分化阻滞相关，并可作为一个选择性的药物靶点对髓系恶性肿瘤的化学治疗起积极作用。

（2）组蛋白去甲基化酶 KDM2B

在小鼠模型中发现组蛋白去甲基化酶 KDM2B 在调节造血谱系的干细胞和祖细胞（hematopoietic stem and progenitor cells，HSPC）中起关键作用。在造血祖细胞中，KDM2B 的缺失显著影响了 Hoxa9/Meis1 诱导的白血病转化；在白血病干细胞中，敲除的 KDM2B 使其在体外和体内的自我更新能力降低。其机制是 KDM2B 去除 H3K36 的二甲基使抑癌基因 p15Ink4b 表达下降。因此，KDM2B 可能起潜在的致癌作用。在髓系细胞系和骨髓增生异常综合征（myelodysplastic syndromes，MDS）细胞系中，KDM2B 通过调控 let－7b/EZH2 基因使转录抑制，表明 KDM2B-Let－7b-EZH2 轴具有表观遗传学化疗靶点的潜能。

（3）组蛋白去甲基化酶 KDM3B

KDM3B 在恶性髓系疾病中低表达，包括部分急性髓系白血病和骨髓增生异常综合征，过表达 KDM3B 能够抑制肿瘤生长，表明 KDM3B 的缺失可能与这些恶性肿瘤的发病相关，并可能起到抑癌作用。但 KDM3B 在急性早幼粒细胞性白血病中与帽子结合蛋白 CBP 作为转录辅因子被招募至 Lmo2 启动子区域，与致癌基因 Lmo2 的转录激活相关。

（4）组蛋白去甲基化酶 JMJD1C

JMJD1C 能够去除组蛋白 3 赖氨酸 9 的单甲基和二甲基（H3K9me1/2）。AMLAML 的发生有 15% 是由于染色体 t（8；21）的异位，形成融合基因 AML-ETO，该融合基因可以使造血干细胞（hematopoietic stem cell，HSC）的自我更新能力加强和抑制粒细胞的分化。AML-ETO 融合基因直接招募 JMJD1C 作为其靶基因，调控其转录并通过与致癌基因 LYL1 和 HEB 相互作用影响多种白血病细胞的增殖。

在白血病细胞系中，删除 JMJD1C 使白血病干/祖细胞的标记基因 *c-Kit* 轻度下调和 *MLL-AF9* 融合基因表达失调，其机制可能与 JMJD1C 和致癌基因 *Myb* 的相互作用有关。

（5）组蛋白去甲基化酶 KDM4C

组蛋白去甲基化酶可以与特异性组蛋白甲基化酶一起去除相对的甲基化标记，以加强用于基因表达的特定表观遗传程序。KDM4C 和组蛋白甲基化酶 PRMT1 共同被 *MLL-GAS7*、*MLL-AF9*、*MO2-TIF2* 等融合基因招募，敲除 KDM4C 可导致 MLL 转化细胞中 *Myc* 基因座上 H3K9me3 表达上调，表明 KDM4C 在调节致癌转录中的关键功能。KDM4C 的抑制剂 SD70 抑制同基因小鼠模型和人 AML 异种移植模型中的白血病发生。

七、组蛋白甲基化酶抑制剂在临床应用的研究

组蛋白赖氨酸或精氨酸残基的翻译后甲基化，在基因调控和其他生理过程中起重要作用。由基因突变、易位或过度表达引起的异常组蛋白甲基化，通常会导致疾病（如癌症）的发生。这些组蛋白修饰酶的小分子抑制剂能纠正甲基化异常，可作为治疗这些疾病的新方法，或作为表观遗传学研究的化学探针。组蛋白甲基化调节剂的发现和开发处于早期阶段，在过去几年中经历了快速扩张。已经报道了许多高度有效和选择性的化合物，以及它们的生物活性在临床前研究的广泛研究。有几种化合物已经进入了针对几种癌症的安全性、药代动力学，甚至有效性的临床试验。

组蛋白甲基化修饰的异常与肿瘤的发生发展密切相关，它在肿瘤细胞增殖、凋亡、分化及运动能力改变中都有重要作用，因此对它的调控已成为肿瘤治疗的又一新的可能。目前多个组蛋白甲基化酶已被视为抗肿瘤药物研发的新靶标，且每个靶点都有多个相应抑制剂正进行临床前研究，其中 EZH2 抑制剂 EPZ－6438 和 DOT1L 抑制剂 EPZ－5676 已进入临床研究，极大地鼓舞了研究者们继续开发组蛋白甲基化酶抑制剂的热情。

（一）组蛋白赖氨酸甲基化酶抑制剂

1. KDM4A 抑制剂

赖氨酸特异性去甲基化酶 4A（KDM4A，也称 JMJD2A）能特异性催化组蛋白赖氨酸残基的去甲基化过程，从而调节染色质的结构和基因转录。近年来研究发现，KDM4A 参与调控了细胞增殖、分化、发育、代谢等多种重要的生物学进程，其功能异常也与肿瘤等疾病的发生发展密切相关，成为未来肿瘤治疗的重要靶点。

由于 KDM4A 在肿瘤发生和治疗中的重要作用，KDM4A 抑制剂的研究显得尤为重要。研究人员通过 KDM4A 的晶体结构、基于肽的组蛋白三甲基化测定法、细胞热位移测定实验等发现，化合物 PKF118－310（TGF4/β 联蛋白信号转导通路的拮抗剂）具有抗癌活性，并显示出剂量和时间依赖性。另外，研究表明地拉罗司

是活性位点结合抑制剂，可以在体外有效抑制 KDM4A。

肿瘤细胞中死亡受体缺失会限制重组肿瘤坏死因子相关的凋亡诱导配体（TRAIL）和 DR（DR）激动型抗体的治疗效果，KDM4A 抑制剂 C－4 可以诱导 TRAIL 和死亡受体在肺癌、乳腺癌和前列腺癌细胞中的表达，进而抑制细胞增殖并促进细胞凋亡，提高了肿瘤细胞对重组 TRAIL 和死亡受体激动型抗体的敏感性。此外，研究人员筛选出一种苄叉肼类似物 LDD2269，LDD2269 是 KDM4A 的强抑制剂（IC50：6.56 μmol/L），在体外可以抑制人结肠癌细胞 HCT116 的增殖并促进其凋亡。

2. G9a 抑制剂

由于 G9a 在肿瘤发生发展中的作用，G9a 抑制剂的研发也吸引了很多人的目光。G9a 蛋白甲基化酶相关的肿瘤抑制剂有 BIX01294、BRD4770、A－366、DCG066，以及 UNC 系列化合物（UNC0638、UNC0642）。其中 BIX01294 是最早发现的 G9a 选择性竞争抑制剂，也是一个已报道的有抗肿瘤效果的甲基化酶抑制剂，由 Stefan Kubicek 等筛选了约 125 000 个化合物后发现的。该化合物作为底物竞争性小分子抑制剂，能选择性抑制 G9a /GLP，但活性较弱，其在分子水平抑制 G9a 的 IC50 为 1.7 μmol/L。BIX01294 在 4.1 μmol/L 的浓度下就能够在多种细胞内下调 H3K9me2 的表达。目前该化合物主要作为工具性药物在 G9a 及相关领域研究中使用。

在乳腺癌中 BIX01294 能抑制 G9a 活性，在缺氧的情况下能有效抑制肿瘤的发生，且 BIX01294 在人类生殖细胞肿瘤、头颈部鳞状细胞癌及白血病细胞的增殖中有明显的抑制作用。蛋白质晶体结构研究显示，BIX01294 是通过结合 H3K4－R8 的 5 个氨基酸来阻止 G9aH3K9 甲基化的，所以是第 2 类底物结合抑制型的抑制剂。

但 BRD4770 抑制剂与其他化合物作用原理不同，它是 SAM 的类似物，通过与 SAM 的竞争来抑制 G9a 的活性。UNC0638 在体外已被有效使用，能抑制多种癌细胞的细胞增殖，如乳腺癌、头颈部癌、肝细胞癌、急性髓细胞白血病和宫颈癌。

虽然大多数的研究表明 G9a 能促进肿瘤的发生，但我们对其生物功能的了解仍不够全面，G9a 的研究还处于起步阶段，G9a 抑制剂均处于临床前研究阶段。因此，G9a 在肿瘤中的生物功能的进一步研究对其抑制剂的开发将具有极大的指导意义。

3. EZH2 抑制剂

迄今已有报道的 EZH2 抑制剂主要有 Epizyme 的 EPZ005687、EPZ－6438，葛兰素史克（GlaxoSmithKline，GSK）的 GSK126 以及诺华（Novartis）的 EI1 等，均为酶活抑制剂，通过抑制其组蛋白甲基化酶的功能，降低细胞内的 H3K27me3 水平，最终使 EZH2 的靶基因（多为抑癌基因）发生活化，从而发挥其抗肿瘤作用。这些化合物在化学结构上比较类似，虽然它们并不是 SAM 的类似物，但都具有吡啶酮酰胺基，并作为 SAM 的竞争性抑制剂而发挥抑制活性。其中 Epizyme 公司在该领域进展最快。他们通过高通量筛选 180 000 多个化合物，并对化合物的结构进行优化而得到 EPZ005687、EPZ6438 等多个化合物。EPZ005687 对 EZH2 具有高度选择性，分子水平对 EZH2 野生型及突变型的 IC50 均为 10 nmol，其对 EZH2 的抑制活性为 EZH1 的 50 倍，是其他组蛋白甲基化酶的 500 倍以上。EPZ6438 则是目前 EZH2 抑制剂研发进展最快的化合物，2013 年 6 月已开始临床 I／II 期试验。该化合物同样能显著选择性抑制野生型和突变性 EZH2。与 EPZ005687 相比，它具有良好的口服生物利用度，在动物水平能显著抑制突变型大细胞淋巴瘤和 SMARCB1 缺失的恶性横纹肌肉瘤（malignant rhabdoid tumors，MRT）的生长。此外，GSK 公司研发的 EZH2 选择性抑制剂 GSK126，对 EZH2 突变的淋巴瘤细胞株 KARPAS - 42 来源的移植瘤小鼠模型也具有显著的体内抑瘤作用；由 Novartis 研发的 EI1 也主要对 EZH2 突变型淋巴瘤细胞株具有显著的增殖抑制效应，并且其效应的发挥主要通过诱导 G1/S 期阻滞及细胞凋亡来实现。但无论是 EPZ6438 还是 GSK126，虽然它们在分子水平对野生型和突变型 EZH2 都有很好的抑制活性，但该类化合物对野生型 EZH2 的淋巴瘤细胞的增殖均无任何抑制作用，而仅能显著抑制突变型 EZH2 淋巴瘤细胞株的增殖，且在细胞水平这一抑制作用出现较缓慢。此外，虽然已有很多研究证实 EZH2 在多种肿瘤中高表达，但目前已有的这些小分子抑制剂在相应的临床前肿瘤模型上并未显示出抗瘤作用。

大部分的甲基化酶和去甲基化酶抑制剂还处于临床前期，目前 EZH2 的抑制剂是发展最快的。几个重要的 EZH2 抑制剂 GSK126、EPZ005687、EPZ6438 对 Y641、A677 突变的 EZH2 蛋白有选择性抑制作用。EPZ005687、EPZ6438 都能显著选择性抑制野生型和突变型的 EZH2，并且在动物水平能显著抑制突变型淋巴瘤和 SMARCB1 缺失的恶性横纹肌肉瘤的生长。EPZ6438 有更高的抑制效率，已开始临床 I／II 期试验，用于淋巴瘤与部分实体肿瘤的治疗。EZH2 抑制剂还包括 DZnep、UNC1999、GSK343、EPZ5676 等，其中 DZnep 能抑制多种肿瘤细胞的生长，如肺癌、肝癌、结肠癌、急性髓性白血病等，但目前 Dznep 尚未应用于临床。Hsieh 等研究发现，在结直肠癌中 UNC1999 和 GSK343 能通过诱导 *LC3B* 基因的表达，诱导细胞自噬促进细胞死亡。EPZ - 5676 是 DOT1L 酶的小分子抑制剂，目前在复发难治性急性白血病病人中进行 I 期临床试验，并通过连续静脉输注给药。

4. DOT1L 抑制剂

EPZ00477 是由 Epizyme 公司研发的 SAM 竞争性 DOT1L 抑制剂，其在分子水平的 IC50 为 0.4 ± 0.1 nmol/L，对 DOT1L 的选择性是其他组蛋白甲基化酶的 1 000 倍。在具有 MLL 融合基因的细胞株中，EPZ00477 能够显著降低 H3K79me2 甲基化水平，阻断靶基因的表达，诱导细胞分化及凋亡，最终抑制细胞增殖。遗憾的是该化合物的药动学特性较差，最终未能进入临床研究。但是通过对 EPZ00477 的进一步优化，该公司得到了药动学特性更好的化合物 EPZ - 5676 [390]。EPZ - 5676 在分子及细胞水平的生物学活性均比 EZP00477 好，目前已经进入临床 I 期研究。

（二）组蛋白精氨酸甲基化酶抑制剂

1. PRMT3

Siarheyeva 等通过筛选 16 000 个化合物，发现了 PRMT3 的第一个选择性变构抑制剂——1 -（苯并［D］［1，2，3］噻二唑 -6 -基）-3 -（2 -环己烯基乙基）脲，其在分子水平的 IC50 为 2.5 μmol/L。随后该实验室通过对此化合物进行结构优化发现，在分子水平具有更好抑制活性（IC50 = 480 ± 10 nmol/L）的 PRMT3 抑制剂 14u。化合物 14u 同样是 PRMT3 的一个变构抑制剂，且对 PRMT3 具有较高的选择性。

目前，靶向 PRMT3 的抑制剂仅在分子水平有活性，尚未见到此类抑制剂在细胞水平的活性报道。

2. PRMT4 抑制剂

目前，PRMT4 抑制剂的研究还处于起始阶段，仅有几个吡唑环类化合物在分子水平显示出对 PRMT4 具有较好的抑制活性。其中，N - 苄基 - 1 - 杂芳基 3 -（三氟甲基）- 1H - 吡唑 - 5 - 甲酰胺系列化合物是第一类报道的精氨酸甲基化酶抑制剂，而化合物 7a 在该系列化合物中活性最好，其在分子水平对 PRMT4 的 IC50 为 60 nmol/L，且对 PRMT4 的选择性为 PRMT1 的 100 倍，但遗憾的是此类化合物在细胞水平没有显著的生物学效应。随后该实验室对此类化合物进行优化，得到了 PRMT4 的另一选择性抑制剂 7f，其对 PRMT4 的 IC50 为 40 nmol/L，对 PRMT1 和 PRMT3 的选择性为 PRMT4 的 100 倍，为 PRMT4 生物学功能的研究提供了一个小分子探针。

八、组蛋白甲基化与乙酰化、泛素化、磷酸化和糖基化的关系

（一）组蛋白甲基化与乙酰化的关系

原位甲基化在组蛋白翻译后修饰中是独一无二的，因为一个赖氨酸残基可以添加多达 3 个甲基，产生单、二或三甲基化状态（分别为 me1、me2 和 me3）。精氨酸残基可以经历单甲基化、对称二甲基化或不对称二甲基化。此外，甲基化（和未甲基化）精氨酸会脱氨基，从而转化为瓜氨酸。赖氨酸和精氨酸残基也特别令人感兴趣，因为它们受到几种不同类型的共价修饰，提供了第一水平的翻译后串扰，我们称之为原位交叉调节。对赖氨酸残基进行脱氧核糖核酸修饰可以化学阻断氨基酸的额外修饰。例如，赖氨酸甲基化阻断了随后的乙酰化，反之亦然。

原位串扰研究报道的一个典型例子，涉及组蛋白 H3（H3K9me 或 H3K9ac）。除芽殖酵母外，所有研究的真核生物中都存在高水平的 H3K9 甲基化，这种标记通常与 H3K9 乙酰化在基因调控中的功能相反。也就是说，这个残基的乙酰化与活跃的转录有关，而甲基化通常与被抑制的转录有关。因此，这些标记的互斥性质可能有助于增强这些不同的转录状态。组蛋白 H2A、H3 和 H4 上的单个赖氨酸可以

被乙酰化、甲基化或生物泛素化。尽管这些修饰中的许多功能尚不清楚，但证据表明它们中的一些可能在转录调控中起相反的作用。例如，生物素化的 H4K12 富含异染色质，其中基因被转录沉默，而 H4K12 的乙酰化与活性转录相关。酿酒酵母中 H2B 和 H4 上的几种赖氨酸要么被乙酰化，要么被泛素化，后者参与转录抑制。给定残基的不同修饰状态不仅可以反映相反的过程，还可以反映同一过程中的不同步骤。在酿酒酵母中，H3K36ac 主要存在于由核糖核酸聚合酶 Ⅱ 转录的基因启动子中，而 H3K36me 主要存在于基因编码区中。这两种修饰状态可能有助于区分 H3 在转录起始调控中的功能和它在转录延长过程中的作用。

其他组蛋白 RK 对之间存在串扰，如 H3R17/H3K18、H3R26/H3K27 和 H4R3/H4K5。例如，当 H3K18 被乙酰化时，CARM1 会甲基化 H3R17，但当 H3K18 未修饰时则不会。同样，当 H3K27 乙酰化时，CARM1 优选甲基化 H3R26，但当 H3K27 三甲基化时则不甲基化。因此，通过相邻赖氨酸残基（中性电荷）的预先乙酰化，底物精氨酸上的 CARM1 活性受到刺激，而未修饰和甲基化的赖氨酸残基（正电荷）会阻止 CARM1 依赖性甲基化酶的活性。PRMT1 依赖性 H4R3me2a 刺激 H4K8 和 H4K12 的 p300 乙酰化，而 H4K5 的先前酰化（乙酰化、丁酰化、巴豆酰化）阻止了 H4R3 的 PRMT1 活性。因此，组蛋白精氨酸甲基化和组蛋白赖氨酸修饰之间的串扰共同调节基于染色质的过程和下游细胞后果。未来对瓜氨酸化、磷酸化和泛素化等其他修饰的研究，可能会加深我们对组蛋白 PTM 相互作用的理解。

组蛋白乙酰化修饰相关蛋白主要包含组蛋白乙酰转移酶（HAT）和组蛋白脱乙酰酶（HDAC）。其中被研究最多的 HAT 家族包括 3 类蛋白：GNAT、MYST（MOZ、Ybf2/Sas3、Sas2 和 Tip60）及 CBP（p300/CREB-binding protein）。HAT 和 HDAC 主要以蛋白复合物的形式发挥作用，这些蛋白复合物包括具有基因激活功能的 TrxG 和具有基因沉默功能的 PcG。它们相互拮抗，共同调节基因表达。TrxG 在细胞分化时明显增多。与此相反，PcG 对维持胚胎干细胞的多能状态起到关键作用，并在细胞分化时表达量显著下降。二者保持动态平衡，共同维持细胞的正常生长发育。我们通常认为，组蛋白乙酰化修饰可以促进基因的表达。

在真核细胞中，DNA 与组蛋白是染色质的主要成分。染色质的结构与基因活性密切相关，通过组蛋白的乙酰化和去乙酰化来修饰染色体的结构，在 DNA 复制、基因转录及细胞周期的控制等方面有重要作用。染色体的乙酰化可使核小体的结构改变，并促进转录相关因子结合到染色体 DNA 上。由于乙酰化减弱了组蛋白与 DNA 的结合，从而使染色质构象处于开放状态，有利于 DNA 的基因转录和表达。一般情况下，转录活跃区的核小体组蛋白呈高乙酰化，而不活跃区呈低乙酰化状态。组蛋白的乙酰化是一可逆的动态过程，由 HAT 和 HADC 调控。许多研究表明，组蛋白乙酰化和去乙酰化的异常与许多恶性肿瘤和白血病的发生有关。HADC 作用位点的异常可造成细胞分化所需基因的不恰当受抑，导致不成熟的血细胞增殖失控，引起人类急性白血病的发生。AML 1 - ETO 通过募集 HADC 抑制 AML1 靶基因的转录，使造血细胞分化受阻，导致急性髓细胞性白血病的发生。有研究发现，前列腺癌标本中 HADC 及 DNA 甲基化酶 mRNA 及蛋白水平较前列腺增生组织中明显上升，提示 HADC 与前列腺癌的发生有关。并有研究表明乳腺癌、卵巢癌和胃肠道的恶性肿瘤都与组蛋白乙酰化和去乙酰化的异常密切相关。

越来越多的研究表明，在组成核小体的核心组蛋白尾部的各种修饰之间存在相互联系。有人运用染色体免疫沉淀法（ChIP）和 DNA 基因芯片技术对酵母基因组的核小体修饰进行研究发现，组蛋白的乙酰化和甲基化都与基因的转录活性相关，但乙酰化主要发生在基因转录的起始，而甲基化则贯穿整个转录区域。最突出的是甲基化的发生常与转录基因激活的起始、中间和结束阶段相关联。

不同位点及状态的组蛋白甲基化与乙酰化间的关系主要有：组蛋白 H3 - K4 的二甲基化和三甲基化，H3 的第 36、79 位赖氨酸的二甲基化与高乙酰化和基因的激活相关，而组蛋白 H3 - K9 二甲基化及三甲基化，H3 - K27 二甲基化和 H4 - K20 二甲基化与组蛋白的低乙酰化相关。组蛋白 H4 - R3 的甲基化促进 P300 催化 H4 - K8 和 H4 - K12 发生乙酰化，导致相应基因转录激活，但 H4 上的 4 个赖氨酸中的任何一个发生乙酰化都会抑制 H4 - R3 甲基化的发生。

（二）组蛋白甲基化与泛素化的关系

泛素（Ub）是含 76 个氨基酸的高度保守的蛋白质，分子量为 8.5 kDa，在真核生物体内广泛存在。泛素分子氨基端 1 ~ 72 位点的氨基酸残基形成一个紧密折叠的球状结构，紧靠羧基端的 4 个氨基酸残基是随机盘绕的。蛋白质的泛素化修饰就是蛋白质的赖氨酸残基位点与泛素分子的羧基末端相互结合的过程。由于泛素分子本身有 7 个赖氨酸残基位点，并且泛素本身的赖氨酸残基也可以与泛素分子相结合，因此底物蛋白的一个赖氨酸残基可能结合多个泛素分子，这样就形成了蛋白质的多泛素化修饰。蛋白质的多泛素化链中，泛素羧基末端 76 位点的甘氨酸残基通常与前一个泛素分子的 48、63、29 或 11 位点的赖氨酸残基结合。48 位点的赖氨酸残基表面有连续的疏水片段，这个片段是结合蛋白质水解酶所必需的，也是底物被泛素化修饰后降解所必需。当泛素的赖氨酸残基连接 4 个或 4 个以上的泛素标签时，底物蛋白就可能通过 26S 蛋白酶作用而降解。蛋白质还可以被单泛素化修饰。单泛素化修饰就是底物蛋白的一个或几个赖氨酸残基仅结合一个泛素分子。单泛素化可能影响底物局部的三维空间结构。蛋白质的单泛素化修饰是可逆转的、非蛋白质水解的调控，可以调控如内吞作用、组蛋白的活性、DNA 修复等过程。真核细胞中泛素化修饰后的靶蛋白可能被降解、可能被转移到细胞内或细胞外的特定部位，也有可能导致靶蛋白的功能发生变化，这主要取决于靶蛋白所加的泛素链的结构，以及泛素链的长短。

在基因转录、修复、复制等过程中，组蛋白的不同修饰之间是相互联系的。研究发现，组蛋白的泛素化修饰与甲基化修饰之间存在复杂的联系。目前研究发现，H2A 泛素化有抑制 H3K4 二甲基化和三甲基化的作用。在染色质重构中，泛素化的 H2A 可通过抑制甲基化酶的作用阻止 H3K4 二、三甲基化，而泛素特异肽酶 21 可通过使泛素化的 H2A 去泛素化解除这种抑制。H2B 泛素化和 H3 甲基化之间的关系是近期研究的热点。有研究证明，H2B 泛素化对 H3K79 甲基化修饰有单向的直接作用，即组蛋白 H2B 的泛素化水平降低会使 H3 出现低甲基化，但是剔除任何一个与 H3 甲基化有关的甲基化酶或 H3 甲基化位点发生点突变，对组蛋白 H2B 的泛素化水平并无任何影响。酵母中 H2B 泛素化是 H3K4 甲基化的前提，H2B 的单泛素化可调控 H3K4 和 H3K79 的甲基化，但二者并无关系。甲基化酶 SET1 和 Dot1 分别是 H3K4 和 K79 甲基化的特异性甲基化酶，单泛素化的 H2B 仅影响 SET1 介导的 H3K4 的甲基化，而不影响 Dot1 的功能。基因研究也提示，泛素连接酶 Rad 6 催化组蛋白 H2BK123 的泛素化可直接刺激 SET1 介导的组蛋白 H3K4 和 Dot 1 介导的 H3K79 位点的甲基化修饰，尤其对 H3K4 的二、三甲基化作用明显，但不影响其单甲基化。有研究进一步发现，H3K4 和 K79 甲基化依赖 H2B 单泛素化水平，与 H2B 序列改变和基因组变化无关。

哺乳动物细胞中，组蛋白 H2B 泛素化是 H3K4 和 H3K79 甲基化所必需的，且与 H3K79 甲基化呈负相关，即 H2B 泛素化的增加将导致 H3K79 甲基化减少，反之亦然。质谱分析显示，酵母中 H2B 泛素化几乎不能测及，而 H3K79 甲基化高表达；拟南芥包含可以测及的 H2B 泛素化，但未能发现 H3K79 甲基化。人体细胞中，H2B 泛素化也会影响 H3K4 甲基化，但具体影响有待进一步研究。

反式组蛋白修饰之间最著名的相互影响的例子可能是，转录过程中 H3K4 和 H3K79 甲基化需要 H2BK123 单泛素化。该途径从芽殖酵母（H2BK123ub1）到人类（H2BK120ub1）是保守的。有趣的是，在芽殖酵母中，高水平的 H3K4 单甲基化和 H3K79 单和二甲基化以及所有这些都需要 H2B 单泛素化 H3K4 二和三甲基化以及 H3K79 三甲基化。此外，单泛素化仅在酵母中短暂需要，因为在转录激活期间，H2BK123 首先被 Rad6/Bre1 泛素化，然后被 Ubp8 去泛素化，Ubp8 是含 Gcn5 的 SAGA HAT 复合物的一个成分。由于这两种酶都是 SAGA HAT 复合物的组成部分，目前还没有确定 Gcn5 乙酰化 H3 是否需要 H2B 脱乙酰化。

（三）组蛋白甲基化与磷酸化的关系

组蛋白磷酸化是在组蛋白的 N 尾区结合带有负电荷的磷酸基团。这一过程是可逆性的，磷酸化修饰常发生在组蛋白的苏氨酸、丝氨酸残基上。组蛋白磷酸化与 DNA 的损伤和修复相关，且对细胞分裂中染色质的聚集和 DNA 的复制起重要作用。组蛋白 H3 的第 10 位丝氨酸（H3S10）的磷酸化是重要的转录位点，H3S10 的磷酸化可促进有丝分裂的启动，即在 G2 期初始阶段，能促使染色质的凝集。组蛋白 H2B 的第 14 位丝氨酸（H2BS14）的磷酸化与细胞凋亡密切相关，其依赖于组蛋白 H2B 的第 15 位赖氨酸（H2BK15）的去乙酰化，即其邻近位点的修饰共同参与细胞凋亡。目前组蛋白磷酸化修饰虽已普遍研究，但其可作为肿瘤标志物的位点尚有待探索。

　　人体内 SUV39H1 和小鼠内 Suv39h1 – 果蝇 Su（var）3 – 9 和粟谷酒裂殖酵母 clr4 的哺乳动物同源物编码组蛋白 H3 特异性甲基化酶，该酶选择性地使体外组蛋白 H3 氨基末端的赖氨酸 9 甲基化。将催化基序映射到进化上保守的 SET 域，需要相邻的富含半胱氨酸的区域才能赋予组蛋白甲基化酶活性。赖氨酸 9 的甲基化会干扰丝氨酸 10 的磷酸化，但要受到 H3 氨基末端预先存在修饰的影响。

　　顺式交叉调节中同样涉及 H3K9 的甲基化和乙酰化、H3S10 的磷酸化和 H3K14 的乙酰化。多种酶磷酸化 H3S10，包括极光激酶 B 和 Ras-MAPK 通路。在小鼠 10 T1/2 细胞中用表皮生长因子（EGF）刺激 Ras-MAPK 途径后，组蛋白 H3 在 Ser10 被磷酸化，随后在赖氨酸 14 被乙酰化，这表明 H3S10 的磷酸化刺激 H3K14 乙酰化。类似地，H3S10 磷酸化促进了酵母中特定基因启动子处的 Gcn5 对 H3K14 的乙酰化。相反，H3S10 磷酸化完全阻断 H3K9 的乙酰化。此外，磷酸化阻断 H3K9 的甲基化，反过来，H3K9 的二甲基化拮抗 H3S10 磷酸化。

　　H3 利用这种修饰来达到严格控制效应蛋白 HP1 与 H3 结合的目的，而 HP1 的结合可能反过来有助于指示 H3 的修改状态。H3K9me3 作为 HP1 内色域的结合位点，H3K9me3 和 HP1 对异染色质形成都很重要。H3S10 磷酸化将与 H3K9me3 结合的 HP1 排出，并抑制进一步结合。然而，在细胞周期的 G2/M 期，H3S10 磷酸化和 H3K14 乙酰化都是 HP1 排出所必需的。HP1 与接头组蛋白 H1.4 的结合也受相邻赖氨酸和丝氨酸残基的甲基化和磷酸化的调节。HP1 结合需要 H1.4K26 甲基化，并被相邻 H1.4S27 的磷酸化阻断。HP1 与 H3K9 特异性组蛋白甲基化酶相互作用，因此在 H3 和 H1.4 中，这些磷酸化现象对 HP1 结合的抑制表明了抑制相邻丝氨酸磷酸化后赖氨酸甲基化的分子机制。

（四）组蛋白甲基化与糖基化的关系

　　蛋白质糖基化是指在糖基转移酶的作用下，将糖类转移至蛋白质或蛋白质上特殊的氨基酸残基共价结合形成糖苷键的过程。蛋白质经过糖基化作用，形成糖蛋白。该修饰方式普遍存在于真核细胞中。蛋白质糖基化按照氨基酸与糖的连接方式可分为 4 类：①O 位糖基化，是指蛋白质的丝氨酸或苏氨酸的自由"– OH"与糖链共价连接，可发生于高尔基体、细胞核或细胞质中。②N 位糖基化，是指蛋白质的天冬氨酸的自由"– NH$_2$"与糖链共价连接。N 位的糖链合成起始于内质网，完成于高尔基体。血浆等体液中蛋白质多发生 N 位糖基化。③C 位甘露糖化，是指一分子 α – 吡喃甘露糖残基通过 C—C 键连接到色氨酸吲哚环 C – 2 上。④糖基磷脂酰肌醇（GPI）锚定连接，是指磷脂酰 – 纤维糖组在靠近蛋白 C 端部位结合，将蛋白连接到细胞膜上。有些水解酶、黏附蛋白、免疫蛋白、补体调节蛋白等蛋白属于此类糖基化。

　　蛋白质糖基化在生命体中起重要作用，例如，参与免疫保护、信号转导调控、蛋白质翻译调控、蛋白质降解、细胞壁的合成等许多生物过程。很多蛋白，如转录因子、核小孔蛋白、热休克蛋白、RNA 聚合酶Ⅱ、致癌基因翻译产物、酶等，都发现存在糖基化这种翻译后修饰方式。研究表明，人体 70% 的蛋白包含一个或多个糖链，1% 的人类基因组参与糖链的合成和修饰。糖基化的铁转移蛋白是一种金属转运血清蛋白，具有间接调节铁离子平衡的作用，但在帕金森病、风湿性关节炎病人体内发现铁转移蛋白糖基化水平过高。

MGO 是一种重要的糖酵解副产物，它被证明可以修饰蛋白质和 DNA，并与癌细胞形成和转移有关。据报道，MGO 对蛋白质的糖化作用会在衰老细胞，以及包括糖尿病和癌症在内的多种疾病中积累。作为一种非酶促化学修饰，糖化产物的出现与反应物的浓度和反应时间直接相关。由于组蛋白在细胞中具有最长的半衰期，因此它们非常容易受到体内积累的损伤。这将主要发生在组蛋白富含赖氨酸和精氨酸的尾部上，这些尾部经过各种酶促修饰并参与转录的表观遗传调控。代谢变化引起快速的细胞反应，从信号级联的上调到转录程序的长期变化。然而，研究结果表明，代谢变化可能通过 H3 糖基化对表观遗传产生直接影响，这与细胞环境中 MGO 的浓度成正比，并改变组蛋白 PTM 特征。需要注意的是，由于使用抗体进行 PTM 检测，因此在某些情况下糖基化事件可能会损害抗体结合其表位的能力。然而，由于这些抗体识别 PTM 修饰的赖氨酸和精氨酸，它们也是 MGO 加合物的主要位点，因此 MGO 似乎更有可能竞争这些位点而不是封闭表位。在测试的 PTM 中，H3R8me2 对 MGO 处理显示出比赖氨酸甲基化（H3K4 和 H3K9）更高的敏感性，这对应于 MGO 对精氨酸的反应性高于赖氨酸。

九、总结与展望

组蛋白的转录后修饰作为表观遗传中重要的调控机制之一，在包括基因表达调控等多种生物学过程中起重要作用。该类修饰包括组蛋白磷酸化、乙酰化、甲基化、泛素化、SUMO 化、ADP - 核糖基化等过程。它们通常发生在组蛋白氨基末端，影响基因转录、翻译和细胞调控。组蛋白氨基末端修饰的方式和数量不同，可产生不同的表观遗传学信息。在这些组蛋白修饰中，研究较早和较详细的是组蛋白乙酰化，近年来对组蛋白甲基化修饰的研究也进展迅速。组蛋白甲基化修饰比乙酰化修饰复杂得多。一般来说，组蛋白乙酰化修饰是暂时的，能选择性地使某些染色质区域的结构从紧密变得松散，为某些基因的转录提供前提条件，增强其表达水平；而组蛋白甲基化修饰比较稳固，特别是三甲基化修饰，它被认为影响长期表观遗传学记忆。在所有组蛋白甲基化修饰中，某些可抑制基因表达，而某些可增强基因表达。乙酰化修饰和甲基化修饰往往是相互抑制的。组蛋白甲基化是指发生在 H3 和 H4 组蛋白 N 端精氨酸或者赖氨酸残基上的甲基化，由组蛋白甲基化酶催化。组蛋白的甲基化形式可分为单甲基化、二甲基化和三甲基化 3 种，由于甲基化形式的多样性，组蛋白甲基化能够出现成千上万种修饰类型，这就极大地增加了组蛋白修饰调节基因表达的复杂性，为组蛋白甲基化发挥调控作用提供了更大的潜能。

甲基化修饰能够发生在不同的氨基酸位点，或是在同一个氨基酸位点产生不止一个甲基化修饰。因此对研究蛋白质功能来说，确定其甲基化位点是研究其功能的首要任务。而组蛋白甲基化又在基因调控、细胞分化、DNA 重组和损伤修复中起关键作用，组蛋白甲基化修饰酶通常是转录复合物的一部分，在过去的几十年里得到了大量研究，其在正常生理和发病机制中的生物化学、结构和生物学功能也得到了大量的了解。目前研究者们通过各种分子生物学实验技术，并结合蛋白质组学等方法，试图了解蛋白质甲基化更全面的功能，并进一步深入探究其与不同 PTM 之间的相互影响与作用，进而了解其在细胞信号通路、动物发展及疾病治疗中的作用，将能够帮助更好地了解生物生命活动的规律，而通过对关键环节进行阻断干扰也将能够更好地为对抗相关疾病提供有力的依据和措施。此外，翻译后修饰种类的多样性也暗示着其对蛋白质生物功能调控的复杂性，多种修饰类型的相互作用与影响共同调控了人体的生理过程，尤其是其在疾病的发生发展中发挥关键作用。目前，这些酶大部分已被验证或作为干预的药物靶点。这些蛋白的小分子抑制剂不仅可应用于潜在的治疗方法，而且是研究组蛋白修饰酶生物学功能的有用探针。

组蛋白甲基化研究是近年来迅速发展的研究领域，但尚处于起步阶段，不同甲基化位点的具体功能还没有明确。许多基本生命过程都受组蛋白甲基化的影响，如异染色质形成、X 染色体失活、基因印记、转录调节、干细胞的维持和分化等遗传和非遗传现象。而组蛋白甲基化与其他表观遗传学修饰方式的关系尚有待深入的研究。许多人体疾病，特别是肿瘤也被认为是与组蛋白异常甲基化有关，但具体作用机制依然不清楚。随着组蛋白甲基化研究的深入，必将为分子生物学、遗传学和肿瘤学的发展提供新思路，同时也将有助于疾病的诊断和预后判断，为某些人体疾病的治疗提供新的选择机会。总之，深入了解其生物学功能将会为继续开发组蛋白甲基化酶抑制剂带来更大的帮助，尤其具有挑战性的是组蛋白精氨酸甲基化酶抑制剂的开发，迄今尚未发现潜在的具有细胞活性的精氨酸甲基化酶抑制剂。所以，整个组蛋白甲基化酶抑制剂的开发任重而道远。

拓展阅读

[1] Jambhekar A, Dhall A, Shi Y. Roles and regulation of histone methylation in animal development. Nature reviews. Molecular cell biology, 2019, 20 (10): 625-641.

[2] Gong F, Miller KM. Histone methylation and the DNA damage response. Mutation Research/Reviews in Mutation Research, 2019, 780: 37-47.

[3] Kouzarides T. Histone methylation in transcriptional control. Current Opinion in Genetics & Development, 2002, 12 (2): 198-209.

[4] Li B, Carey M, Workman J L. The role of chromatin during transcription. Cell, 2007, 128 (4): 707-719.

[5] Barski A, Cuddapah S, Cui K, et al. High-resolution profiling of histone methylations in the human

genome. Cell, 2007, 129 (4): 823 – 837.

[6] Shanbhag N M, Rafalska-Metcalf I U, Balane-Bolivar C, et al. ATM-dependent chromatin changes silence transcription in cis to DNA double-strand breaks. Cell, 2010, 141 (6): 970 – 981.

[7] Pankotai T, Bonhomme C, Chen D, et al. DNAPKcs-dependent arrest of RNA polymerase II transcription in the presence of DNA breaks. Nat Struct Mol Biol, 2012, 19 (3): 276 – 282.

[8] Li X, Liu L, Yang S, et al. Histone demethylase KDM5B is a key regulator of genome stability. Proc Natl Acad Sci USA, 2014, 111 (19): 7096 – 7101.

[9] Mosammaparast N, Kim H, Laurent B, et al. The histone demethylase LSD1/KDM1A promotes the DNA damage response. J Cell Biol, 2013, 203 (3): 457 – 470.

[10] Gong F, Clouaire T, Aguirrebengoa M, et al. Histone demethylase KDM5A regulates the ZMYND8-NuRD chromatin remodeler to promote DNA repair. J Cell Biol, 2017, 216 (7): 1959 – 1974.

[11] Hendriks IA, Treffers LW, Verlaan-De Vries M, et al. SUMO-2 Orchestrates Chromatin Modifiers in Response to DNA Damage. Cell Rep, 2015, 10 (10): 1778 – 1791.

[12] Kim JD, Kim E, Koun S, et al. Proper activity of histone H3 Lysine 4 (H3K4) methyltransferase is required for morphogenesis during zebrafish cardiogenesis. Mol Cells, 2015, 38 (6): 580 – 586.

[13] Lee J, Shao NY, Paik DT, et al. SETD7 drives cardiac lineage commitment through stage-specific transcriptional activation. Cell Stem Cell, 2018, 22 (3): 428 – 444. e5.

[14] Strahl BD, Allis CD. The language of covalent histone modifications. Nature, 2000, 403 (6765): 41 – 45.

[15] Jenuwein T, Allis CD. Translating the histone code. Science, 2001, 293 (5532): 1074 – 1080.

[16] Chen D, Ma H, Hong H, et al. Regulation of transcription by a protein methyltransferase. Science, 1999, 284 (5423): 2174 – 2177.

[17] Strahl B D, Ohba R, Cook R G, et al. Methylation of histone H3 at lysine 4 is highly conserved and correlates with transcriptionally active nuclei in Tetrahymena. Proc Natl Acad Sci USA, 1999, 96 (26): 14967 – 14972.

[18] 梁琳, 卢光琇. 组蛋白甲基化的研究进展. 现代生物医学进展, 2009, 9 (10): 1964 – 1966.

[19] Cheung P, Tanner KG, Cheung WL, et al. Synergistic coupling of histone H3 phosphorylation and acetylation in response to epidermal growth factor stimulation. Mol Cell, 2000, 5 (6): 905 – 915.

[20] Lo WS, Trievel RC, Rojas JR, et al. Phosphorylation of serine 10 in histone H3 is functionally linked in vitro and in vivo to Gcn5-mediated acetylation at lysine 14. Mol Cell, 2000, 5 (6): 917 – 926.

[21] Stallcup MR. Role of protein methylation in chromatin remodeling and transcriptional regulation. Oncogene, 2001, 20 (24): 3014 – 3020.

[22] Fischle W, Wang Y, Allis CD. Binary switches and modification cassettes in histone biology and beyond. Nature, 2003, 425 (6957): 475 – 479.

[23] Zhang X, Tamaru H, Khan SI, et al. Structure of the Neurospora SET domain protein DIM – 5, a histone H3 lysine methyltransferase. Cell, 2002, 111 (1): 117 – 127.

[24] Kwon T, Chang JH, Kwak E, et al. Mechanism of histone lysine methyl transfer revealed by the structure of SET7/9 – AdoMet. Embo J, 2003, 22 (2): 292 – 303.

［25］ Fang J, Feng Q, Ketel CS, et al. Purification and functional characterization of SET8, a nucleosomal histone H4 – lysine 20 – specific methyltransferase. Curr Biol, 2002, 12 （13）: 1086 – 1099.

［26］ Grant PA, Duggan L, Côté J, et al. Yeast Gcn5 functions in two multisubunit complexes to acetylate nucleosomal histones: characterization of an Ada complex and the SAGA （Spt/Ada） complex. Genes Dev, 1997, 11 （13）: 1640 – 1650.

［27］ Rea S, Eisenhaber F, O' carroll D, et al. Regulation of chromatin structure by site-specific histone H3 methyltransferases. Nature, 2000, 406 （6796）: 593 – 599.

［28］ Richards EJ, Elgin SC. Epigenetic codes for heterochromatin formation and silencing: rounding up the usual suspects. Cell, 2002, 108 （4）: 489 – 500.

［29］ Nishioka K, Rice J C, Sarma K, et al. PR-Set7 is a nucleosome-specific methyltransferase that modifies lysine 20 of histone H4 and is associated with silent chromatin. Mol Cell, 2002, 9 （6）: 1201 – 1213.

［30］ Briggs SD, Bryk M, Strahl BD, et al. Histone H3 lysine 4 methylation is mediated by Set1 and required for cell growth and rDNA silencing in Saccharomyces cerevisiae. Genes Dev, 2001, 15 （24）: 3286 – 3295.

［31］ Van Leeuwen F, Gafken PR, Gottschling DE. Dot1p modulates silencing in yeast by methylation of the nucleosome core. Cell, 2002, 109 （6）: 745 – 756.

［32］ Noma K, Allis CD, Grewal SI. Transitions in distinct histone H3 methylation patterns at the heterochromatin domain boundaries. Science, 2001, 293 （5532）: 1150 – 1155.

［33］ Litt M D, Simpson M, Gaszner M, et al. Correlation between histone lysine methylation and developmental changes at the chicken beta-globin locus. Science, 2001, 293 （5539）: 2453 – 2455.

［34］ Morshead KB, Ciccone DN, Taverna SD, et al. Antigen receptor loci poised for V （D） J rearrangement are broadly associated with BRG1 and flanked by peaks of histone H3 dimethylated at lysine 4. Proc Natl Acad Sci USA, 2003, 100 （20）: 11577 – 11582.

［35］ Boa S, Coert C, Patterton HG. Saccharomyces cerevisiae Set1p is a methyltransferase specific for lysine 4 of histone H3 and is required for efficient gene expression. Yeast, 2003, 20 （9）: 827 – 835.

［36］ Bernstein BE, Humphrey EL, Erlich RL, et al. Methylation of histone H3 Lys 4 in coding regions of active genes. Proc Natl Acad Sci USA, 2002, 99 （13）: 8695 – 8700.

［37］ Santos-Rosa H, Schneider R, Bannister AJ, et al. Active genes are tri-methylated at K4 of histone H3. Nature, 2002, 419 （6905）: 407 – 411.

［38］ Schneider R, Bannister AJ, Myers FA, et al. Histone H3 lysine 4 methylation patterns in higher eukaryotic genes. Nat Cell Biol, 2004, 6 （1）: 73 – 77.

［39］ Liang G, Lin JC, Wei V, et al. Distinct localization of histone H3 acetylation and H3 – K4 methylation to the transcription start sites in the human genome. Proc Natl Acad Sci USA, 2004, 101 （19）: 7357 – 7362.

［40］ Ng HH, Robert F, Young RA, et al. Targeted recruitment of Set1 histone methylase by elongating Pol II provides a localized mark and memory of recent transcriptional activity. Mol Cell, 2003, 11

(3): 709 – 719.

[41] Krogan N J, Dover J, Wood A, et al. The Paf1 complex is required for histone H3 methylation by COMPASS and Dot1p: linking transcriptional elongation to histone methylation. Mol Cell, 2003, 11 (3): 721 – 729.

[42] Komarnitsky P, Cho E J, Buratowski S. Different phosphorylated forms of RNA polymerase II and associated mRNA processing factors during transcription. Genes Dev, 2000, 14 (19): 2452 – 2460.

[43] Cho E J, Kobor M S, Kim M, et al. Opposing effects of Ctk1 kinase and Fcp1 phosphatase at Ser 2 of the RNA polymerase II C-terminal domain. Genes Dev, 2001, 15 (24): 3319 – 3329.

[44] Sun ZW, Allis CD. Ubiquitination of histone H2B regulates H3 methylation and gene silencing in yeast. Nature, 2002, 418 (6893): 104 – 108.

[45] Briggs SD, Xiao T, Sun ZW, et al. Gene silencing: trans-histone regulatory pathway in chromatin. Nature, 2002, 418 (6897): 498.

[46] Ng HH, Xu RM, Zhang Y, et al. Ubiquitination of histone H2B by Rad6 is required for efficient Dot1 – mediated methylation of histone H3 lysine 79. J Biol Chem, 2002, 277 (38): 34655 – 34657.

[47] Wood A, Krogan NJ, Dover J, et al. Bre1, an E3 ubiquitin ligase required for recruitment and substrate selection of Rad6 at a promoter. Mol Cell, 2003, 11 (1): 267 – 274.

[48] Hwang WW, Venkatasubrahmanyam S, Ianculescu AG, et al. A conserved RING finger protein required for histone H2B monoubiquitination and cell size control. Mol Cell, 2003, 11 (1): 261 – 266.

[49] Ng HH, Dole S, Struhl K. The Rtf1 component of the Paf1 transcriptional elongation complex is required for ubiquitination of histone H2B. J Biol Chem, 2003, 278 (36): 33625 – 33628.

[50] Wood A, Schneider J, Dover J, et al. The Paf1 complex is essential for histone monoubiquitination by the Rad6-Bre1 complex, which signals for histone methylation by COMPASS and Dot1p. J Biol Chem, 2003, 278 (37): 34739 – 34742.

[51] Xiao T, Kao CF, Krogan NJ, et al. Histone H2B ubiquitylation is associated with elongating RNA polymerase II. Mol Cell Biol, 2005, 25 (2): 637 – 651.

[52] Ezhkova E, Tansey WP. Proteasomal ATPases link ubiquitylation of histone H2B to methylation of histone H3. Mol Cell, 2004, 13 (3): 435 – 442.

[53] Roguev A, Schaft D, Shevchenko A, et al. The Saccharomyces cerevisiae Set1 complex includes an Ash2 homologue and methylates histone 3 lysine 4. EmboJ, 2001, 20 (24): 7137 – 7148.

[54] Nagy PL, Griesenbeck J, Kornberg RD, et al. A trithorax-group complex purified from Saccharomyces cerevisiae is required for methylation of histone H3. Proc Natl Acad Sci USA, 2002, 99 (1): 90 – 94.

[55] Sedkov Y, Cho E, Petruk S, et al. Methylation at lysine 4 of histone H3 in ecdysone-dependent development of Drosophila. Nature, 2003, 426 (6962): 78 – 83.

[56] Milne TA, Briggs SD, Brock HW, et al. MLL targets SET domain methyltransferase activity to Hox gene promoters. Mol Cell, 2002, 10 (5): 1107 – 1117.

[57] Nakamura T, Mori T, Tada S, et al. ALL – 1 is a histone methyltransferase that assembles a

supercomplex of proteins involved in transcriptional regulation. Mol Cell, 2002, 10 (5): 1119 – 1128.

[58] Wysocka J, Myers MP, Laherty CD, et al. Human Sin3 deacetylase and trithorax-related Set1/Ash2 histone H3 – K4 methyltransferase are tethered together selectively by the cell-proliferation factor HCF – 1. Genes Dev, 2003, 17 (7): 896 – 911.

[59] Dlakic' M. Chromatin silencing protein and pachytene checkpoint regulator Dot1p has a methyltransferase fold. Trends Biochem Sci, 2001, 26 (7): 405 – 407.

[60] Cornett EM, Ferry L, Defossez PA, et al. Lysine methylation regulators moonlighting outside the epigenome. Mol Cell, 2019, 75 (6): 1092 – 1101.

[61] Bostelman LJ, Keller AM, Albrecht AM, et al. Methylation of histone H3 lysine – 79 by Dot1p plays multiple roles in the response to UV damage in Saccharomyces cerevisiae. DNA Repair (Amst), 2007, 6 (3): 383 – 395.

[62] Wysocki R, Javaheri A, Allard S, et al. Role of Dot1 – dependent histone H3 methylation in G1 and S phase DNA damage checkpoint functions of Rad9. Mol Cell Biol, 2005, 25 (19): 8430 – 8443.

[63] Nguyen A T, Zhang Y. The diverse functions of Dot1 and H3K79 methylation. Genes Dev, 2011, 25 (13): 1345 – 1358.

[64] Fnu S, Williamson EA, De Haro LP, et al. Methylation of histone H3 lysine 36 enhances DNA repair by nonhomologous end-joining. Proc Natl Acad Sci USA, 2011, 108 (2): 540 – 545.

[65] Lee SH, Oshige M, Durant ST, et al. The SET domain protein Metnase mediates foreign DNA integration and links integration to nonhomologous end-joining repair. Proc Natl Acad Sci USA, 2005, 102 (50): 18075 – 18080.

[66] Landry J, Sutton A, Hesman T, et al. Set2 – catalyzed methylation of histone H3 represses basal expression of GAL4 in Saccharomyces cerevisiae. Mol Cell Biol, 2003, 23 (17): 5972 – 5978.

[67] Eissenberg JC, James TC, Foster-Hartnett DM, et al. Mutation in a heterochromatin-specific chromosomal protein is associated with suppression of position-effect variegation in Drosophila melanogaster. Proc Natl Acad Sci USA, 1990, 87 (24): 9923 – 9927.

[68] James TC, Elgin SC. Identification of a nonhistone chromosomal protein associated with heterochromatin in Drosophila melanogaster and its gene. Mol Cell Biol, 1986, 6 (11): 3862 – 3872.

[69] Bannister AJ, Zegerman P, Partridge JF, et al. Selective recognition of methylated lysine 9 on histone H3 by the HP1 chromo domain. Nature, 2001, 410 (6824): 120 – 124.

[70] Rice JC, Briggs SD, Ueberheide B, et al. Histone methyltransferases direct different degrees of methylation to define distinct chromatin domains. Mol Cell, 2003, 12 (6): 1591 – 1598.

[71] Tachibana M, Sugimoto K, Fukushima T, et al. Set domain-containing protein, G9a, is a novel lysine-preferring mammalian histone methyltransferase with hyperactivity and specific selectivity to lysines 9 and 27 of histone H3. J Biol Chem, 2001, 276 (27): 25309 – 25317.

[72] Tachibana M, Sugimoto K, Nozaki M, et al. G9a histone methyltransferase plays a dominant role in euchromatic histone H3 lysine 9 methylation and is essential for early embryogenesis. Genes Dev, 2002, 16 (14): 1779 – 1791.

［73］ Nakayama J, Rice JC, Strahl BD, et al. Role of histone H3 lysine 9 methylation in epigenetic control of heterochromatin assembly. Science, 2001, 292 (5514): 110 – 113.

［74］ Volpe TA, Kidner C, Hall IM, et al. Regulation of heterochromatic silencing and histone H3 lysine-9 methylation by RNAi. Science, 2002, 297 (5588): 1833 – 1837.

［75］ Allshire R. Molecular biology. RNAi and heterochromatin—a hushed-up affair. Science, 2002, 297 (5588): 1818 – 1819.

［76］ Sun Y, Jiang X, Xu Y, et al. Histone H3 methylation links DNA damage detection to activation of the tumour suppressor Tip60. Nat Cell Biol, 2009, 11 (11): 1376 – 1382.

［77］ Ayrapetov MK, Gursoy-Yuzugullu O, Xu C, et al. DNA double-strand breaks promote methylation of histone H3 on lysine 9 and transient formation of repressive chromatin. Proc Natl Acad Sci USA, 2014, 111 (25): 9169 – 9174.

［78］ Tang J, Cho NW, Cui G, et al. Acetylation limits 53BP1 association with damaged chromatin to promote homologous recombination. Nat Struct Mol Biol, 2013, 20 (3): 317 – 325.

［79］ Jacquet K, Fradet-Turcotte A, Avvakumov N, et al. The TIP60 Complex Regulates Bivalent Chromatin Recognition by 53BP1 through Direct H4K20me Binding and H2AK15 Acetylation. Mol Cell, 2016, 62 (3): 409 – 421.

［80］ Alagoz M, Katsuki Y, Ogiwara H, et al. SETDB1, HP1 and SUV39 promote repositioning of 53BP1 to extend resection during homologous recombination in G2 cells. Nucleic Acids Res, 2015, 43 (16): 7931 – 7944.

［81］ Takahashi A, Imai Y, Yamakoshi K, et al. DNA damage signaling triggers degradation of histone methyltransferases through APC/C (Cdh1) in senescent cells. Mol Cell, 2012, 45 (1): 123 – 131.

［82］ Feng Y, Wang J, Asher S, et al. Histone H4 acetylation differentially modulates arginine methylation by an in Cis mechanism. J Biol Chem, 2011, 286 (23): 20323 – 20334.

［83］ Beisel C, Imhof A, Greene J, et al. Histone methylation by the Drosophila epigenetic transcriptional regulator Ash1. Nature, 2002, 419 (6909): 857 – 862.

［84］ Kellum R. Is HP1 an RNA detector that functions both in repression and activation? J Cell Biol, 2003, 161 (4): 671 – 672.

［85］ Plath K, Fang J, Mlynarczyk-Evans SK, et al. Role of histone H3 lysine 27 methylation in X inactivation. Science, 2003, 300 (5616): 131 – 135.

［86］ Boggs BA, Cheung P, Heard E, et al. Differentially methylated forms of histone H3 show unique association patterns with inactive human X chromosomes. Nat Genet, 2002, 30 (1): 73 – 76.

［87］ Peters AH, Mermoud JE, O' carroll D, et al. Histone H3 lysine 9 methylation is an epigenetic imprint of facultative heterochromatin. Nat Genet, 2002, 30 (1): 77 – 80.

［88］ Lee DY, Teyssier C, Strahl BD, et al. Role of protein methylation in regulation of transcription. Endocr Rev, 2005, 26 (2): 147 – 170.

［89］ Zhou H, Liu Y, Liang Y, et al. The function of histone lysine methylation related SET domain group proteins in plants. Protein Sci, 2020, 29 (5): 1120 – 1137.

［90］ Fulton MD, Brown T, Zheng YG. The biological axis of protein arginine methylation and asymmetric dimethylarginine. Int J Mol Sci, 2019, 20 (13): 3322.

[91] Chen H, Lin RJ, Schiltz RL, et al. Nuclear receptor coactivator ACTR is a novel histone acetyltransferase and forms a multimeric activation complex with P/CAF and CBP/p300. Cell, 1997, 90 (3): 569 – 580.

[92] Collins BE, Greer CB, Coleman BC, et al. Histone H3 lysine K4 methylation and its role in learning and memory. Epigenetics Chromatin, 2019, 12 (1): 7.

[93] El Messaoudi S, Fabbrizio E, Rodriguez C, et al. Coactivator-associated arginine methyltransferase 1 (CARM1) is a positive regulator of the Cyclin E1 gene. Proc Natl Acad Sci U S A, 2006, 103 (36): 13351 – 13356.

[94] Carr SM, Poppy Roworth A, Chan C, et al. Post-translational control of transcription factors: methylation ranks highly. FEBS J, 2015, 282 (23): 4450 – 4465.

[95] Grewal SI, Rice JC. Regulation of heterochromatin by histone methylation and small RNAs. Curr Opin Cell Biol, 2004, 16 (3): 230 – 238.

[96] Song Y, Wu F, Wu J. Targeting histone methylation for cancer therapy: enzymes, inhibitors, biological activity and perspectives. J Hematol Oncol, 2016, 9 (1): 49.

[97] Paik WK, Kim S, Lim IK. Protein methylation and interaction with the antiproliferative gene, BTG2/TIS21/Pc3. Yonsei Med J, 2014, 55 (2): 292 – 303.

[98] O'brien KB, Alberich-Jordà M, Yadav N, et al. CARM1 is required for proper control of proliferation and differentiation of pulmonary epithelial cells. Development, 2010, 137 (13): 2147 – 2156.

[99] Purcell DJ, Chauhan S, Jimenez-Stinson D, et al. Novel CARM1-Interacting protein, DZIP3, is a transcriptional coactivator of estrogen receptor-α. Mol Endocrinol, 2015, 29 (12): 1708 – 1719.

[100] Lee J, Cheng D, Bedford MT. Techniques in protein methylation. Methods Mol Biol, 2004, 284: 195 – 208.

[101] Mathioudaki K, Papadokostopoulou A, Scorilas A, et al. The PRMT1 gene expression pattern in colon cancer. Br J Cancer, 2008, 99 (12): 2094 – 2099.

[102] Grosse GM, Schwedhelm E, Worthmann H, et al. Arginine derivatives in cerebrovascular diseases: mechanisms and clinical implications. Int J Mol Sci, 2020, 21 (5).

[103] Litt M, Qiu Y, Huang S. Histone arginine methylations: their roles in chromatin dynamics and transcriptional regulation. Biosci Rep, 2009, 29 (2): 131 – 141.

[104] Morris SA, Rao B, Garcia BA, et al. Identification of histone H3 lysine 36 acetylation as a highly conserved histone modification. J Biol Chem, 2007, 282 (10): 7632 – 7640.

[105] Mostaqul Huq MD, Gupta P, Tsai NP, et al. Suppression of receptor interacting protein 140 repressive activity by protein arginine methylation. Embo J, 2006, 25 (21): 5094 – 5104.

[106] Yin S, Liu L, Brobbey C, et al. PRMT5-mediated arginine methylation activates AKT kinase to govern tumorigenesis. Nat Commun, 2021, 12 (1): 3444.

[107] Xiao T, Shibata Y, Rao B, et al. The RNA polymerase II kinase Ctk1 regulates positioning of a 5'histone methylation boundary along genes. Mol Cell Biol, 2007, 27 (2): 721 – 731.

[108] Wang T, Lee SB, Hwang JH, et al. Proteomic analysis reveals PGAM1 altering cis – 9, trans – 11 conjugated linoleic acid synthesis in bovine mammary gland. Lipids, 2015, 50 (5): 469 – 481.

[109] Lv L, Chen H, Sun J, et al. PRMT1 promotes glucose toxicity-induced β cell dysfunction by

regulating the nucleo-cytoplasmic trafficking of PDX-1 in a FOXO1-dependent manner in INS-1 cells. Endocrine, 2015, 49 (3): 669 – 682.

[110] Neault M, Mallette FA, Vogel G, et al. Ablation of PRMT6 reveals a role as a negative transcriptional regulator of the p53 tumor suppressor. Nucleic Acids Res, 2012, 40 (19): 9513 – 9521.

[111] 樊代明. 整合肿瘤学·基础卷. 西安: 世界图书出版西安有限公司, 2021.

[112] Harding K, Wedeen C, Mcginnis W, et al. Spatially regulated expression of homeotic genes in Drosophila. Science, 1985, 229 (4719): 1236 – 1242.

[113] Kondo T, Duboule D. Breaking colinearity in the mouse HoxD complex. Cell, 1999, 97 (3): 407 – 417.

[114] Soshnikova N, Duboule D. Epigenetic temporal control of mouse Hox genes in vivo. Science, 2009, 324 (5932): 1320 – 1323.

[115] Ingham PW. Differential expression of bithorax complex genes in the absence of the extra sexcombs and trithorax genes. Nature, 1983, 306 (5943): 591 – 593.

[116] Simon J, Chiang A, Bender W. Ten different Polycomb group genes are required for spatial control of the abdA and AbdB homeotic products. Development, 1992, 114 (2): 493 – 505.

[117] Struhl G, Akam M. Altered distributions of Ultrabithorax transcripts in extra sex combs mutantembryos of Drosophila. Embo J, 1985, 4 (12): 3259 – 3264.

[118] Klymenko T, Müller J. The histone methyltransferases Trithorax and Ash1 prevent transcriptional silencing by Polycomb group proteins. EMBO Rep, 2004, 5 (4): 373 – 377.

[119] Yagi H, Deguchi K, Aono A, et al. Growth disturbance in fetal liver hematopoiesis of Mll-mutant mice. Blood, 1998, 92 (1): 108 – 117.

[120] Yu BD, Hanson RD, Hess JL, et al. MLL, a mammalian trithorax-group gene, functions as a transcriptional maintenance factor in morphogenesis. Proc Natl Acad Sci USA, 1998, 95 (18): 10632 – 10636.

[121] Yu BD, Hess JL, Horning SE, et al. Altered Hox expression and segmental identity in Mll-mutant mice. Nature, 1995, 378 (6556): 505 – 508.

[122] Breen TR, Harte PJ. Molecular characterization of the trithorax gene, a positive regulator of homeotic gene expression in Drosophila. Mech Dev, 1991, 35 (2): 113 – 127.

[123] Foster CT, Dovey OM, Lezina L, et al. Lysine-specific demethylase 1 regulates the embryonic transcriptome and CoREST stability. Mol Cell Biol, 2010, 30 (20): 4851 – 4863.

[124] Ang SY, Uebersohn A, Spencer CI, et al. KMT2D regulates specific programs in heart development via histone H3 lysine 4 di-methylation. Development, 2016, 143 (5): 810 – 821.

[125] Glaser S, Schaft J, Lubitz S, et al. Multiple epigenetic maintenance factors implicated by the loss of Mll2 in mouse development. Development, 2006, 133 (8): 1423 – 1432.

[126] Wu M, Wang PF, Lee JS, et al. Molecular regulation of H3K4 trimethylation by Wdr82, a component of human Set1/COMPASS. Mol Cell Biol, 2008, 28 (24): 7337 – 7344.

[127] Milne TA, Briggs SD, Brock HW, et al. MLL targets SET domain methyltransferase activity to Hox gene promoters. Mol Cell, 2002, 10 (5): 1107 – 1117.

[128] Hu D, Gao X, Morgan MA, et al. The MLL3/MLL4 branches of the COMPASS family function as

major histone H3K4 monomethylases at enhancers. Mol Cell Biol, 2013, 33 (23): 4745 - 4754.

[129] Kuzmichev A, Nishioka K, Erdjument-Bromage H, et al. Histone methyltransferase activity associated with a human multiprotein complex containing the Enhancer of Zeste protein. Genes Dev, 2002, 16 (22): 2893 - 2905.

[130] Schwarz D, Varum S, Zemke M, et al. Ezh2 is required for neural crest-derived cartilage and bone formation. Development, 2014, 141 (4): 867 - 877.

[131] Pasini D, Bracken AP, Jensen MR, et al. Suz12 is essential for mouse development and for EZH2 histone methyltransferase activity. Embo J, 2004, 23 (20): 4061 - 4071.

[132] Agger K, Cloos PA, Christensen J, et al. UTX and JMJD3 are histone H3K27 demethylases involved in HOX gene regulation and development. Nature, 2007, 449 (7163): 731 - 734.

[133] Shpargel KB, Sengoku T, Yokoyama S, et al. UTX and UTY demonstrate histone demethylase-independent function in mouse embryonic development. PLoS Genet, 2012, 8 (9): e1002964.

[134] Naruse C, Shibata S, Tamura M, et al. New insights into the role of Jmjd3 and Utx in axial skeletal formation in mice. FasebJ, 2017, 31 (6): 2252 - 2266.

[135] Hawkins RD, Hon GC, Lee LK, et al. Distinct epigenomic landscapes of pluripotent and lineage-committed human cells. Cell Stem Cell, 2010, 6 (5): 479 - 491.

[136] Zheng H, Huang B, Zhang B, et al. Resetting epigenetic memory by reprogramming of histone modifications in mammals. Mol Cell, 2016, 63 (6): 1066 - 1079.

[137] Lan F, Bayliss PE, Rinn JL, et al. A histone H3 lysine 27 demethylase regulates animal posterior development. Nature, 2007, 449 (7163): 689 - 694.

[138] Hong S, Cho YW, Yu LR, et al. Identification of JmjC domain-containing UTX and JMJD3 as histone H3 lysine 27 demethylases. Proc Natl Acad Sci USA, 2007, 104 (47): 18439 - 18444.

[139] Wang J, Scully K, Zhu X, et al. Opposing LSD1 complexes function in developmental gene activation and repression programmes. Nature, 2007, 446 (7138): 882 - 887.

[140] Dodge JE, Kang YK, Beppu H, et al. Histone H3-K9 methyltransferase ESET is essential for early development. Mol Cell Biol, 2004, 24 (6): 2478 - 2486.

[141] Hess JL, Yu BD, Li B, et al. Defects in yolk sac hematopoiesis in Mll-null embryos. Blood, 1997, 90 (5): 1799 - 1806.

[142] Jude CD, Climer L, Xu D, et al. Unique and independent roles for MLL in adult hematopoietic stem cells and progenitors. Cell Stem Cell, 2007, 1 (3): 324 - 337.

[143] Mcmahon KA, Hiew SY, Hadjur S, et al. Mll has a critical role in fetal and adult hematopoietic stem cell self-renewal. Cell Stem Cell, 2007, 1 (3): 338 - 345.

[144] Van Der Lugt NM, Domen J, Linders K, et al. Posterior transformation, neurological abnormalities, and severe hematopoietic defects in mice with a targeted deletion of the bmi-1 proto-oncogene. Genes Dev, 1994, 8 (7): 757 - 769.

[145] Kidder BL, Hu G, Zhao K. ChIP-Seq: technical considerations for obtaining high-quality data. Nat Immunol, 2011, 12 (10): 918 - 922.

[146] O' neill LP, Turner B M. Immunoprecipitation of native chromatin: NChIP. Methods, 2003, 31 (1): 76 - 82.

[147] Das PM, Ramachandran K, Vanwert J, et al. Chromatin immunoprecipitation assay. Biotechniques, 2004, 37 (6): 961 – 969.

[148] Huebert DJ, Kamal M, O'donovan A, et al. Genome-wide analysis of histone modifications by ChIP-on-chip. Methods, 2006, 40 (4): 365 – 369.

[149] Rudert F. Genomics and proteomics tools for the clinic. Curr Opin Mol Ther, 2000, 2 (6): 633 – 642.

[150] Dong S, Zhang P. Advances of histone methyltransferase SMYD3 in tumors. Zhongguo Fei Ai Za Zhi, 2014, 17 (9): 689 – 694.

[151] Martin C, Zhang Y. The diverse functions of histone lysine methylation. Nat Rev Mol Cell Biol, 2005, 6 (11): 838 – 849.

[152] Meaney MJ, Ferguson-Smith AC. Epigenetic regulation of the neural transcriptome: the meaning of the marks. Nat Neurosci, 2010, 13 (11): 1313 – 1318.

[153] Wysocka J, Swigut T, Xiao H, et al. A PHD finger of NURF couples histone H3 lysine 4 trimethylation with chromatin remodelling. Nature, 2006, 442 (7098): 86 – 90.

[154] Greer EL, Shi Y. Histone methylation: a dynamic mark in health, disease and inheritance. Nat Rev Genet, 2012, 13 (5): 343 – 357.

[155] Ingham P, Whittle R. Trithorax—a new homoeotic Mutation of drosophila-melanogaster causing transformations of abdominal and thoracic imaginal segments .1. putative role during embryogenesis. Molecular and General Genetics, 1980, 179 (3): 607 – 614.

[156] Lewis EB. A gene complex controlling segmentation in Drosophila. Nature, 1978, 276 (5688): 565 – 570.

[157] Yahiro K, Higashihori N, Moriyama K. Histone methyltransferase Setdb1 is indispensable for Meckel's cartilage development. Biochemical and Biophysical Research Communications, 2017, 482 (4): 883 – 888.

[158] Antunes ETB, Ottersbach K. The MLL/SET family and haematopoiesis. Biochim Biophys Acta Gene Regul Mech, 2020, 1863 (8): 194579.

[159] Jude CD, Climer L, Xu D, et al. Unique and independent roles for MLL in adult hematopoietic stem cells and progenitors. Cell Stem Cell, 2007, 1 (3): 324 – 337.

[160] Maiques-Diaz A, Lynch JT, Spencer GJ, et al. LSD1 inhibitors disrupt the GFI1 transcription repressor complex. Mol Cell Oncol, 2018, 5 (4): e1481813.

[161] Ugarte F, Sousae R, Cinquin B, et al. Progressive chromatin condensation and H3K9 methylation regulate the differentiation of embryonic and hematopoietic stem cells. Stem Cell Reports, 2015, 5 (5): 728 – 740.

[162] Ramon-Maiques S, Kuo AJ, Carney D, et al. The plant homeodomain finger of RAG2 recognizes histone H3 methylated at both lysine – 4 and arginine – 2. Proceedings of the National Academy of Sciences of the United States of America, 2007, 104 (48): 18993 – 18998.

[163] Akerberg AA, Henner A, Stewart S, et al. Histone demethylases Kdm6ba and Kdm6bb redundantly promote cardiomyocyte proliferation during zebrafish heart ventricle maturation. Dev Biol, 2017, 426 (1): 84 – 96.

[164] Kim JD, Kim E, Koun S, et al. Proper Activity of Histone H3 Lysine 4 (H3K4)

Methyltransferase Is Required for Morphogenesis during Zebrafish Cardiogenesis. Molecules and Cells, 2015, 38 (6): 580 – 586.

[165] Okada Y, Scott G, Ray MK, et al. Histone demethylase JHDM2A is critical for Tnp1 and Prm1 transcription and spermatogenesis. Nature, 2007, 450 (7166): 119.

[166] Peters AHFM, O'carroll D, Scherthan H, et al. Loss of the Suv39h histone methyltransferases impairs mammalian heterochromatin and genome stability. Cell, 2001, 107 (3): 323 – 337.

[167] Boswell RE, Mahowald AP. Tudor, a Gene Required for Assembly of the Germ Plasm in Drosophila-Melanogaster. Cell, 1985, 43 (1): 97 – 104.

[168] Gou Y, Li J, Jackson-Weaver O, et al. Protein arginine methyltransferase PRMT1 is essential for palatogenesis. Journal of Dental Research, 2018, 97 (13): 1510 – 1518.

[169] Iwase S, Brookes E, Agarwal S, et al. A Mouse Model of X-linked Intellectual Disability Associated with Impaired Removal of Histone Methylation. Cell Reports, 2016, 14 (5): 1000 – 1009.

[170] Lim DA, Huang YC, Swigut T, et al. Chromatin remodelling factor Mll1 is essential for neurogenesis from postnatal neural stem cells. Nature, 2009, 458 (7237): 529 – U9.

[171] Bezzi M, Teo SX, Muller J, et al. Regulation of constitutive and alternative splicing by PRMT5 reveals a role for Mdm4 pre-mRNA in sensing defects in the spliceosomal machinery. Genes & Development, 2013, 27 (17): 1903 – 1916.

[172] Hashimoto M, Murata K, Ishida J, et al. Severe hypomyelination and developmental defects are caused in mice lacking protein arginine methyltransferase 1 (PRMT1) in the central nervous System. J Biol Chem, 2016, 291 (5): 2237 – 2245.

[173] Dhar SS, Zhao DY, Lin T, et al. MLL4 is required to maintain broad H3K4me3 peaks and super-enhancers at tumor suppressor genes. Molecular Cell, 2018, 70 (5): 825.

[174] Mccord RP, Nazario-Toole A, Zhang H, et al. Correlated alterations in genome organization, histone methylation, and DNA-lamin A/C interactions in Hutchinson-Gilford progeria syndrome. Genome Res, 2013, 23 (2): 260 – 269.

[175] Song YC, Wu FR, Wu JY. Targeting histone methylation for cancer therapy: enzymes, inhibitors, biological activity and perspectives. J Hematol Oncol, 2016, 9: 49.

[176] Mccabe Michael T, Mohammad Helai P, Barbash Olena, et al. Targeting histone methylation in cancer. Cancer J, 2017, 23: 292 – 301.

[177] Audia James E, Campbell Robert M. Histone modifications and cancer. Cold Spring Harb Perspect Biol, 2016, 8: a019521.

[178] Greer Eric L, Shi Y. Histone methylation: a dynamic mark in health, disease and inheritance. Nat Rev Genet, 2012, 13: 343 – 357.

[179] McGrath J, Trojer P. Targeting histone lysine methylation in cancer. Pharmacol Ther, 2015, 150: 1 – 22.

[180] Zahnow CA, Topper M, Stone M, et al. Inhibitors of DNA methylation, histone deacetylation, and histone demethylation: a perfect combination for cancer therapy. Adv Cancer Res, 2016, 130: 55 – 111.

[181] Black Joshua C., Van Rechem Capucine, Whetstine Johnathan R. Histone lysine methylation

dynamics：establishment，regulation，and biological impact. Mol Cell，2012，48：491 – 507.

［182］Hyun Kwangbeom，Jeon Jongcheol，Park Kihyun，et al. Writing，erasing and reading histone lysine methylations. Exp Mol Med，2017，49：e324.

［183］Hamamoto Ryuji，Saloura Vassiliki，Nakamura Yusuke. Critical roles of non-histone protein lysine methylation in human tumorigenesis. Nat Rev Cancer，2015，15：110 – 124.

［184］Rodríguez-Paredes Manuel，Lyko Frank. The importance of non-histone protein methylation in cancer therapy. Nat Rev Mol Cell Biol，2019，20：569 – 570.

［185］Carlson SM，Gozani O. Nonhistone lysine methylation in the regulation of cancer pathways. Cold Spring Harb Perspect Med，2016，6（11）：a026435.

［186］Wu Qin，Schapira Matthieu，Arrowsmith Cheryl H，et al. Protein arginine methylation：from enigmatic functions to therapeutic targeting. Nat Rev Drug Discov，2021，20：509 – 530.

［187］Hwang Jee Won，Cho Yena，Bae Gyu-Un，et al. Protein arginine methyltransferases：promising targets for cancer therapy. Exp Mol Med，2021，53：788 – 808.

［188］Jarrold J，Davies CC. PRMTs and arginine methylation：cancer's best-kept secret？ Trends Mol Med，2019，25（11）：993 – 1009.

［189］Guccione Ernesto，Richard Stéphane. The regulation，functions and clinical relevance of arginine methylation. Nat Rev Mol Cell Biol，2019，20：642 – 657.

［190］Chen Yuan，Ren Bo，Yang Jinshou，et al. The role of histone methylation in the development of digestive cancers：a potential direction for cancer management. Signal Transduct Target Ther，2020，5：143.

［191］樊代明. 整合医学：理论与实践. 西安：世界图书出版西安有限公司，2016.

［192］Chen KC，Liao YC，Hsieh IC，et al. OxLDL causes both epigenetic modification and signaling regulation on the microRNA-29b gene：novel mechanisms for cardiovascular diseases. J Mol Cell Cardiol，2012，52（3）：587 – 595.

［193］Schiano C，Vietri MT，Grimaldi V，et al. Epigenetic-related therapeutic challenges in cardiovascular disease. Trends Pharmacol Sci，2015，36（4）：226 – 235.

［194］Greissel A，Culmes M，Burgkart R，et al. Histone acetylation and methylation significantly change with severity of atherosclerosis in human carotid plaques. Cardiovasc Pathol，2016，25（2）：79 – 86.

［195］Gan Q，Thiebaud P，Theze N，et al. WD repeat-containing protein 5，a ubiquitously expressed histone methyltransferase adaptor protein，regulates smooth muscle cell-selective gene activation through interaction with pituitary homeobox 2. J Biol Chem，2011，286（24）：21853 – 21864.

［196］Cong G，Yan R，Huang H，et al. Involvement of histone methylation in macrophage apoptosis and unstable plaque formation in methionine-induced hyperhomocysteinemic ApoE（ –／ – ）mice. Life Sci，2017，173：135 – 144.

［197］Neele AE，Van Den Bossche J，Hoeksema MA，et al. Epigenetic pathways in macrophages emerge as novel targets in atherosclerosis. Eur J Pharmacol，2015，763（Pt A）：79 – 89.

［198］Bekkering S，Joosten LA，Van Der Meer JW，et al. The epigenetic memory of monocytes and macrophages as a novel drug target in atherosclerosis. Clin Ther，2015，37（4）：914 – 923.

［199］Kruidenier L，Chung CW，Cheng Z，et al. A selective jumonji H3K27 demethylase inhibitor modulates the proinflammatory macrophage response. Nature, 2012, 488 (7411): 404 – 408.

[200] He J, Nguyen AT, Zhang Y. KDM2b/JHDM1b, an H3K36me2-specific demethylase, is required for initiation and maintenance of acute myeloid leukemia. Blood, 2011, 117 (14): 3869 – 3880.

[201] 樊代明. 西安: 整合医学: 理论与实践⑦. 世界图书出版西安有限公司, 2021.

[202] Franci G, Sarno F, Nebbioso A, et al. Identification and characterization of PKF118 – 310 as a KDM4A inhibitor. Epigenetics, 2017, 12 (3): 198 – 205.

[203] Roatsch M, Hoffmann I, Abboud M I, et al. The clinically used iron chelator deferasirox is an inhibitor of epigenetic jumonjiC domain-containing histone demethylases. ACS Chem Biol, 2019, 14 (8): 1737 – 1750.

[204] Wang J, Wang H, Wang LY, et al. Silencing the epigenetic silencer KDM4A for TRAIL and DR5 simultaneous induction and antitumor therapy. Cell Death Differ, 2016, 23 (11): 1886 – 1896.

[205] Lee HJ, Kim BK, Yoon KB, et al. Novel inhibitors of lysine (K) -specific Demethylase 4A with anticancer activity. Invest New Drugs, 2017, 35 (6): 733 – 741.

[206] Kubicek S, O'sullivan RJ, August EM, et al. Reversal of H3K9me2 by a small-molecule inhibitor for the G9a histone methyltransferase. Mol Cell, 2007, 25 (3): 473 – 481.

[207] Wagner T, Jung M. New lysine methyltransferase drug targets in cancer. Nat Biotechnol, 2012, 30 (7): 622 – 623.

[208] Knutson SK, Wigle TJ, Warholic NM, et al. A selective inhibitor of EZH2 blocks H3K27 methylation and kills mutant lymphoma cells. Nat Chem Biol, 2012, 8 (11): 890 – 896.

[209] Qi W, Chan H, Teng L, et al. Selective inhibition of Ezh2 by a small molecule inhibitor blocks tumor cells proliferation. Proc Natl Acad Sci USA, 2012, 109 (52): 21360 – 21365.

[210] Daigle SR, Olhava EJ, Therkelsen CA, et al. Selective killing of mixed lineage leukemia cells by a potent small-molecule DOT1L inhibitor. Cancer Cell, 2011, 20 (1): 53 – 65.

[211] Daigle SR, Olhava EJ, Therkelsen CA, et al. Potent inhibition of DOT1L as treatment of MLL-fusion leukemia. Blood, 2013, 122 (6): 1017 – 1025.

[212] Siarheyeva A, Senisterra G, Allali-Hassani A, et al. An allosteric inhibitor of protein arginine methyltransferase 3. Structure, 2012, 20 (8): 1425 – 1435.

[213] Liu F, Li F, Ma A, et al. Exploiting an allosteric binding site of PRMT3 yields potent and selective inhibitors. J Med Chem, 2013, 56 (5): 2110 – 2124.

[214] Pokholok DK, Harbison CT, Levine S, et al. Genome-wide map of nucleosome acetylation and methylation in yeast. Cell, 2005, 122 (4): 517 – 527.

[215] Martin D, Grimes DE, Baetz K, et al. Methylation of histone H3 mediates the association of the NuA3 histone acetyltransferase with chromatin. Molecular & Cellular Biology, 2006, 26 (8): 13.

[216] Stewart M, J Li, J Wong. Relationship between histone H3 lysine 9 methylation, transcription repression, and heterochromatin protein 1 recruitment. Molecular & Cellular Biology, 2005, 25 (7): 2525 – 2538.

[217] Tsuji H, Saika H, Tsutsumi N, et al. Dynamic and reversible changes in histone H3 – Lys4 methylation and H3 acetylation occurring at submergence-inducible Genes in Rice. Plant & Cell

Physiology, 2006, 47 (7): 995.

[218] Osley MA. , Regulation of histone H2A and H2B ubiquitylation. Briefings in Functional Genomics and Proteomics, 2006, 5 (3): 179 – 189.

[219] Bergmann A. The role of ubiquitylation for the control of cell death in Drosophila. Cell Death & Differentiation, 2010, 17 (1): 61 – 67.

[220] Zhou WX, Wang XT, Rosenfeld MG. Histone H2A ubiquitination in transcriptional regulation and DNA damage repair. International Journal of Biochemistry & Cell Biology, 2009, 41 (1): 12 – 15.

[221] Nakagawa T, Kajitani T, Togo S, et al. Deubiquitylation of histone H2A activates transcriptional initiation via trans-histone cross-talk with H3K4 di- and trimethylation. Genes & Development, 2008, 22 (1): 37 – 49.

[222] Mcginty RK, Kim J, Chatterjee C, et al. Chemically ubiquitylated histone H2B stimulates hDot1L-mediated intranucleosomal methylation. Nature, 2008, 453 (7196): 812 – 816.

[223] Darwanto A, Curtis MP, Schrag M, et al. A Modified "Cross-talk" between Histone H2B Lys-120 Ubiquitination and H3 Lys-79 Methylation. Journal of Biological Chemistry, 2010, 285 (28): 21868 – 21876.

[224] Kim J, Guermah M, McGinty RK, et al. RAD6-Mediated transcription-coupled H2B ubiquitylation directly stimulates H3K4 methylation in human cells. Cell, 2009, 137 (3): 459 – 471.

[225] Lawrence RG, Joseph ADA, Steven SB, et al. Histone phosphorylation and chromatin structure during mitosis in Chinese hamster cells. European Journal of Biochemistry, 1978, 84 (1): 1 – 15.

[226] Wang LC, Kozo A, Kumiko S, et al. Apoptotic phosphorylation of histone H2B is mediated by mammalian sterile twenty kinase. Cell, 2003, 113 (4): 507 – 517.

[227] Latham JA. , Dent SY. . Cross-regulation of histone modifications. Nat Struct Mol Biol, 2007, 14 (11): 1017 – 1024.